Telepathie

Global Consciousness Project

"Wir sind alle EINS" – und wir haben die Freiheit der Wahl

Heinz Duthel

Copyright © 2012 -2015 Heinz Duthel
All rights reserved.

Herstellung und Verlag:

BoD - Books on Demand, Norderstedt

ISBN- 9783734783074

WIDMUNG

Meiner Grossmutter sowie meiner Tante welche von 1945 bis 1970 Telepathie betrieben um Kontakte mit ihren gefallen Soehnen, meinen Onkeln aufzunehmen. Meine Grossmutter war bis zu ihren Ableben davon ueberzeugt das sie Kontakte mit meinen Onkel hatte und er in Budapest unter neuen Namen leben wuerde, verheiratet ist und Kinder hat. Meine Tante hatte Kontakt zu meinen Onkel im Gefangenlager in Russland und wusste fast bis auf den Tag genau das und wann er zurueck kommt. Er ist zurueck gekommen.

VERFASSER
Heinz Duthel, 64, Master in Oriental Philosophie. Mitverfasser des Philosophie Portals in Belgien

INHALT

Telepathie
Parapsychologie
Psychologie
Hans Bender (Psychologe)
Institut für Grenzgebiete der Psychologie und Psychohygiene
Außersinnliche Wahrnehmung
Deutsche Forschungsgemeinschaft
Telekinese
Animalischer Magnetismus
Magnetismus
Okkultismus
American Society for Psychical Research
Astralleib
Außerkörperliche Erfahrung
Borley Rectory
Bridey Murphy
Mirin Dajo
Natalja Nikolajewna Djomkina
Ektoplasma (Parapsychologie)
Ernährung nach den 5 Elementen
Fernwahrnehmung
Fox-Schwestern
Geisterhaus Hohensyburg
Geisterjagd
Uri Geller
Geomantie
Gleichförmigkeit des Okkulten
Global Consciousness Project
Hexenexperiment
Nina Kulagina
Levitation (Parapsychologie)
Magie

Magie im Alten Ägypten
Materialisation
Emil Mattiesen
Medium (Person)
Menschlicher Magnetismus
Wolf Messing
Nachtod-Kontakt
Nahtoderfahrung
Paranormologie
Pauli-Effekt
Platz-Experiment
Frank Podmore
Poltergeist
Poltergeist (Film)
Präkognition
Princeton Engineering Anomalies Research
Psi-Phänomen
Psychomagie
Vincent Raven
Reinkarnationsforschung
Retrokognition
Seher
Society for Psychical Research
Spuk
Spuk von Rosenheim
Spuk von Tegel
Teleportation
Tonbandstimmen
Transliminalität
Wahrtraum
Xenoglossie
Philadelphia-Experiment
Energiekörper
Hypnose
Medizingeschichte

Phrenomagnetismus
Qi
Dietrich Georg von Kieser
Karl von Reichenbach
Daoismus
Zhuangzi
Meditation
Mikrokosmos
Makrokosmos
Pasilalinisch-sympathetischer Kompass
Cold Reading

ZENSURLESER UND LEKTOR

Dr. Joachim Koch, Universitaet Regensburg 2009

Die Anzahl der Verknüpfungen von Nervenzellen in unserem Gehirns sind entscheidend für dessen Leistungsfähigkeit.

Ebenso wichtig, wie für unseren Denkapparat, sind gute Verknüpfungen, bzw. Verbindungen für uns selbst. So gut wie niemand kommt heutzutage noch völlig ohne Freundschaften zurecht. Und gute Verbindungen steigern möglicherweise sogar die eigene Leistungsfähigkeit – sei es durch Inspiration, Rat oder Tat.

TELEPATHIE
Senden von Geist zu Geist?

Die Studien, die Bem und Honorton zusammenfassten, benutzten alle die gleiche Methode: Im sogenannten Ganzfeld-Verfahren soll geprüft werden, ob Gedanken von einem Raum in den nächsten übertragen werden können. Die Versuchspersonen bekommen dafür zwei halbe Pingpongbälle über die Augen, die zusätzlich mit rotem Licht bestrahlt werden, was ein völlig gleichförmiges Bild schafft, ein "Ganzfeld". Über Kopfhörer wird ein gleichmäßiges Rauschen vorgespielt, die Probanden werden weich gebettet. So wenige Sinneseindrücke wie möglich sollen sie erreichen, denn, so die Theorie, wenn es Telepathie überhaupt gibt, dann ist sie vermutlich so schwach, dass jeder andere Umweltreiz sie übertönen würde.

Eine zweite Person in einem anderen Raum sieht sich üblicherweise Bilder oder Videos an, und versucht dann durch schiere Konzentration, das Gesehene an den "Empfänger" im sensorischen Kokon zu schicken, von Geist zu Geist. Lässt man die "Empfänger" anschließend raten, welches von vier angebotenen Bildern der "Sender" gesehen hat, liegt die Wahrscheinlichkeit für einen Zufallstreffer bei 25 Prozent - der Metastudie von Bem und Honorton zufolge lagen die tatsächlichen Ergebnisse aber eher bei 30 bis 40 Prozent. Das sei der Beweis, sagen die Einen, direkte Kommunikation von Geist zu Geist sei möglich. Das sei ein Ergebnis schlampiger Experimente und des Zufalls, sagen die Anderen.

Kritiker der Ganzfeld-Methode monieren etwa, es könnten doch irgendwie Informationen auf anderem als mentalem Wege von einem Raum in den anderen gelangt sein - etwa durch Fingerabdrücke auf Bildkarten oder durch verräterische Blicke oder Bewegungen des Versuchsleiters.

Verbundenheit stärkt die Verbindung?

Auch wenn man all diese Einwände experimentell ausräumt bleibt jedoch ein Problem: "Ich kann keine Ganzfeld-Studie machen und Ergebnisse garantieren", gab Bem selbst einmal zu, in einem Gespräch mit dem "Skeptical Inquirer", der Zeitschrift der Skeptikerorganisation "Commitee for the scientific Investigation of Claims of the Paranormal". Telepathie-Resultate sind nicht jederzeit wiederholbar - das aber ist eine Grundvoraussetzung für die Anerkennung als wissenschaftlich nachgewiesenes Phänomen.

David Wilde hofft nun, die Methode, die seine Kollegen und er entwickeln, werde alle Fragezeichen ein für alle mal ausräumen. Mit einem Virtual-Reality-Helm und einem Datenhandschuh sehen die Versuchspersonen die zu betrachtenden Objekte in einem simulierten statt in einem realen Raum. Sie können sie aufheben und bewegen, sogar passende Geräusche sollen die virtuellen Gegenstände machen. "Wir kontrollieren alles, was die Versuchspersonen sehen und hören", sagt Wilde im Gespräch mit SPIEGEL ONLINE. Teilnehmen sollen Paare von Freunden oder Verwandten, denn bei denen rechnet man sich die besten Chancen für funktionierende

Gedankenübertragung aus - Verbundenheit verstärkt die Verbindung, so die Logik.

Der "Sender" soll in der Studie im virtuellen Raum nacheinander verschiedene Objekte sehen, sie betrachten oder virtuell in die Hand nehmen, etwa ein Telefon, einen Regenschirm oder einen Ball. Der "Empfänger" sieht in seinem Helmdisplay das entsprechende Objekt, aber auch noch drei andere und soll nun raten, welches der Sender im gleichen Augenblick betrachtet. Alle möglichen Probleme der Ganzfeld-Methode kann man so ausschließen, glaubt Wilde: Das System erlaube "die bislang objektivste Erforschung von Telepathie".

"Newton und Einstein kümmerlich aussehen lassen"

Ziel sei es aber nicht "ihre Existenz zu beweisen oder zu widerlegen, sondern eine experimentelle Methode zu schaffen, die wissenschaftlicher Prüfung standhält". Trotzdem hofft Wilde auch, dass eventuell vielleicht doch vorhandene Gedankenübertragungs-Effekte in der virtuellen Umgebung besonders gut funktionieren können - weil die Versuchspersonen in solchen Umwelten besonders stark auf das hier und jetzt und auf ihre Aufgabe fokussiert seien. Er zieht Parallelen zu Computerspielen, die den Spieler ja auch völlig in ihren Bann ziehen könnten: "Die Leute haben die Tendenz, sich sehr in solche Umgebungen zu versenken."

Ein Telepath ist eine Person mit der Parafähigkeit der Telepathie (altgriechisch: τῆλε (tēle) »fern, weit« und πάθος (páthos) »Leiden«), das heißt sie ist allein durch die konzentrierte Kraft ihres Geistes in der Lage, die Gedanken eines anderen Wesens zu erkennen oder gar zu lesen.

Die Telepathie funktioniert bei den meisten Lebewesen, sofern jene nicht auf irgendeine Weise abgeschirmt sind, zum Beispiel durch einen Monoschirm, oder eine komplett andersartige Gehirnstruktur aufweisen als jene Person, die zu lesen versucht. Auch mittels eines künstlichen Eingriffes, der so genannten Mentalstabilisierung, kann die Informationsverarbeitung in einem Gehirn für Telepathen unverständlich gemacht werden. Auch manche Energieschutzschirme können die Gedankenübertragungen blockieren.

Es gibt aktive und passive Telepathen. Erstere können die Gedanken anderer Wesen aktiv lesen, während die passiven dazu entweder die Hilfe eines anderen Telepathen benötigen oder die Kräfte eines anderen Telepathen unterstützen können.

Vielen Menschen galten und gelten Telepathen als verdächtig und sogar teils unbeliebt, da sie prinzipiell ohne Kenntnisse eines Betroffenen dessen privateste Geheimnisse ausspionieren könnten. Im Privatleben hatten beispielsweise die Telepathen des Mutantenkorps die Regelung getroffen, niemals einen Menschen ohne dessen ausdrückliche Erlaubnis telepathisch zu sondieren.

Als der Teleporter Ras Tschubai im 15. Jahrhundert NGZ ein Konzept mit Fellmer Lloyd bildete, beschrieb er Telepathie folgendermaßen:

Zitat: [...] Man konnte Gedanken so wenig hören, wie man Bilder riechen, Süße und Bitternis tasten, Ferne und Nähe schmecken konnte. Gedanken waren wie Quellen, aber ihr Wasser tastete und spürte die Dinge, über die es floss, ahmte ihre Kontur nach, füllte und flutete ihre Höhlungen, trug ihre Reflexe mit sich, veränderte sie, schloss sie ein ins Eis ihrer Begriffe. Der Telepath tauchte hinab in dieses gedanklichenflüssige System, schwamm mit seiner Strömung, tröpfelte und verrann und sammelte sich wieder, bedachte die Welt mit den Gedanken des anderen.

Die Telepathie war eine der ersten übersinnlichen Fähigkeiten, mit der die Dritte Macht um Perry Rhodan ab 1971 zu tun hatte. Die Träger dieser Fähigkeiten wurden Mutanten genannt und zur Bekämpfung außerirdischer Gefahren im Mutantenkorps vereinigt und ausgebildet.

Auch der erste Führer des Mutantenkorps, John Marshall, war Telepath.

Mutanten wie Kitai Ishibashi erhielten ihre Fähigkeit aufgrund von genetischen Änderungen durch die Strahlungen der beiden gezündeten Atombomben über Japan gegen Ende des Zweiten Weltkriegs.

Mittels eines arkonidischen Hirnwellen-Ortungsgerätes konnten auch Telepathen aufgespürt werden.

Obwohl es nach dem 13. Jahrhundert NGZ mehr Menschen gibt als jemals zuvor, sind nur sehr wenige Telepathen bekannt. Die Anzahl der Telepathen pro

Bevölkerungsperzentil hat womöglich aus unbekannten Gründen abgenommen.

Fellmer Lloyd – eigentlich Orter – gelang es im Laufe der Zeit, die aufgefangenen Gehirnwellen zu entschlüsseln und damit ebenfalls Gedanken zu lesen, dies allerdings auf einer sehr viel niedrigeren und für ihn arbeitsintensiveren Ebene. Er entschlüsselt die Gedanken, während echte Telepathen sie einfach lesen.

Nicht alle telepathischen Signale sind für alle Bewusstseine zu entziffern. Wenn das sendende Bewusstsein zu fremdartig ist, ist ein Medium zur Übersetzung nötig.
Ganz zu schweigen vom wissenschaftlichen Gewinn: Ray Hyman, einer der hartnäckigsten Kritiker der Methoden von Honorton und anderen Erforschern parapsychologischer Phänomene, sagte einmal: "Der erste, der auf diesem Gebiet einen Durchbruch erreicht, wird Newton und Einstein kümmerlich aussehen lassen."

Als spirituell interessierte Menschen werden wir oft mit dem Satz "Wir sind alle EINS" konfrontiert- und meist wird damit gemeint, dass wir aus EINER EINZIGEN Quelle stammen. Da wir uns im allgemeinen als ein getrenntes Ich empfinden, fällt es uns meist schwer, diesen Gedanken auch wirklich im Inneren zu fühlen.

Hierbei kann uns das Wissen um die Telepathie eine große Hilfe sein.

Jeder Mensch ist ein telepathischer Bestandteil einer größeren Gemeinschaft. So haben jeder Ort , jede Stadt und jede Gruppe bestimmte Gedankenmuster und diese Gedanken sind äußerst real. Sie äussern sich in Schwingungen und senden telepathische Botschaften aus.

Wir sind alle miteinander vernetzt und in ständiger Kommunikation mit allen anderen und ganz besonders stark mit Menschen , mit denen wir in besonderem Maße geistig oder emotional verbunden sind. So ist es auch mit jedem Blog oder jedem Forum, immer wird der vorherrschende Gedanke telepathisch von allen Mitgliedern verstärkt.

Durch den Strom unserer telepathischen Botschaften teilen wir den anderen nicht nur das mit, was wir an der Oberfläche in Worte fassen, sondern auch vieles von dem , was wir denken und einfach alles, was wir fühlen. Diese Mitteilungen laufen auf einer anderen Ebene ab als unser Wachbewusstsein, einen kleinenTeil davon können wir z.B. in der Körpersprache, die wir ja willentlich schwer beeinflussen können, entschlüsseln.

Wenn wir uns vorstellen, dass unsere ganzen Gehirne zusammen ein großes Gehirn bilden, ein einziges Bewusstsein, – dann finden dort genauso wie in unserem eigenen Gehirn Ströme und vielerlei Kommunikationen statt .
Diese Gedankenströme gehen ununterbrochen von uns aus , wir werden genauso von anderen beeinflusst wie andere von uns. Das telepathische Geplapper und der Lärm um uns herum sind real vorhanden, ob wir es wollen oder nicht, und doch

gibt es geistige Gesetze, bei deren Anwendung wir erreichen können, die telepathischen Botschaften für das eigene Wohl und das anderer einzusetzen und uns nicht in negativer Weise beeinflussen zu lassen.

Als erstes muss man wissen, dass wir nur Gedankenströme auffangen, zu denen eine Affinität in unserem Inneren besteht, wenn auch vielleicht nur zeitweise. Wir werden also nur Gleichgeartetes aufnehmen und ebenso geht es anderen mit unseren Gedanken-und Gefühlsströmen. Wir sind nicht empfänglich für die Gefühle anderer Menschen wenn sie nicht mit unseren üblichen Gefühlen verwandt sind oder ein Thema berühren, mit dem wir gerade beschäftigt sind.

Dadurch besitzen wir eine große Chance, uns willentlich vor negativen Emotionen in Form von telepathischen Angriffen anderer schützen zu können. ́
Es ist also wichtig, sich seiner unbewussten Gedanken, Glaubensvorstellungen und Emotionen bewusst zu werden, sich selbst kennenzulernen und zu beobachten.

Wenn wir die Emotionen anderer aufnehmen, erleben wir sie fast immer als unsere EIGENEN. Das macht das Auffinden der Beeinflussung so schwierig. Durch Beobachtung, z.B. wie wir uns unbeeinflusst gleich nach dem Aufwachen gefühlt haben , oder vor und nach dem Treffen mit anderen Menschen, lernen wir etwas über unsere eigene Identität.

Tausende von Nachrichten auf der Verstandes- und auf der Gefühlsebene treffen jeden Tag bei uns ein- ein unendliches Gewirr,- und doch sind wir keine Opfer dieser telepathischen Mitteilungen, wir können die Informationen willentlich durch unsere Konzentration auf Gewünschtes auswählen.

Nahestehende Menschen üben einen besonders starken Einfluss auf uns aus, da erfolgt die telepathische Kommunikation oft über die Gefühlsebene. Plötzlich fühlen wir uns elend oder besorgt, traurig oder gereizt im Gedanken an einen Angehörigen und wissen nicht, woher diese Anflüge kommen. Um uns vor diesen negativen Beeinflussungen zu schützen, ist es hilfreich, selbst aktiv zu werden, d.h. wir sollten danach trachten, in eine kraftvolle, positive Stimmung zu kommen, eine Stimmung des Mitgefühls, des Verständnisses und dann bewusst Liebe aussenden. Wenn wir eine liebevolle, friedfertige Geisteshaltung einnehmen, wird uns keine telepathisch übermittelte Negativität mehr treffen können. Um in eine andere Schwingung zu kommen, können wir uns höherstehende Begriffe ausdenken, wie "Liebe, Frieden, Klarheit, Weisheit, Freude" und darüber nachsinnen, ein spirituelles Buch lesen , schöne, harmonische Musik hören oder bewusst in die Schönheit und Kraft der Natur eintauchen.

Es gibt viele Dinge, mit denen wir lernen können, keine Nachrichten aus niederen Ebenen mehr aufzunehmen. Jeder Gedanke an einen Menschen, mit dem wir telepathisch stark verbunden sind, stellt eine Öffnung dar, durch die irgendwelche Botschaften eindringen können. Wenn wir das nicht wünschen, sollten wir lernen, die Gedanken an diesen Menschen willentlich abzustellen und sich einem anderen Thema bewusst zuzuwenden. Das erfordert viel Disziplin und Beständigkeit, andernfalls kommen die Gedanken immer wieder und mit ihnen die telepathischen Beeinflussungen.

Wir können aber auch die Möglichkeit der Telepathie für unser Wohlergehen nutzen. Wenn wir einen Ruf an das Universum um Hilfe, um Inspiration, um die Lösung eines Problems oder einer Aufgabe aussenden, wird dieser Ruf immer gehört werden. Voraussetzung ist allerdings unsere feste Überzeugung, dass es so sein wird. Eine klare Mitteilung , verbunden mit einem starken Gefühl erreicht die Höheren Ebenen und führt das Gewünschte herbei.

Jede Gruppe, die ein gemeinsames Ziel verfolgt oder an einer gemeinsamen Aufgabe arbeitet, erzeugt eine Art Gemeinschaftsstrom, der aus allen telepathischen Kanälen zur Erreichung eines Zieles oder einer Aufgabe fließt und zur Verwirklichung beiträgt. So können wir uns diese Ströme zunutze machen, um hilfreiche, konstruktive und gute Gedanken zu anderen Menschen , Orten oder in Konfliktgebiete zu schicken. Es ist immer ein Strom heilsamer Gedanken und Gefühle vorhanden, dem wir uns anschließen können, wenn wir helfen wollen, wir sind auf telepathischer Ebene nie ganz allein.

Ebenfalls können wir , bewusst oder unbewusst auf telepathischem Wege mit Tieren und Pflanzen,. mit Bäumen, mit geistigen Wesen oder großen Meistern , mit den Organen und Zellen unseres Körpers und vielem anderen mehr kommunizieren. Da wir multidimensionale Wesen sind, sind uns keine Grenzen gesetzt. Alles in unserem Universum ist beseelt, von Bewusstsein erfüllt und ansprechbar. Auch da ist es wichtig, seine Wünsche und Ziele klar auszusprechen und all seine Gefühle mit hinein zu nehmen.

So kann Telepathie sowohl ein Problem darstellen, als auch zu einem Geschenk werden, wenn wir verantwortlich damit umgehen und ihre Gesetzmässigkeiten durchschauen.
Wir können uns der Verantwortung für eigene negative Gedanken nicht entziehen, denn auf telepathischen Wege schädigen sie nicht nur uns selbst und eventuell auch die handelnden Personen, sondern wir strahlen diese Energie in das ganze Universum aus. Einmal in dieser Schwingung gefangen, geraten wir in einen Teufelskreis der negativen Emotionen.
Dasselbe Prinzip können wir uns jedoch mit einer liebe-und achtungsvollen Grundhaltung zunutze machen.

Wie hieß es anfangs so schön: "Wir sind alle EINS" – und wir haben die Freiheit der Wahl !

Telepathie (altgriechisch: τῆλε (tēle) „fern, weit" und πάθος, páthos, „Leiden") ist eine Bezeichnung für Übertragungen von Informationen zwischen Lebewesen ohne Beteiligung bekannter Sinneskanäle beziehungsweise bekannter physikalischer Wechselwirkungen. Im deutschen Sprachgebrauch werden dafür auch die Begriffe Gedankenlesen und Gedankenübertragung verwendet.

In der Parapsychologie wird versucht, Erklärungen und Nachweise für vermutete telepathische Phänomene zu erbringen. Für die Existenz solcher Informationsübertragungen wurden bislang keine empirischen Belege oder allgemein anerkannte wissenschaftliche Theorien veröffentlicht.

Wortherkunft
Telepathie ist ein Kunstwort, das durch den britischen Autor Frederic Myers im Dezember 1882 vor der Society for Psychical Research (SPR) in London eingeführt wurde. Die vorher verwandte Bezeichnung „thought transference" (dt. „Gedankenübertragung") wurde durch die Wortschöpfung von Myers abgelöst.
Wissenschaftliche Untersuchungen
Bei Untersuchungen zur Existenz von Telepathie wurden unter anderem „Zenerkarten" verwendet. Sie gehen auf Joseph Banks Rhine zurück, der die Karten nach seinem Kollegen Karl Zener benannt haben soll. Auf den Karten waren fünf verschiedene Symbole abgebildet: Ein Kreis, ein Kreuz, drei Wellenlinien, ein Quadrat und ein fünfzackiger Stern. Ein gebräuchlicher Satz bestand aus 25 Karten (je fünf Karten von jedem Symbol). Bei einem Versuch wurden die Karten willkürlich aufgedeckt und eine Versuchsperson sollte einer anderen Person den Inhalt der Karte „telepathisch" übertragen.
An einigen Universitäten wird an Telepathie im Rahmen der Parapsychologie als Teilgebiet der Psychologie geforscht. Von 1954 bis 1998 existierte an der Universität Freiburg die von Hans Bender geleitete Abteilung Grenzgebiete der Psychologie, deren Forschungsarbeit durch das von Bender 1950

gegründete Institut für Grenzgebiete der Psychologie und Psychohygiene in Freiburg weitergeführt wird.
Telepathische Phänomene werden vielfach auf Fehleinschätzungen von Wahrnehmungen zurückgeführt. Es gibt Studien, aus denen geschlossen werden kann, dass Personen, die paranormale Phänomene für möglich halten, auch für wissenschaftlich beschreibbare Phänomene eher paranormale Erklärungen befürworten und dass der Glaube an paranormale Phänomene einhergeht mit einer erhöhten Fähigkeit zum Phantasieren, einem geringeren Maß an kritischem Denkvermögen und einer verringerten Fähigkeit zur Abschätzung von Wahrscheinlichkeiten. Bei einigen dieser Personen wurde eine erhöhte Aktivität der rechten Gehirnhälfte festgestellt, die Rückschlüsse auf Stärken im gefühlsmäßigen, kreativen Bereich und Schwächen beim Lösen von logischen Aufgaben zulässt.
Cold Reading ist eine Methode, die suggerieren kann, dass eine angeblich hellsehende Person Informationen besitze, die sie nur auf übernatürlichem Wege erhalten haben kann.
Seit 1922 werden von verschiedenen Organisationen Preisgelder für den Nachweis von parapsychologischen Fähigkeiten ausgeschrieben. Aktuell existieren weltweit mehr als 20 verschiedene Organisationen, die eine Gesamtsumme von über 2,4 Millionen US-Dollar ausgeschrieben haben. Das höchste Preisgeld für den Nachweis von übersinnlichen Fähigkeiten wie Telepathie wird aktuell mit einer Million US-Dollar von der James Randi Educational Foundation ausgeschrieben. Seit 1922 war kein einziger durch diese Organisationen durchgeführter Test auf paranormale Fähigkeiten erfolgreich.

Mediale Umsetzung

Innerhalb der Science-Fiction-Literatur gibt es zahlreiche Erzählungen und Romane, die sich mit dem Thema Telepathie befassen. In seinem Roman Psi-Patt beschrieb der US-amerikanische Science Fiction-Autor Lester del Rey mit der Gabe der Telepathie verbundene psychische Gefahren und Qualen für die Betroffenen. Die Schriftstellerin Marion Zimmer Bradley (Die Nebel von Avalon) schuf in ihren Darkover-Romanen eine Welt, deren Geschichte, Kultur und Technologie weitgehend auf den vererbbaren telepathischen Fähigkeiten aristokratischer Familien basiert.

Neben literarischen Verarbeitungen gibt es eine Reihe von filmischen Umsetzungen des Themas. Eine der ältesten ist Das Dorf der Verdammten (1960, Originaltitel Village of the Damned) von Wolf Rilla. Der Film basiert auf dem Roman Kuckuckskinder (Originaltitel The Midwich Cuckoos) von John Wyndham und beschreibt am Beispiel von zwölf aus unerklärlichen Gründen geborenen Kindern, wie eine außerirdische Macht mittels telepathischer Beeinflussung versucht, Menschen zu beherrschen. Der gleichnamige Horrorfilm Das Dorf der Verdammten (1995) von John Carpenter ist eine Neuverfilmung des Films von Wolf Rilla. In dem Film Ghostbusters – Die Geisterjäger (1984) wird zu Beginn ein Experiment mit Zenerkarten durchgeführt.

Literatur

Otto Prokop, Fritz Christian Hoffmann, Siegfried Schirmer: Sind Telepathie und Hellsehen naturwissenschaftlich anerkannte Phänomene? In: Medizinischer Okkultismus. Paramedizin. 2. Auflage. Fischer, Stuttgart 1964 (Erstpublikation in: Zeitschrift

für ärztliche Fortbildung und Qualität im Gesundheitswesen. 52, 1958, S. 909).
Thorsten Havener: Ich weiss, was du denkst. Das Geheimnis, Gedanken zu lesen. Rowohlt, Reinbek 2009, ISBN 978-3-499-62520-6.
Banachek u. a.: Psychophysiological Thought Reading. Magic Inspirations, Houston 2002, ISBN 0-9706438-1-0.

Parapsychologie
Die Parapsychologie (von griech. παρα-, para, „neben" und ψυχολογία, psychología, „Seelenkunde") versteht sich selbst als wissenschaftlicher Forschungszweig, der angebliche psychische Fähigkeiten und ihre Ursachen sowie ein mögliches Leben nach dem Tod untersucht. Die Mehrheit der Wissenschaftler sieht die Existenz solcher Phänomene als unbewiesen an und bezeichnet daher die Parapsychologie als eine Pseudowissenschaft.
Die parapsychologischen Experimente benutzten Zufallsgeneratoren (sogenannte „Schmidtmaschinen") für den Versuch, Psychokinese und Präkognition nachzuweisen. Mit Sensorischer Deprivation und Ganzfeld-Versuchen wird die Möglichkeit außersinnlicher Wahrnehmung untersucht. In den Vereinigten Staaten spielten diese Tests in der Vergangenheit eine Rolle bei dem Bemühen der Geheimdienste, außersinnliche Wahrnehmung für Spionagezwecke einzusetzen. Parapsychologische Experimente werden nur an wenigen Orten auf der Welt systematisch durchgeführt, so an einigen Universitäten und privat finanzierten Instituten.

Terminologie

Die Bezeichnung „Parapsychologie" wurde 1889 von dem Psychologen Max Dessoir in einem Beitrag in der theosophischen Zeitschrift Sphinx eingeführt. Dessoir erläuterte die Wortwahl folgendermaßen: „Bezeichnet man ... mit Para – etwas, das über das Gewöhnliche hinaus oder neben ihm hergeht, so kann man vielleicht die aus dem normalen Verlauf des Seelenlebens heraustretenden Erscheinungen parapsychische, die von ihnen handelnde Wissenschaft „Parapsychologie" nennen. ...Das Wort ist nicht schön, aber es hat meines Erachtens den Vorzug, ein bisher noch unbenanntes Grenzgebiet zwischen dem Durchschnitt und den abnormen, pathologischen Zuständen kurz zu kennzeichnen."
Zu den zwischen den pathologischen Zuständen und den normalen Zuständen des Seelenlebens angesiedelten Erscheinungen gehörten zunächst vor allem die Phänomene des Mesmerismus wie Hypnose und animalischer Magnetismus. Joseph Banks Rhine griff den Ausdruck „Parapsychologie" in den 1930ern als Ersatz für den Begriff psychical research auf, um die Betonung auf Laborforschung und wissenschaftliche Methodik hervorzuheben. Parapsychologen bezeichnen die parapsychischen Phänomene, denen sie nachspüren, mit dem griechischen Buchstaben ψ (= Psi), dem ersten Buchstaben des Wortes Psyche.

Geschichte

Frühe Forschung

Die Geschichte der Parapsychologie begann 1862 mit der Gründung des Ghost Club in England, der es sich zur Aufgabe machte, Geistererscheinungen zu untersuchen. 20 Jahre später, also 1882, wurde die Society for Psychical Research (SPR) in London gegründet. Die SPR war der erste systematische Versuch, Wissenschaftler und Gelehrte in einer Organisation zu versammeln, um eine kritische und nachhaltige Erforschung paranormaler Phänomene zu gewährleisten. Zu den frühen Mitgliedern der SPR gehörten Philosophen, Gelehrte, Wissenschaftler, Pädagogen und Politiker wie Henry Sidgwick, Arthur Balfour, William Crookes, Rufus Osgood Mason und Charles Richet.

Die SPR teilte ihre Forschungsgegenstände in verschiedene Klassen ein: Telepathie, Hypnose, Reichenbachs Lebenskraft Od, Geistererscheinungen und die parapsychologischen Begleitphänomene des Spiritismus wie das Tischerücken und Materialisationen. Eine der ersten gemeinsam vollbrachten Leistungen war die „Erhebung über Sinnestäuschungen" (Census of Hallucinations), die Geistererscheinungen und Sinnestäuschungen bei Gesunden untersuchte. Diese Erhebung war der erste Versuch der SPR, mittels statistischer Methoden paranormale Phänomene zu erfassen, und die daraus 1886 hervorgegangene Publikation „Erscheinungen Lebender" (Phantasms of the Living) wird immer noch häufig in der parapsychologischen Literatur zitiert.

Die SPR wurde zum Vorbild für ähnliche Gesellschaften in anderen europäischen Ländern und in den Vereinigten Staaten im späten 19. Jahrhundert. Vor allem auf Betreiben durch William James wurde die American Society for Psychical Research (ASPR) in New York 1885 gegründet.

In Deutschland gründeten 1886 Albert Freiherr von Schrenck-Notzing und Carl du Prel die Psychologische Gesellschaft in München. Sie führte Untersuchungen zur Hypnose und zur Telekinese durch. Vor allem die gut dokumentierten Telekineseversuche in den 1920er und 1930er Jahren an der Münchener Universität, die Schrenck-Notzing im Beisein von Ärzten und Prominenten vorführte, machten die Parapsychologie in Deutschland bekannt. Bei diesen Versuchen mussten sich die Versuchspersonen vor den Tests im Beisein von Beobachtern entkleiden und umziehen und wurden bei den Versuchen oft in Käfige eingesperrt und an Händen und Füßen festgehalten.

Bevor ungewöhnliche Effekte beobachtet werden konnten, gingen oft Stunden des Wartens voraus, in denen die Versuchspersonen in eine tiefe Trance mit lebhaften körperlichen Begleitsymptomen fielen. Die „telekinetischen" Phänomene zeigten sich dann in Form einer Spieluhr, die von selbst zu spielen begann und danach auf Zuruf des Versuchsleiters vom Medium wieder angehalten oder neu gestartet werden konnte. Von emporschwebenden Taschentüchern wurde auch berichtet. Nach solchen Vorführungen wurden die Gegenstände von den Zeugen inspiziert. Dem Medium selbst waren phosphoreszierende Armbänder und Leuchtpunkte auf die Kleidung befestigt worden, um auch bei geringer Helligkeit mögliche Täuschungsversuche erkennen zu können. Als Besonderheit dieser Trance wird ihre erotische Komponente angemerkt: Es kam mitunter zu Samenergüssen des Mediums während der Trance, was bei der nachfolgenden Kleiderkontrolle bemerkt wurde. Der Schriftsteller Thomas Mann war als prominenter Zeuge bei den telekinetischen Vorführungen Schrenck-Notzings mit dem Medium Rudi Schneider dabei und verarbeitete seine Erfahrungen in dem Roman Der Zauberberg.

Bei der Kriminalpolizei wurden ab 1919 „Telepathen" zur Aufklärung von Verbrechen eingesetzt, um daraus Rückschlüsse über den möglichen Einsatz von Medien bei der Ermittlungsarbeit zu gewinnen: „Landesweite Schlagzeilen machte beispielsweise im Sommer 1921 die Frankfurter Wahrträumerin Minna Schmidt. Sie hatte im Fall eines Doppelmordes an zwei Bürgermeistern in Heidelberg den späteren Fundort der Leichen bestimmt ..., was zum Thema für große Feuilletons ... wurde." In der überwiegenden Mehrheit der Fälle, in denen Kriminaltelepathen eingesetzt wurden, konnten diese jedoch nichts zur Verbrechensaufklärung beitragen. Auch der Parapsychologe Hans Bender kam zu der Schlussfolgerung, dass die Angaben von Hellsehern vielleicht „parapsychologisch interessant" seien, aber „für die Ermittlung nutzlos". Sogar „gemeingefährlich" sei es, wenn selbsternannte „okkulte Detektive" sich einmischten.

Der französische Arzt Charles R. Richet forschte systematisch auf dem Gebiet der Parapsychologie; vor allem untersuchte er spiritistische Sitzungen, war aber auch der erste, der die statistische Methode 1895 in die Parapsychologie eingeführt hat. 1919 wurde in Frankreich das Institut Métapsychique International gegründet. Die ersten Forschungen fanden statt mit dem Medium Franek Kluski, dem nachgesagt wurde, Tiere und menschliche Formen materialisieren zu können. In den Niederlanden wurde 1920 die Studievereiniging voor Psychical Research gegründet, die ab 1921 die Zeitschrift Mededeelingen der Studievereiniging voor Psychical Research (MSPR) herausgab. 1928 begründeten Paul Dietz, Wilhelm Heinrich Carl Tenhaeff und Emil Wegelin die unabhängige Tijdschrift voor Parapsychologie (TP).

Die Ära J. B. Rhine

1911 wurde die Stanford-Universität zur ersten akademischen Institution in den Vereinigten Staaten, in der außersinnliche Wahrnehmung und Psychokinese im Labor erforscht wurden. 1930 wurde die Duke-Universität in Durham zur zweiten größeren akademischen Institution, die sich um die Erforschung von außersinnlicher Wahrnehmung und Psychokinese im Labor bemühte. Unter der Anleitung des Psychologen William McDougall und mit Hilfe anderer, darunter die Psychologen Karl Zener, Joseph B. Rhine und Louisa E. Rhine, begann die Laborforschung zur außersinnlichen Wahrnehmung. Als Versuchspersonen wurden freiwillige Studenten herangezogen. Im Gegensatz zu den Ansätzen der SPR und der ASPR, die versuchten, durch qualitative Belege die Existenz paranormaler Phänomene zu bekräftigen, stützte man sich an der Duke-Universität auf quantitative Methoden. In Zenerkarten-Tests zum Nachweis außersinnlicher Wahrnehmung und Würfelversuchen zum Nachweis von Psychokinese wurden Ergebnisdaten erhoben, die dann mit Hilfe standardisierter statistischer Methoden ausgewertet werden konnten. Diese Verfahren wurden später von Forschern in der ganzen Welt übernommen.

Durch Rhines Buch Neuland der Seele („New Frontiers of the Mind") im Jahre 1937 wurde die Laborforschung in Durham in eine breite Öffentlichkeit getragen. Rhine gründete innerhalb der Duke-Universität ein selbständiges parapsychologisches Labor und rief die Zeitschrift

Journal of Parapsychology ins Leben, die er zusammen mit William McDougall herausgab.

Die parapsychologischen Experimente an der Duke-Universität stießen auf viel Kritik von Seiten akademischer Psychologen, welche die Vorgehensweisen angriffen und die Existenz von außersinnlicher Wahrnehmung bestritten. Rhine und seine Mitarbeiter versuchten der Kritik durch neue Verfahren, Experimente und Studien zu entgegnen. Sie stellten sowohl Kritik wie auch ihre Entgegnungen in dem Buch Extra-Sensory Perception After Sixty Years ausführlich dar. Diese Studie enthält die erste Meta-Analyse in der Wissenschaftsgeschichte, was ihren besonderen Wert über die parapsychologische Thematik hinaus ausmacht. Als Rhine 1965 in den Ruhestand ging, wurden die Verbindungen zwischen der Universität und der Parapsychologie aufgekündigt, später gründete Rhine aber die Foundation for Research on the Nature of Man (FRNM) und das Institute for Parapsychology als Nachfolgeinstitute des Labors an der Duke-Universität. 1995, zum 100. Geburtstag J. B. Rhines, wurde das FRNM umbenannt in das Rhine Research Center. Heute ist das Rhine Research Center ein parapsychologisches Forschungsinstitut, das sich laut eigenen Angaben bemüht, die „Tiefe, Weite und die Möglichkeiten des menschlichen Bewusstseins" auszuloten.

In Deutschland forschte der Biologe und Naturphilosophie-Professor Hans Driesch ab 1924 im Bereich der Parapsychologie, fungierte 1926-27 als Präsident der Society for Psychical Research und publizierte 1932 eine Methodenlehre für dieses Gebiet (Parapsychologie - Die Wissenschaft von den "okkulten" Erscheinungen).

Vermehrtes wissenschaftliches Interesse
In Deutschland wurde 1950 das Institut für Grenzgebiete der Psychologie und Psychohygiene (IGPP) in Freiburg im Breisgau von dem Parapsychologen Hans Bender gegründet. Schwerpunkte waren damals die Erforschung von Spukfällen sowie Laborversuche zu außersinnlicher Wahrnehmung und Psychokinese. Heute beschäftigt sich das Institut „mit der systematischen und interdisziplinären Erforschung von bisher unzureichend verstandenen Phänomenen und Anomalien an den Grenzen unseres Wissens. Dazu zählen veränderte Bewusstseinszustände und Erfahrungsbereiche, psychophysische Beziehungen sowie deren soziale, kulturelle und historische Kontexte aus den Perspektiven von Geistes-, Sozial- und Naturwissenschaften."
Die Parapsychologische Vereinigung („Parapsychological Association", abgekürzt PA) wurde in Durham, North Carolina am 19. Juni 1957 gegründet. Ihre Bildung wurde durch J. B. Rhine bei einer Tagung im Parapsychologischen Labor der Duke-Universität angeregt. Rhine wünschte sich, dass die Vereinigung zum Keim einer internationalen professionellen Gesellschaft der Parapsychologie werde. Das Ziel der Vereinigung war laut der Satzung, dass „die Parapsychologie zu einer Wissenschaft aufsteigt, neue Erkenntnisse in ihrem Bereich verbreitet und die Entdeckungen mit den Erkenntnissen anderer Wissenschaftsbereiche verknüpft".
1969 wurde die Parapsychologische Vereinigung in die American Association for the Advancement of Science (AAAS) aufgenommen, der größten wissenschaftlichen Gesellschaft weltweit. Zehn Jahre

später verlangte der Physiker John A. Wheeler, dass die AAAS die weitere Mitgliedschaft der Parapsychologischen Vereinigung überprüfen müsse mit der Begründung, die Parapsychologie sei eine Pseudowissenschaft. Wheeler scheiterte jedoch mit seinem Versuch, die Parapsychologische Vereinigung aus der AAAS auszuschließen. Heute besteht die Parapsychologische Vereinigung aus 109 Vollmitgliedern weltweit und ist weiterhin Mitglied in der American Association for the Advancement of Science (AAAS).

Die 1970er: Dekade intensiver Forschung

Die Verbindung der Parapsychologischen Gesellschaft mit der American Association for the Advancement of Science zusammen mit einer allgemeinen Offenheit für parapsychologische und okkulte Phänomene in den 1970ern löste eine Dekade intensiver parapsychologischer Forschung aus. Aus dieser Dekade gingen weitere Organisationen wie die Academy of Parapsychology and Medicine (1970), das Institute of Parascience (1971), die Academy of Religion and Psychical Research, das Institute of Noetic Sciences (1973), die International Kirlian Research Association (1975) und das Princeton Engineering Anomalies Research Laboratory (1979) hervor.

Der Bereich der Forschungsgegenstände wechselte und erweiterte sich. Während die Hypnose - ursprünglich ein rein parapsychologischer Forschungsgegenstand - zunehmend wissenschaftlich anerkannt und in das Forschungsfeld der Psychologie integriert wurde, kamen neue Forschungsfelder hinzu. So führte der Psychiater Ian Stevenson seine umstrittenen Untersuchungen zur Reinkarnation durch und die

Psychologin Thelma Moss studierte die Kirlianfotografie im parapsychologischen Labor der Universität Los Angeles. Karlis Osis führte Versuche zu außerkörperlichen Erfahrungen durch und der Physiker Russell Targ prägte den Begriff remote viewing (Fernwahrnehmung) für seine Psi-Versuche 1974.

Andreas Resch aus Österreich wurde ab 1969 Professor für „Klinische Psychologie und Paranormologie an der Accademia Alfonsiana, Päpstliche Lateranuniversität Rom". Resch gründete 1980 in Innsbruck das Institut für Grenzgebiete der Wissenschaft (IGW) und bemühte sich um eine neue Systematik der Erforschung paranormaler Effekte unter dem Begriff Paranormologie.

Das rege Interesse an parapsychologischen Phänomenen dauerte in den 1970er fort bis in die 1980er Jahre. Ende der 1980er Jahre meldete die Parapsychologische Vereinigung, dass ihre Mitglieder aus mehr als 30 Nationen kommen. Zusätzlich wurde parapsychologische Forschung außerhalb der Parapsychologischen Vereinigung im Ostblock und in der früheren Sowjetunion betrieben. Intensiv wurden hier die angeblichen psychokinetischen Fähigkeiten des Medium Nina Kulagina erforscht.

Die Parapsychologie in der Gegenwart

Im Vergleich zu den 1970ern hat die parapsychologische Forschung in der Gegenwart weltweit beträchtlich abgenommen. Einerseits konnte die quantitative Forschung nicht die Beweiskraft aufbringen, die von ihr erwartet wurde. Andererseits erwiesen sich einige scheinbar paranormale Effekte wie zum Beispiel die Kirlianfotografie unter strengeren

Versuchsbedingungen als naturwissenschaftlich erklärbar. Viele Universitäten schlossen ihre parapsychologischen Abteilungen. So wurde der einzige parapsychologische Lehrstuhl in Deutschland an der Universität Freiburg mit dem Tod von Johannes Mischo 2001 aufgehoben. In den Niederlanden wurde der ursprünglich weltweit erste Lehrstuhl für Parapsychologie an der Universität Utrecht aufgelöst, den Wilhelm Heinrich Carl Tenhaeff, Sybo van Shouten und der Physiker Dick Bierman innehatten. Letzterer lehrt derzeit an der Universität Amsterdam. In den Vereinigten Staaten wurde parapsychologische Forschung zunehmend von privaten Institutionen außerhalb der Universitäten betrieben, finanziert durch Sponsoren und private Geldgeber. Nach 28 Jahren Forschung schloss auch eines der letzten universitär angebundenen Laboratorien, das Princeton Engineering Anomalies Research Laboratory (PEAR) 2007 mit der Emeritierung von Robert G. Jahn.

Zwei Universitäten in den Vereinigten Staaten haben immer noch parapsychologische Forschungseinrichtungen: Die Universität von Virginia mit einer Abteilung für Wahrnehmungsstudien in dem Fachbereich Psychiatrie und die Universität von Arizona mit dem Veritas Laboratory. Verschiedene private Einrichtungen wie das Institute of Noetic Sciences betreiben und fördern parapsychologische Forschung.

In Großbritannien wurde durch Robert L. Morris an der Koestler Parapsychology Unit der Universität Edinburgh viele Forschungsprojekte an verschiedenen britischen Universitäten angeregt. So existiert die parapsychologische Forschungsgruppe an der Hope-Universität in Liverpool, die Abteilung „Bewusstsein und Transpersonale Psychologie" an der John-Moores Universität Liverpool das „Zentrum für das Studium anomaler psychologischer Prozesse" an der Universität Northampton und die Anomalistische Psychologie-Forschungseinheit an der Goldsmiths-Universität in London.

In Deutschland wird parapsychologische Forschung heute neben dem Institut für Grenzgebiete der Psychologie und Psychohygiene (IGPP) noch unter der Leitung von Walter von Lucadou an der auch durch das Land Baden-Württemberg geförderten Parapsychologischen Beratungsstelle in Freiburg betrieben, die ein Beratungsangebot für Menschen anbietet, die behaupten, ungewöhnliche, paranormale, okkulte oder unerklärliche Erfahrungen gemacht zu haben.

Parapsychologische Forschung ist zu einem kleinen Teil auch in andere Unterdisziplinen der Psychologie aufgegangen. Das betrifft nicht nur die bereits angeführte Hypnose, sondern auch die Transpersonale Psychologie, die sich mit spirituellen Aspekten des menschlichen Bewusstseins befasst, und die anomalistische Psychologie, die paranormalen Überzeugungen und subjektiven anomalistischen Erfahrungen mit traditionell psychologischen Methoden nachgeht.

Forschung
Untersuchungsgebiet
Parapsychologen untersuchen eine Anzahl scheinbar paranormaler Phänomene, einschließlich, aber nicht begrenzt auf:
Telepathie: Übertragung von Informationen durch Gedanken oder Gefühle zwischen Menschen ohne

dabei irgendwelche Hilfsmittel der klassischen fünf Sinne zu verwenden.

Präkognition: Empfangen oder wahrnehmen von Informationen zukünftiger Ereignisse, bevor diese eintreten und ohne dass sie aus den Möglichkeiten der Vergangenheit oder Gegenwart extrapoliert werden können.

Hellsehen: Das Erhalten von Informationen über Begebenheiten oder Ereignisse an entfernten Orten mithilfe bisher unbekannten Mitteln.

Psychokinese und Spuk: Die Fähigkeit, materielle oder physikalische Prozesse mithilfe bisher unbekannten Mitteln zu beeinflussen.

Reinkarnation: Die Wiedergeburt der Seele oder eines anderen nichtkörperlichen Aspekts des menschlichen Bewusstseins in einem neuen Körper nach dem Tod.

Geistererscheinungen: Phänomene, die oft in Verbindung gebracht werden mit Gespenstern und an Orten geschehen, die ein Verstorbener häufig aufgesucht hat oder an Orten, an denen ein Verstorbener zuvor gelebt hat.

Diese Bestimmungen müssen nicht exakt ihren tatsächlichen Gebrauch in den normalen Wissenschaften, noch die Meinungen aller Parapsychologen und ihrer Kritiker wiedergeben. Viele Kritiker zum Beispiel meinen, dass Parapsychologen sich um die Untersuchung von scheinbar paranormalen Phänomenen bemühen, die unter strengen Experimentalbedingungen sich von selbst auflösen und daher ganz normale Erscheinungen sind.

Die Parapsychologische Vereinigung betont, dass Parapsychologen nicht alle angeblich paranormalen Phänomene untersuchen, so beschäftigen sie sich nicht mit Astrologie, Ufos, Yetis, Heidentum, Vampiren, Alchemie oder Hexerei.

Methoden

Parapsychologen benutzen qualitative Methoden wie sie auch in der traditionellen Psychologie und der Feldforschung angewendet werden (zum Beispiel das Platz-Experiment), aber auch quantitativ-statistische, empirische Methoden, die vor allem auf der Wahrscheinlichkeitsrechnung aufbauen. Zu den eher umstrittenen Methoden gehören die Metaanalysen zum Nachweis von Psi.

Feldforschung

Spuk

Die parapsychologische Beratungsstelle in Freiburg richtet ihr besonderes Augenmerk auf ungewöhnliche Erfahrungen mit Spuk und Poltergeist-Phänomenen. Sie wird von Menschen konsultiert, die scheinbar unerklärliche Vorgänge erleben. Durch Untersuchungen vor Ort soll festgestellt werden, ob eine Erklärung für die beobachteten Phänomene zu finden ist. So wurde beispielsweise ein „sprechender Wasserkessel" untersucht, mit der Schlussfolgerung, dass ein stark einstrahlender Radiosender das Metall zum Vibrieren und damit zum Sprechen brachte, ähnlich wie eine Lautsprechermembran.

Reinkarnationsforschung

Der Chef-Psychiater der Universitätsklinik University of Virginia in Charlottesville Ian Stevenson beschäftigte sich seit den 1950er Jahren mit Kindern, die sich scheinbar an frühere Leben erinnern. Während eines Zeitraumes von ca. 15 Jahren ging er 600 solchen Fällen nach: Nahezu ausnahmslos handelt es sich um Kinder, die im Alter zwischen

anderthalb und vier Jahren spontan beginnen, von Personen und Orten zu sprechen, die in der eigenen Familie unbekannt sind. Stevenson spricht zwar nicht davon, dass solche Fälle Reinkarnation beweisen, sieht aber in ihnen Hinweise auf solche Möglichkeiten der menschlichen Existenz. Stevenson verstarb 2007, der isländische Soziologe Erlendur Haraldsson führt die Untersuchungen fort.
Experimentelle Forschung

Ganzfeldversuche
Der Ganzfeld-Versuch ist ein Experiment, mit dem die Telepathie nachgewiesen werden soll. In einem typischen Ganzfeld-Versuch gibt es zwei Versuchspersonen, A und B, die beide voneinander räumlich getrennt und voneinander abgeschirmt sind. Person A wird von Umweltreizen abgeschirmt, während der Person B Bilder oder kurze Videos gezeigt werden. Person B soll dann diese Information an Person A „senden", welche dabei ihre Gedanken laut vorträgt. Zur Auswertung werden A vier Bilder oder Videos gezeigt, von denen eines das der Person B gezeigte Bild oder Video ist, die anderen drei dienen der Kontrolle. A versucht nun, das richtige vorher „gesendete" Bild oder Video allein aufgrund der Eindrücke und Empfindungen der Ganzfeld-Sitzung zu identifizieren.
Parapsychologen wie Dean Radin, Charles Honorton und Daryl Bem berichten, dass in den Ganzfeld-Versuchen, - weltweit wurden ca. 3000 Sitzungen von ca. zwei Dutzend Versuchsleitern durchgeführt -, überdurchschnittlich oft vom „Empfänger" das Bild oder Video ausgewählt wurde, das vorher auch „gesendet" wurde. Da Metaanalysen, die viele Ganzfeld-Studien berücksichtigen, eine hohe

Signifikanz für diese Versuchsreihen feststellen, gab es wiederholt Debatten in wissenschaftlichen Fachzeitschriften, wie diese Ergebnisse angemessen interpretiert werden können.

Fernwahrnehmung

Fernwahrnehmungsversuche (Remote viewing) testen die Fähigkeit, an Informationen über ein entferntes Objekt zu gelangen, das der körperlichen Wahrnehmung der Versuchsperson nicht zugänglich ist. Dabei versucht die Versuchsperson beispielsweise ein an einem entfernten Ort plaziertes Foto zu beschreiben; es existieren aber verschiedene Methoden der analytischen Auswertung solcher Versuche. Ein Verfahren besteht darin, sieben Zielfotos und sieben „Antworten" der Versuchsperson einem unabhängigen Dritten vorzugeben, der dann das richtige Foto und die richtige Antwort der Versuchsperson dazu bestimmen soll.

Mehrere hundert solcher Versuche wurden von Forschern in mehr als zwei Dekaden am Princeton Engineering Anomalies Research Laboratory (PEAR) und von Wissenschaftlern der US-Regierung durchgeführt. Robert G. Jahn und Brenda Dunne vom Princeton Engineering Anomalies Research Laboratory sehen in den gesammelten und ausgewerteten Ergebnissen dieser Versuche einen Hinweis darauf, dass Informationen von entfernten Fotos, wirklichen Landschaften und Ereignissen überdurchschnittlich oft „empfangen" wurden.

Psychokinese mit Zufallsgeneratoren

Die Entwicklung leistungsfähiger und kostengünstiger Elektronik und Computertechnologien ermöglichte vollautomatische Experimente, um die möglichen Interaktionen zwischen Bewusstsein und physikalischen Prozessen zu untersuchen. In der üblichen Form dieser Versuche wird ein echter Zufallsgenerator (RNG, abgeleitet von engl. Random Number Generator), basierend auf elektronischem Rauschen oder auf radioaktivem Zerfall, verwendet. Die erzeugten Daten werden aufgezeichnet und durch einen Computer ausgewertet. Eine Testperson soll während einer vorher festgelegten Versuchsdauer versuchen, allein durch Gedankenanstrengung die Verteilung der Zufallsdaten zu verändern. Solch ein Experiment entspricht dem Versuch, beim Münzwerfen mehr „Zahlen" als „Köpfe" zu werfen oder umgekehrt.

Größere Metaanalysen solcher Psychokineseversuche mit Zufallsgeneratoren werden in mehrjährigen Abständen seit 1986 veröffentlicht. PEAR-Gründer Robert G. Jahn und seine Mitarbeiterin Brenda Dunne behaupten, dass die Effektstärke in allen Versuchen sehr gering sei, aber unabhängig vom verwendeten Versuchsdesign statistische Signifikanz erreiche. Die Metaanalyse wurde im Psychological Bulletin 2006 zusammen mit kritischen Kommentaren veröffentlicht. Diese Metaanalyse umfasste 380 Studien und zog die zuvor behauptete statistische Signifikanz in Zweifel.

Direkte mentale Beeinflussung von lebenden Wesen
Parapsychologen halten seit langem den mentalen Einfluss einer Person auf die Gedanken, Empfindungen oder das Nervensystem einer entfernten anderen Person für möglich. Sie benutzen dafür Begriffe wie Psychokinese, "bio-PK" oder Abkürzungen wie "DMILS" (engl. „direct mental interactions with living systems", zu deutsch Direkte mentale Beeinflussung von lebenden Wesen). Die

ersten Untersuchungen gehen auf Charles Tart zurück, Seite 84 in. Tart fügte sich 1963 selbst Schocks zu, während bei Person B in einem anderen Raum Reaktionen des Sympathikus überwacht wurden. Tart berichtete über "erstaunliche Korrelationen". Elisabeth Targ versuchte später, die Ergebnisse zu reproduzieren. Bei vielen DMILS-Experimenten wird versucht, aus dem direkten Vergleich der Hirnströme (EEG) oder Hirnaktivitäten (fMRT) der Probanden Schlüsse zu ziehen. Man hat durch viele verschiedene Maßnahmen versucht, statistisch signifikante Ergebnisse zu erzielen. So setzte man die Probanden z.B. starken Reizen wie Lichtblitzen aus, weil man hoffte, dass diese sich im Hirn klarer darstellten als Bilder, Filme oder Gedanken. Parapsychologen bemühten sich, bevorzugt Probanden einzusetzen, die sie für motiviert hielten oder die sich sehr nahe standen. Positive Ergebnisse erhoffte man sich z.B. von guten Freunden oder sogar von eineiigen Zwillingen. Es wurde auch versucht, die Probanden durch Meditation aufeinander einzustimmen. Daher prägten Schlitz, Radin, Targ, Stone u.a. den scherzhaften Namen „Love studies", Seite 81 in.
Duane und Behrendt schilderten 1965 einen DMILS-Versuch mit eineiigen Zwillingen in Science, Grinberg-Zylberbaum wiederholte sie 1993 mit Lichtblitzen als Reiz und Harald Walach, Freiburg, 2003 mit schwarz-weißen Schachbrettmustern. Grindberg-Zylberbaum berichtete über "zeitgleich-spezifische Muster" in den EEGs von Paaren, die sich zuvor durch gemeinsame Meditation innerlich einander zugewandt hatten. Bei ähnlichen Versuchen 2004 von M. Kittenis sollen die einzigen Personen, die keinerlei Synchronisierung ihm EEG

zeigten, diejenigen ohne Partnerbindung gewesen sein. Weitere DMILS-Versuche führten 2004 D.I. Radin durch, sowie M.Yamamoto 1996 mit Qigong-Meistern.

Grindberg-Zylberbaum versuchte, durch den Nachweis lokaler Hirnaktivitäten eine Synchronisation zwischen den Probanden nachzuweisen. Ähnlich experimentierten L. J. Standish 2003 und T. Richards 2005 an der Bastyr-Universität. Sie arbeiteten mit 30 sich nahestehenden Paaren, die über Meditationserfahrung verfügten. Auch M. Kittenis wertete ihre Versuche von 2004 als erfolgreich. Grundsätzlich stellen die Parapsychologen bei diesen qualitativen DMILS-Experimenten nicht die Anforderung, dass eine statistisch signifikante Anzahl der Probanden messbare Übereinstimmungen zeigen; für die Wertung als Erfolg genügt ein einziger Proband, der mehrmals zeitgleiche Effekte zeigt, die sich die Parapsychologen nicht anders erklären können. Es gibt deshalb auch keine Metastudien, aber dafür vielfältige Wiederholungen nach den oben beschriebenen Randbedingungen (Standish, Kittenis, Walach u.a.m.). Jedoch konnten in Untersuchungen von Wolfgang Ambach von 2008 zumindest bzgl. der Schachbrettmuster der von Grinberg gefundene Effekt nicht bestätigt werden.

Eine weitere Abwandlung von DMILS-Tests untersucht das Gefühl, von hinten angestarrt zu werden. Person A und Person B befinden sich in getrennten Räumen, und Person A wird in unregelmäßigen Zeitabständen gebeten, Person B auf einem Bildschirm „anzustarren". Währenddessen werden die Reaktionen des vegetativen

Nervensystems bei Person B gemessen und aufgezeichnet.

Eine Metaanalyse, die im British Journal of Psychology 2004 veröffentlicht wurde, wies einen kleinen, aber insgesamt signifikanten DMILS-Effekt aus. Allerdings wurde auch kritisch festgestellt, dass die Effektstärke unter die Signifikanzgrenze sinkt, wenn nur eine kleine Zahl der qualitativ besten Studien eines einzigen Labors ausgewertet werden. Die Autoren kommen zu dem Schluss, dass zwar die Möglichkeit einer Anomalie im Hinblick auf fernwirkende Bewusstseinsakte nicht ausgeschlossen werden kann, aber die Anzahl unabhängiger Wiederholungsstudien und theoretischer Modelle zur Erklärung dieser Effekte zu gering ist.

Vorausahnungen

Bei Versuchen zu Vorausahnungen (engl. Presentiment) werden einer Testperson auf einem Bildschirm per Zufallsprinzip und in unregelmäßigem Abstand beruhigende oder erregende Bilder gezeigt. Eine Sonde an der Hautoberfläche misst den Hautwiderstand, der sich bei Erregung verändert. Sowohl die Bilder in ihrer Reihenfolge als auch die Veränderungen des Hautwiderstandes werden aufgezeichnet und hinterher ausgewertet. Dabei wurde beobachtet, dass es bereits zu Veränderungen im Hautwiderstand wenige Sekunden vorher kommt, bevor die entsprechenden Bilder angezeigt werden.

Nahtod-Erfahrungen

Eine Nahtod-Erfahrung ist ein Erlebnis, von dem Menschen berichten, die beinahe gestorben wären oder klinisch tot waren und wiederbelebt wurden. Das Interesse an den Vorgängen um den Tod herum wurde durch die Forschungen der Sterbeforscherin

Elisabeth Kübler-Ross, des Psychiaters George Ritchie und des Psychiaters und Philosophen Raymond A. Moody Jr geweckt.

1978 wurde die International Association for Near-death Studies (IANDS) gegründet, um Begegnungen von Wissenschaftlern und Menschen mit Nahtoderfahrungen zu ermöglichen und zu koordinieren. Spätere Forscher wie der Psychiater Bruce Greyson, der Psychologe Kenneth Ring und der Herzspezialist Michael Sabom brachten die Untersuchungen von Nahtod-Erfahrungen in die akademische Diskussion ein.

Theorien und Modelle

Ein besonderes Problem stellt in der Parapsychologie die Theorie von Psi-Effekten dar. Die behaupteten Effekte passen in kein bekanntes theoretisches Konzept und widersprechen teilweise jahrhundertealter wissenschaftlicher Erkenntnis. Nichtsdestoweniger gibt es jedoch Theorien und Modelle, die Psi-Phänomene im Rahmen bereits bekannter und erweiterter Theorien erklären wollen.

Walter von Lucadou hat für die Erklärung von Spuk- und Poltergeistphänomenen das Modell der Pragmatischen Information vorgeschlagen, das eine „organisierte Geschlossenheit" des menschlichen Bewusstseins mit Gegenständen seiner Umwelt annimmt, in der sich dann die bestehenden Spannungen auf unbewusste Weise in Form von Spuk „entladen". Harald Atmanspacher, Hartmann Römer und Harald Walach haben dieses Modell weiterentwickelt zur Generalisierten Quantentheorie (Weak Quantum Theory), die mithilfe der aus der Quantenphysik bekannten Raum- und Zeitlosigkeit von Quanteneffekten (Nichtlokalität) auch transpersonale Phänomene und Psi-Effekte erklären will.

Der Biologe Volker Guiard kritisierte das Modell der Pragmatischen Information von Walter von Lucadou zur Erklärung von Spukfällen vor allem wegen seiner Ungenauigkeit. Es macht zwar Aussagen über das Auftreten und das Verschwinden paranormaler Phänomene, aber damit ist immer noch der Umstand verbunden, dass sich diese Phänomene dem forschenden Zugriff entziehen. Und unter diesen Bedingungen ist es schwer, überhaupt einen Nachweis für die Existenz solcher Phänomene zu erbringen.

Weitergehende Theorien beschreiben eine supra-physikalische Realität, in die unsere raum-zeitliche Realität mit ihren physikalischen Energiearten eingebettet ist. Beispiele sind die 12-dimensionalen Theorien von Burkhard Heim und Klaus Volkamer. In diesen Theorien enthaltene Fragwürdigkeiten oder Fehler führen dazu, dass sie von den Wissenschaften nicht beachtet werden. Ähnlich ergeht es der supra-physikalischen Theorie von J. H. Matthaei, die 12 zusätzliche Energiearten mit ihren supra-physikalischen Eigenschaften beschreibt. In keine dieser Theorien gibt es „Psi", aber sie liefern nach Ansicht ihrer Autoren tragfähigere Erklärungsrahmen für die nichtlokalen und nichtzeitlichen parapsychologischen Effekte als die physikalische Standardtheorie.

Kritik

Wissenschaftler, die der Parapsychologie kritisch gegenüber stehen, stellen sich auf den Standpunkt, dass außergewöhnliche Behauptungen auch außergewöhnliche Beweise verlangen. Befürworter von Hypothesen, die jahrhundertelange wissenschaftliche Forschung in Frage stellen, müssen dafür auch sehr stichhaltige Beweise vorlegen, wenn sie wollen, dass ihre Hypothesen ernst genommen werden. Viele Beobachter der Parapsychologie bemängeln an den parapsychologischen Ergebnissen ihre schlechte Qualität und die unzureichenden Kontrollbedingungen. In ihrer Sicht hat das ganze Forschungsfeld der Parapsychologie keine schlüssigen Ergebnisse hervorgebracht. Sie führen zur Untermauerung ihrer Einschätzung Belege für Betrug, fehlerhafte Studien, magisches Denken und eine einseitige Sichtweise zur Erklärung parapsychologischer Ergebnisse an.

Die Existenz der parapsychologischen Phänomene ist bis heute Gegenstand regelmäßiger Auseinandersetzungen. Insbesondere wird kritisiert, dass die Parapsychologie kein klar definiertes Sachgebiet hat, keine reproduzierbaren Experimente vorweisen kann, mittels derer sich die postulierten Psi-Effekte jederzeit demonstrieren lassen könnten, noch einen theoretischen Unterbau entwickelt hat, der die Effekte erklären könnte. Der Psychologe James E. Alcock schreibt, dass nur wenige parapsychologische Ergebnisse interdisziplinäre Forschung mit Physik oder Biologie angeregt hätten. Alcock stellt fest, dass die Parapsychologie unter den Wissenschaften in einem Ausmaß isoliert dasteht, dass ihre Legitimität fraglich ist und als ganze nicht „wissenschaftlich" genannt werden darf.

Betrug

Wie in anderen Forschungsgebieten auch, gibt es Belege für Betrug und Fälschung in der Geschichte der Parapsychologie. Aber speziell die Verbindung von Psi und Betrug ist weit verbreitet im wissenschaftlichen Bewusstsein. Der Direktor des Rhine Research Centers, John Palmer, schrieb: „Betrug bei parapsychologischen Versuchen ist der entscheidendste und wichtigste Faktor, der das Ansehen der Parapsychologie beschädigt und ihre Entwicklung verzögert."

Das Soal-Goldney Experiment von 1941 bis 1943, das vorgab, präkognitive Fähigkeiten in Testpersonen bewiesen zu haben, wurde lange Zeit für eine der besten Studien in diesem Feld gehalten, weil es auf unabhängige Kontrolle und auf unabhängige Zeugen setzte. Allerdings wurden viele Jahre später Verdächtigungen im Hinblick auf Betrug bestätigt, als bekannt wurde, dass Soal die Rohdaten des Versuchs gefälscht hatte.

Der Direktor des Institute for Parapsychology in den Vereinigten Staaten, Walter J. Levy, berichtete von einer Reihe erfolgreicher Versuche zur außersinnlichen Wahrnehmung unter Einbindung von computerkontrollierten nichtmenschlichen Wesen, darunter Eier und Ratten. Seine Versuchsergebnisse waren aus statistischer Sicht hochsignifikant. Da die „Versuchsobjekte" keine Menschen waren und da die Versuchsumgebung hauptsächlich automatisiert war, konnten seine Versuche dem Verdacht eines Experimentatoren-Effekts standhalten und mögliche Bedenken bezüglich einer Beeinflussung durch den Glauben des Versuchsleiters zurückweisen. Allerdings wurden seine Mitforscher misstrauisch gegenüber seinen Methoden. Sie fanden heraus, dass Levy in die Datenaufzeichnung eingriff und manuell betrügerische Datenströme unterschob, die die positiven Ergebnisse erzeugten. J. B. Rhine kündigte

Levy und berichtete über den Betrug in einer Reihe von Fachbeiträgen.

Viele Medien benutzten betrügerische Elemente und konnten schon früh durch Skeptiker wie z.B. Richard Hodgson und Harry Price enttarnt werden. In den 1920ern kommentierte der Bühnenzauberer und Entfesselungskünstler Harry Houdini, dass die verwendeten Versuchsanordnungen nicht absolut betrugsicher wären. 1979 initiierte der Bühnenzauberer James Randi eine Entlarvungsaktion, die als Project Alpha später bekannt wurde. Randi bildete zwei junge Zauberkünstler aus und schickte sie inkognito zum McDonnell-Labor der Universität von Washington mit dem Ziel, schlechte Versuchsmethoden und die unbekümmerte Vertrauensseligkeit in der Parapsychologie zu entlarven. Obwohl das McDonnell-Labor keine öffentliche Aussage darüber machte, dass die von den beiden getarnten Zauberkünstlern demonstrierten Effekte authentisch seien, hintergingen sie die Versuchsleiter mit vermeintlich telekinetischer Löffelbiegerei vier Jahre lang. Dieses Experiment wurde als Argument dafür angeführt, dass die meisten, wenn nicht sogar alle ungewöhnlichen Versuchsergebnisse in der Parapsychologie auf Fehlern oder Betrug beruhen.

Kritik der experimentellen Ergebnisse

Einige Kritiker erkennen an, dass die parapsychologischen Studien wissenschaftlichen Standards entsprechen, kritisieren aber die Tatsache, dass das Feld auf dem Glauben an mögliche Resultate und nicht auf wissenschaftlicher Erkenntnis selbst begründet sei. Skeptische Gutachter kritisieren, dass scheinbar erfolgreiche Versuchsergebnisse in der Psiforschung eher auf ungenauen Versuchsdurchführungen, schlecht ausgebildeten Forschern und methodischen Fehlern beruhen als auf echten Psi-Effekten. So wurden die Ergebnisdaten des PEAR-Labors von der Statistik-Professorin Jessica Utts und dem Psychologen Ray Hyman in Frage gestellt. Utts hat festgestellt, dass diese Versuche an einer Vielzahl von Problemen leiden, was die Randomisierung, die statistischen Kontrolldaten und die Anwendung statistischer Modelle betrifft. Wegen der Defizite in den Versuchsanordnungen und der statistischen Auswertungsverfahren seien die publizierten Signifikanzwerte wertlos.

Die Reinkarnationsforschung geriet vor allem methodisch in die Kritik, weil es bei den Befragungen von Kindern, Angehörigen und Bekannten sehr schwer ist, eigene unbewusste Suggestionen durch die Fragetechnik zu erkennen und zu vermeiden. Der kanadische Philosoph Leonard Angel gehört zu den schärfsten Kritikern der Arbeiten Stevensons in der Reinkarnationsforschung.

Psi ist ein negativ bestimmter Begriff, das heißt, die übliche Vorgehensweise, Belege für parapsychologische Phänomene zu gewinnen, geht über die statistische Abweichung vom mittleren Zufallswert. Der kritische Punkt ist jedoch: statistische Abweichung vom mittleren Zufallswert ist, streng genommen, nur ein Beleg für eine statistische Anomalie, oder ein Indiz, dass irgendeine unbekannte Variable die beobachtete Mittelwertabweichung bewirkt hat. Damit aber kann keine positive Aussage über Psi gemacht werden. So stellt Psi eine Leerhülse dar, die eigentlich nur beschreibt, dass die Daten eines Experimentes mit den bekannten Variablen nicht zu 100 Prozent erklärt werden können. Hyman geht noch weiter und schlussfolgert, dass selbst, wenn eine parapsychologische Forschung in der Lage ist, einen signifikanten, reproduzierbaren Effekt zu erzeugen, so wäre das noch weit entfernt von der Schlussfolgerung, dass Psi-Wirkungen endlich bewiesen seien. Auch die positive Annahme, dass Psi existiert, wirft Probleme auf: 1. Wenn jemand Psi-Fähigkeiten hat, muss er in den Versuchen erfolgreicher abschneiden. 2. Daher tut er das auch. 3. Also muss er Psi-Fähigkeiten haben. Das ist ein Trugschluss, der auf einer Rekursion beruht und in die Rückbezüglichkeit hineinführt. Gewonnen ist damit jedoch nichts, solange keine positive Aussage gemacht werden kann, was nun Psi eigentlich ist. Einige Wissenschaftler bezeichnen aus diesen Gründen die Parapsychologie als Pseudowissenschaft.

Voreingenommenheit und Metaanalysen

Ausgewähltes Berichten (engl. „selection bias" oder „selective reporting") wird von Kritikern als eine Erklärung für die positiven Ergebnisse der Parapsychologie angegeben. Selektives Publizieren bedeutet, dass nur positive Studien publiziert werden, während negative Studien oder unbedeutende Ergebnisse nicht öffentlich gemacht werden. Selektives Publizieren hat einen erheblichen Einfluss auf Metaanalysen, die eine statistische Methode darstellen, um die Ergebnisse vieler Studien zusammen zu fassen und daraus eine Gesamtsignifikanz zu bestimmen, die größer als diejenige von einzelnen Studien sein kann. Wenn aber die negativen und unbedeutenden Studien in solch einer Metaanalyse nicht vorkommen, wird das Gesamtergebnis am Ende positiv verzerrt und führt

dann zu falschen Schlüssen. Als Beispiel: Die Metaanalyse zu Psychokineseversuchen vereinte die Ergebnisse von 380 Studien einschließlich der Daten des Princeton Engineering Anomalies Research-Labors. Durch eine andere Methode der Effektstärkenberechnung stellte sich heraus, dass die positive Gesamtsignifikanz dieser gesamten Studien sich durch nur wenige zusätzliche negative Studien aufhebt, was den Verdacht von selektivem Publizieren als Ursache des positiven Gesamtergebnisses schürt.
Die Popularität von Metaanalysen wurde schon von zahlreichen Wissenschaftlern kritisiert und stellt die Resultate der Parapsychologie in Frage. Kritiker werfen der Parapsychologie vor, sie missbrauche Metaanalysen um den falschen Eindruck zu erwecken, als sei über die statistische Signifikanz bereits der Nachweis von Psi-Phänomenen gelungen. Ähnliche Probleme mit Metaanalysen wurden auch schon in der Medizin beobachtet. Jim E. Kennedy hat geschrieben, dass die Bedenken zum Gebrauch der Metaanalysen in Wissenschaft und Medizin auch die Probleme in der Parapsychologie mit ausmachen. Auch Post-hoc-Analysen, d.h. Auswertungen, bei denen nach Abschluss der Versuche die Auswertungsverfahren festgelegt werden, können einen falschen Eindruck erwecken, wenn sie nicht zur Hypothesenfindung dienen, sondern Psi-Effekte nachträglich ausweisen sollen.

Psychologie
Psychologie ist eine empirische Wissenschaft. Sie beschreibt und erklärt das Erleben und Verhalten des Menschen, seine Entwicklung im Laufe des Lebens

und alle dafür maßgeblichen inneren und äußeren Ursachen und Bedingungen.

Der Begriff stammt aus dem Altgriechischen (ψυχή psyché ‚Hauch', ‚Seele', ‚Gemüt' sowie λόγος lógos ‚Lehre', ‚Wissenschaft') und bedeutet ursprünglich Atemkunde oder Lebenslehre, wird heute üblicherweise jedoch mit „Seelenkunde" wiedergegeben (im Englischen dagegen „study of the mind").

Psychologie ist als Wissenschaft bereichsübergreifend. Sie lässt sich weder den Naturwissenschaften noch den Sozialwissenschaften oder Geisteswissenschaften allein zuordnen. Eine Anthropologie im weitesten Sinn bildet ihre Grundlage. Eine aus dem angelsächsischen Raum stammende Einteilung untergliedert Psychologie im Sinne der Behavioural sciences in Verhaltenswissenschaft, Kognitionswissenschaft und Neurowissenschaft.

Neben der akademischen Psychologie existiert eine Alltagspsychologie. Sie ist nur vereinzelt Gegenstand der akademischen Disziplin, von der hier die Rede ist. Sie bedient sich ursprünglich akademisch-psychologischer Konzepte und Begriffe, die in die Alltagssprache eingeflossen sind, und beruft sich gerne auf den sogenannten „gesunden Menschenverstand". Dessen Erkenntnisse können wissenschaftlichen Ansprüchen – etwa hinsichtlich ihrer Objektivität, Reliabilität und Validität – nicht genügen.

Psychologen sind Personen, deren Berufsbild durch die Anwendung psychologischen Wissens charakterisiert ist und die über eine entsprechende akademische Ausbildung und einen akademischen

Grad (Diplom-Psychologe bzw. Master of Science (Psychologie)) verfügen.

Ursprung und Geschichte

Psychologie wurde als eigenständige akademische Disziplin Anfang des 19. Jahrhunderts in damaligen wissenschaftlichen Zentren Deutschlands wie Leipzig und Königsberg begründet.

In Leipzig gründete Wilhelm Wundt gemeinsam mit Gustav Theodor Fechner 1879 (zunächst als Privatinstitut) das Institut für experimentelle Psychologie. Um diese beiden sammelte sich binnen kurzer Zeit ein Kreis engagierter junger Forscher, zu denen unter anderem Emil Kraepelin, Hugo Münsterberg, Granville Stanley Hall und James McKeen Cattell gehörten. 1883 wurde das Institut offizielles Universitätsinstitut.

Insbesondere Johann Friedrich Herbart, ab 1809 Nachfolger Immanuel Kants auf dessen Königsberger Lehrstuhl, bemühte sich mit zahlreichen Veröffentlichungen um eine eigene Lehre der Psychologie (s. d. entsprechenden Angaben dazu in dem Namensartikel zu Herbart 1816, 1824, 1839–1840 und 1840). Dies ist deshalb nicht so geläufig, da Herbart als Begründer der wissenschaftlichen Pädagogik gilt und das Ansehen als Universalgenie der Zeit Wilhelm von Humboldt und vielleicht noch Goethe vorbehalten blieb. Dennoch ist die Bedeutung Herbarts für beide Disziplinen nicht zu unterschätzen. Wissenschaftler heutiger Zeit entdecken bisweilen, dass scheinbare neue Entwicklungen sich schon in Ansätzen bei Herbart und zeitgenössischen Wissenschaftlern finden.

1896 verwendete Sigmund Freud zum ersten Mal den Begriff Psychoanalyse.

Die Tierpsychologie (heute: Verhaltensforschung) sonderte sich im frühen 20. Jahrhundert unter Konrad Lorenz als eigenständiges Fach von der Psychologie ab. Sie ging ebenfalls maßgeblich vom ehemaligen Lehrstuhl Kants aus.

Standortbestimmung

Entgegen ihrem Bild und dem Verständnis in der Öffentlichkeit ist die in den akademischen Institutionen betriebene und gelehrte Psychologie eine streng empirische Wissenschaft. Als empirische Wissenschaft vom Erleben und Verhalten obliegt es der Psychologie, Theorien und daraus abgeleitete Modelle, Hypothesen, Annahmen für die Beantwortung einer konkreten Fragestellung usw. mit geeigneten wissenschaftlichen Methoden empirisch zu prüfen. Die Methodik ist überwiegend naturwissenschaftlich, mithin quantitativ, in Verbindung mit experimentellem oder quasi-experimentellem Vorgehen. Daher stellt die Mathematik, insbesondere die Deskriptive Statistik, die Stochastik – hier besonders die Induktive Statistik und die statistischen Testverfahren – sowie zunehmend Ansätze der Systemtheorie – insbesondere die mathematische Systemanalyse – eines der wichtigsten Werkzeuge der Psychologen dar.

Als empirische Humanwissenschaft unterscheidet sich Psychologie von verwandten Forschungsgebieten anderer Fächer, die zum Teil eigene „Psychologien" inkorporieren, wie beispielsweise Philosophie, Soziologie, Pädagogik, Anthropologie, Ethnologie, Politikwissenschaft, Wirtschaftswissenschaften, Allgemeinen Linguistik,

Medizin oder Biologie, durch naturwissenschaftlich-experimentelle Ausrichtung: Mentale Prozesse, konkrete Verhaltensmechanismen sowie Interaktionen von mentalen Prozessen und dem Verhalten von Menschen werden beschrieben und erklärt, wobei Überschneidungen bis hin zur gegenseitigen Interdisziplinarität möglich sind. Diese Abgrenzung kann als eine erweiterte Definition der Psychologie gelesen werden.
Methodisch finden sich heute neben den naturwissenschaftlichen Ansätzen auch solche der empirischen Sozialwissenschaften. Eine Schwerpunktsetzung schwankt je nach Ausrichtung eines psychologischen Fachbereiches. Vorherrschend sind hier quantitative Methoden, wiewohl auch qualitative Methoden zum Repertoire gehören, zum Beispiel Grounded Theory oder Inhaltsanalyse. Die Trennung zwischen qualitativer und quantitativer Sozialforschung ist nicht immer eindeutig: Die Psychologie unterscheidet eher zwischen primär naturwissenschaftlichen und primär sozialwissenschaftlichen methodischen Ansätzen, die sehr oft neben den quantitativen in einer gewissen Art und Weise auch qualitative Aspekte beinhalten. Eine Trennung zwischen natur- und sozialwissenschaftlichen Ansätzen ist nicht immer eindeutig möglich.
Insbesondere bei mathematischen und statistischen Modellierungen ist, wie sonst in der quantitativ geprägten psychologischen Arbeitsweise, das Vorgehen nicht zwingend deduktiv.
Wenig bekannt ist, dass in der Psychologie wie in anderen Naturwissenschaften und der Medizin auch Tierversuche durchgeführt werden, sowohl im Rahmen der psychologischen Grundlagenforschung,

vornehmlich der Allgemeinen und der Biopsychologie als auch zum Beispiel in der Klinischen Psychologie. Schon in den 1920er Jahren, vor allem im Rahmen der Lernforschung durchgeführt, wurden sie grundlegender Bestandteil der Aggressions-, Stress- und Angstforschung, später auch der Depressionsforschung und der Wahrnehmungsforschung. Insbesondere bei neuropsychologischen Fragestellungen wurden sie nochmals, besonders in Form von Läsionsexperimenten, verstärkt eingesetzt. Heute werden sie vornehmlich in Forschungen zur Psychoneuroendokrinologie und -immunologie, zur Umweltpsychologie, zur Ernährungspsychologie und zum Beispiel auch in der Erforschung selbstverletzenden Verhaltens, vor allem aber in der Suchtforschung eingesetzt. Auch psychologische Tierexperimente unterliegen weltweit strengen ethischen Standards.

Was Psychologie als moderne Wissenschaftsdisziplin nicht ist

Die Auffassung über Psychologie als Wissenschaft unterliegt einem historischen Wandlungsprozess, immer im Spannungsfeld zwischen Geistes- und Naturwissenschaften liegend. Eine rein „geisteswissenschaftlich" verstandene Psychologie lässt sich am ehesten aus der deutschen Philosophie als „verstehenden Psychologie" (Wilhelm Dilthey) ableiten. Die Psychologie ist nach moderner Auffassung nur insoweit eine „Geisteswissenschaft", zumindest bezogen auf die englische Bedeutung der „Humanities", als sie sich mit dem Menschen, genauer gesagt mit den ausgewählten Aspekten des Menschseins, eben dem zu beobachtenden Erleben und Verhalten, befasst.

Dabei darf nicht übersehen werden, dass bis weit ins 19. Jahrhundert hinein die Psychologie ein Teil der Philosophie war und als „spekulative" oder „rationale", also nicht-empirische, Psychologie meist der Metaphysik zugeordnet wurde. Der deutsche Aufklärungsphilosoph Christian Wolff setzte dieser „rationalen" Psychologie bereits eine „empirische" entgegen, meinte damit aber eine introspektive, also nach heutigem Sprachgebrauch gerade nicht empirische Psychologie. Wiewohl anfangs die Introspektion anerkannte Methode in den frühen psychologischen Experimenten war und erst später wegen erkannter methodischer Probleme und besserer indirekter Beobachtungsmethoden – besonders durch die Gestaltpsychologie der Würzburger Schule – aus dem Repertoire der Psychologie weitgehend verschwand. Die Seele oder der Geist im metaphysischen oder theologischen Sinn ist nach der gegenwärtigen Auffassung nicht Gegenstand der Psychologie. Bei ihrer Begründung im 19. Jahrhundert wurden metaphysische Elemente explizit ausgeklammert, jedoch deren Gegenstände – natürlich mit Beschränkung auf im gewählten methodischen Zugang auch untersuchbare Bereiche – in Kombination damals neuer Methoden der Biologie und Physik, später auch der Mathematik und Statistik, erforscht.

Die Ausgestaltung der Psychologie als eine eigene akademische Disziplin geht einher mit der durchaus kompromisshaften Lösung methodologischer Probleme, die schon innerhalb der Philosophie lange Zeit heftig diskutiert wurden, wie beispielsweise auch von Immanuel Kant. Möglich wurde dies durch neue Erkenntnisse der Experimentalphysik und Neuerungen insbesondere der Biologie, genauer: der

Sinnesphysiologie des 19. Jahrhunderts. Dadurch bedingt, beschränkt sich die Psychologie in ihrer Arbeitsweise wie auch in ihrem Anspruch (Psychologie ist keine Universalwissenschaft der „menschlichen Seele" oder „des Menschlichen"); wesentlich ist also auch ein vornehmlich der Physik und besonders der Biologie entlehnter Reduktionismus. Außerhalb dieses Vorgehens bleiben die methodologischen Probleme bestehen, sodass auch nach heute gültigen mehrheitlich vertretenen wissenschaftstheoretischen Ansichten Psychologie als eine eigene Wissenschaftsdisziplin nur unter diesen Prämissen, analog insbesondere zu den Naturwissenschaften, möglich ist.

Insofern bestehen Gebiete mit stärker „spekulativen" oder „metaphysisch" geprägten „psychologischen Ansätzen" oder Seelenlehren, zum Beispiel eingebettet innerhalb der Philosophie und Theologie, teilweise auch in den Kulturwissenschaften und vereinzelt in der Soziologie weitgehend unabhängig von der akademischen Psychologie fort.

Psychologie ist auch nicht – insbesondere im Hinblick auf die Darstellung ihrer Geschichte – mit dem Gebiet der Philosophie des Geistes zu verwechseln. Nach einem weiteren populären Irrtum beschäftigt sich die Psychologie hauptsächlich mit gestörtem Verhalten und „psychischen Problemen". Tatsächlich stellt die Klinische Psychologie aber nur einen Teilbereich der Angewandten Psychologie dar.

Verhältnis zur Psychotherapie und Psychoanalyse (bzw. Tiefenpsychologie)

Bei der in der Öffentlichkeit häufig anzutreffenden Gleichsetzung von Psychologie und Psychoanalyse handelt es sich um einen populären Irrtum. Das Spezifische der Psychoanalyse ist ihre Ausrichtung

auf die Erforschung des unbewussten Anteils am seelischen Geschehen, wobei im Unbewussten die allgemeine Eigenschaft des Psychischen erkannt wird. Psychoanalytische Konzepte spielen in der Entwicklungspsychologie, Pädagogischen Psychologie sowie der Klinischen Psychologie eine Rolle. Die Trennung von Psychologie und Psychoanalyse schließt nicht aus, dass Psychologen nach dem Psychologiestudium zusätzlich eine psychoanalytische und tiefenpsychologische Ausbildung absolvieren können. Entsprechende berufliche „Zwänge" existieren zudem aufgrund der tiefenpsychologischen Ausrichtung der psychosomatischen Medizin und vielfach noch der Psychiatrie und damit auch entsprechender Kliniken.
Die Psychoanalyse nach Sigmund Freud sowie die Theorien anderer Vertreter einer Tiefenpsychologie wie Carl Gustav Jung oder Alfred Adler spielen in der heutigen Psychologie nur eine Nebenrolle, an vielen psychologischen Fakultäten wird Psychoanalyse (im Gegensatz zu kultur- und geisteswissenschaftlichen Fakultäten) praktisch ausgeklammert und häufig wissenschaftshistorisch nur als Unterrichtsstunde in der „Geschichte der Psychologie" vermittelt und wissenschaftstheoretisch kritisiert. Nach dem Zweiten Weltkrieg avancierten tiefenpsychologische Ansätze innerhalb der Psychologie kurzzeitig zum Forschungsparadigma. Insbesondere in den Bereichen Motivation und Kognition gab es Versuche, tiefenpsychologische Annahmen in der Modellbildung zu berücksichtigen. Einiges konnte nach den vorherrschenden wissenschaftstheoretischen Vorstellungen in weiterführende Modelle integriert und weiter differenziert werden und einiges konnte anders oder

zumindest sparsamer erklärt werden (siehe Ockhams Rasiermesser). In der Regel entfernen sich Ansätze dieser Art jedoch sehr weit von den theoretischen und praktischen Konzepten der Psychoanalyse.

„Die" Psychoanalyse wird oft als unwissenschaftlich abgelehnt, z. B. durch Karl Popper, der sie als Pseudowissenschaft klassifizierte. Gleichwohl gibt es heutzutage auch Bestrebungen seitens der Psychoanalyse, sich der Forderung nach wissenschaftlicher Überprüfbarkeit zu stellen. Der Mediziner Otto F. Kernberg, der zurzeit wohl bedeutendste Vertreter der Objektbeziehungstheorie, propagiert die Integration von Erkenntnissen und Vorstellungen verschiedener neurowissenschaftlicher Disziplinen mit psychoanalytischen Erklärungsmodellen. Auch in erkenntnistheoretischer Hinsicht wird der kritisch-rationalistische Standpunkt Poppers nicht unwidersprochen rezipiert. Dennoch wurde und wird die Psychoanalyse sowohl aus der Psychologie heraus wie auch von Seiten der Philosophie kritisiert; insbes. Grünbaum (1988) legte eine v.a. aus erkenntnistheoretischer Sicht grundlegende moderne Kritik an der Psychoanalyse vor.

Auf der Anwendungsseite konkurrieren aus der psychologischen Forschung stammende Ansätze, wie die Gesprächspsychotherapie und die Verhaltenstherapie mit psychoanalytischen Konzepten als Grundlage für psychotherapeutische Interventionen in der Klinischen Psychologie. Die Kombination von klientenzentrierten und verhaltensanalytischen Ansätzen, ergänzt durch moderne kognitive Strategien, bildet heute darüber hinaus im Rahmen der Diagnostik und Intervention und nahezu in jedem Anwendungsfach – auch jenseits eines klinischen Ansatzes, z. B. durch Verhaltensanalysen in der Organisations- oder Kognitiv-Behaviorale Trainings in der Arbeitspsychologie usw. – einen grundlegenden praktischen Methoden- und Kompetenzbereich von Psychologen.

Wissenschaftliche Paradigmen

Es gab und gibt innerhalb der Psychologie viele Ansätze (Paradigmen) und Behandlungsmethoden, die darauf basieren. Die wichtigsten sind das Behavioristische Paradigma, das Informationsverarbeitende Paradigma und das psychoanalytische/psychodynamische Paradigma. Ebenfalls wichtig sind das Phänomenologische/Humanistische Paradigma, das Eigenschaftsparadigma, das dynamisch-interaktionistische Paradigma und das Soziobiologische Paradigma, die Evolutionäre Psychologie.

Diese Paradigmen sind keine Teildisziplinen der Psychologie (wie etwa die Allgemeine Psychologie), sondern jedes ist ein theoretisches Konzept für die verschiedenen Teildisziplinen und Forschungsprogramme der Psychologie. Diese Ansätze, die sich in Grundannahmen und in der Methodologie unterscheiden, werden in der Regel nicht explizit erwähnt, bilden aber eine sehr wichtige Grundlage für das (korrekte) Verständnis der Psychologie, ihrer Theorien und v. a. der psychologischen Forschungsergebnisse. Heute sind innerhalb eines psychologischen Faches (einer Disziplin) in der Regel verschiedene Paradigmen gleichberechtigt (so z. B. in der aktuellen persönlichkeitspsychologischen Forschung das Informationsverarbeitende Paradigma, das

Eigenschaftsparadigma und das dynamisch-interaktionistische Paradigma). Diese Komplexität der Psychologie sollte man vor allem auch in Bezug auf die einzelnen Disziplinen berücksichtigen: Es gibt eben innerhalb einer Disziplin immer verschiedene Ansätze, unter denen ein Gegenstandsbereich betrachtet werden muss, bzw. eben eine hohe methodologische Flexibilität, unter der eine Fragestellung bestmöglich wissenschaftlich-methodisch beantwortet werden kann.

Zuordnung zu den unterschiedlichen Fakultäten

Die Anbindung eines psychologischen Fachbereichs an eine Fakultät (in der Regel naturwissenschaftliche, sozialwissenschaftliche oder philosophische) sagt nicht immer etwas über dessen Ausrichtung (eher naturwissenschaftlich oder eher sozialwissenschaftlich) aus. Diese Anbindungen sind in der Regel historisch und/oder verwaltungstechnisch begründet. Insofern kann man z. B. auch keine analogen Rückschlüsse über den Doktorgrad eines promovierten Psychologen ziehen; anders ausgedrückt: Man kann als Psychologe im Extrem einen Dr. phil. mit einer Dissertation in Mathematischer Psychologie erlangen und genauso im Extrem einen Dr. rer. nat. mit einer qualitativ-sozialwissenschaftlichen Arbeit.

Disziplinen

Vielfach wird innerhalb der Psychologie zwischen Grundlagen-, Anwendungs- und Methodenfächern unterschieden.

Grundlagenfächer

Innerhalb dieser Disziplinen kann man noch zwischen solchen unterscheiden, die auch Bestandteil anderer Grundlagenfächer sind, und solchen, die grundlegende Erkenntnisse in spezifischen Kontexten liefern. Zu den ersteren gehören die Psychologische Methodenlehre, sowie die Allgemeine Psychologie und die Biopsychologie (die wiederum untereinander stark vernetzt sind), zu den letztgenannten die Sozialpsychologie, die Entwicklungspsychologie sowie die Persönlichkeits- und Differenzielle Psychologie. Die neuere Einteilung (z. B. für die Bachelor-of-Science-Studiengänge) fasst die Allgemeine und die Biologische Psychologie unter „Kognitive und biologische Grundlagen des Verhaltens und Erlebens" zusammen, die Persönlichkeits-, Differenzielle, Sozial- und Entwicklungspsychologie unter „Grundlagen intra- und interpersoneller Prozesse".

Die Allgemeine Psychologie erforscht allgemeingültige Gesetzmäßigkeiten in grundlegenden psychischen Funktionsbereichen, wie Kognition, Wahrnehmung, Lernen, Gedächtnis, Denken, Problemlösen, Wissen, Aufmerksamkeit, Bewusstsein, Volition, Emotion, Motivation und Sprache, sowie Psychomotorik.

Die Biologische Psychologie (auch Biopsychologie), mit verschiedenen Unterdisziplinen wie z. B. Physiologische Psychologie, Psychophysiologie, Psychobiologie, Neuropsychologie oder interdisziplinären Teilgebieten wie Psychoneuroimmunologie oder Psychoneuroendokrinologie, widmet sich hingegen den physischen Funktionsbereichen, die sich auf Verhalten und Erleben auswirken (z. B. Genetik, neuronale Prozesse, v. a. Anatomie und Physiologie des Gehirns, Sinnesphysiologie, Endokrinologie etc.). Sie beschäftigt sich zusammen mit der Methodenlehre auch mit der Messung physiologischer Verhaltenskorrelate (z. B. Gehirnaktivität (z. B. Ereigniskorrelierte Potentiale), Herzfrequenz, Blutdruck, Elektrodermale Aktivität, Durchblutungsstatus (z. B. Gesicht), Muskelaktivität etc.) durch unterschiedliche Verfahren (z. B. Elektroenzephalogramm, Bildgebende Verfahren, Analyse von Laborparametern etc.). Zusammen mit der Allgemeinen Psychologie und der Methodenlehre gewinnt auch das Formulieren und Testen von mathematischen Modellen biopsychologischer/neuropsychologischer Theorien und die Prüfung von Hypothesen über neuronale Mechanismen durch Simulation von Neuronenmodellen (Künstliches neuronales Netz) erheblich an Bedeutung.

Die Differentielle- bzw. Persönlichkeitspsychologie beschäftigt sich im Gegensatz dazu mit den individuellen Unterschieden in den o. g. Bereichen. Solche Unterschiede werden in Konzepten wie Persönlichkeitsmodellen, der Intelligenz u. a. erarbeitet. Diese Differenzen können interindividuell (Unterschiede zwischen Menschen) oder intraindividuell (Unterschiede, die bei einem Individuum über die Zeit auftreten) sein. Die Operationalisierung und Messung solcher Unterschiede wird der Differentiellen Psychologie zugerechnet. Damit ist sie wichtige Grundlage für die Psychologische Diagnostik.

Die Entwicklungspsychologie untersucht die psychische Wandlung des Menschen von der Empfängnis bis zum Tod (intraindividuelle Veränderungen, Ontogenese). Gegenstandsbereiche sind z. B. Faktoren der Entwicklung (Anlage, Umwelt), Entwicklungsstufen, Entwicklung der Wahrnehmung, der Psychomotorik, der kognitiven

Kompetenzen, des Gedächtnisses, der Sprache, der Persönlichkeit etc.; eine weitergehende moderne Variante ist die Herausbildung der Entwicklungswissenschaft/(en) als integrierter Ansatz, mit Soziologie, Medizin, Psychologie und Pädagogik (Vertreter: Petermann).

Die Sozialpsychologie erforscht im weitesten Sinne die Auswirkungen sozialer Interaktionen auf Gedanken, Gefühle und Verhalten des Individuums („an attempt to understand and explain how the thought, feeling and behavior of individuals are influenced by the actual, imagined, or implied presence of others", Allport 1968). Gegenstandsbereiche sind z. B. soziale Aspekte der Wahrnehmung (wie die Wahrnehmung von Personen und Situationen, Vorurteile, Stereotype, Annahmen und Schlussfolgerungen über das Verhalten von Menschen u. a.), soziale Aspekte der Emotion (z. B. Aggression), interpersonale Attraktion, pro-soziales Verhalten, Einstellungen, Kommunikation oder auch Gruppenprozesse (Minoritäteneinfluss, Entscheidungsprozesse in Gruppen, Gruppendenken, Gehorsam (vgl. dazu z. B. das Milgram-Experiment oder das Stanford Prison Experiment), Gruppenleistung, Intergruppenbeziehungen etc.).

Weitere Anwendungsbereiche der Psychologie bilden u. a. die Verkehrs-, Personalpsychologie, Medien-, Rechts-, Kultur-, Geronto-, Sport-, Umwelt-, politische Psychologie, Führungspsychologie, Gesundheitspsychologie, Behavioral Finance, Werbepsychologie, Suchtprävention, etc.
Methodenfächer

Die Psychologische Methodenlehre befasst sich mit der gesamten Bandbreite des Instrumentariums („Handwerkszeug") psychologischen Erkenntnisgewinns. Sie stellt den existierenden Verfahrensfundus für andere Disziplinen der Psychologie bereit und ist gleichermaßen ein eigenständiges Forschungsgebiet mit dem Ziel, den Methodenbestand zu verbessern und zu ergänzen, etwa durch Eigenentwicklungen (wie z. B. der Metaanalyse) oder auch durch Adaption von Verfahren aus den Katalogen anderer Wissenschaften. Dabei reicht ihr inhaltliches Spektrum von Wissenschaftstheorie und Ethik über Experimentalmethodik, Evaluationsforschung bis hin zu Hilfswissenschaften mit hohem Stellenwert, v. a. Mathematik (hauptsächlich Stochastik) sowie Informatik oder Spezialfällen der Psychologischen Methodenlehre wie der Mathematischen Psychologie.

Ein weiteres Methodenfach ist die Psychologische Diagnostik (diagnostische Entscheidungsfindung) mit Verbindungen zur Methodik (z. B. Testtheorie, -konstruktion und -analyse). Die Diagnostik ist die Grundlage jeglicher Intervention und somit für alle Bereiche der Psychologie relevant.

Grundsätzlich sind auch andere Klassifikationen psychologischer Teildisziplinen möglich, z. B. solche, die einen Forschungsgegenstand benennen und als Untergebiet oder Arbeitsschwerpunkt ausweisen oder diesen über alle ihn betreffende Disziplinen hinweg und zusammenfassend beschreiben (z. B. Wahrnehmungspsychologie, Emotionspsychologie u. a.), oder auch solche, die zugrunde liegende Ansätze oder besondere Aspekte von Paradigmen betonen (z. B.

Verhaltenspsychologie, Evolutionäre Psychologie u. a.). Diese eher bereichsspezifischen Bezeichnungen (mit entsprechender thematischer Bündelung von verschiedenen Inhalten) finden sich auch häufig dann, wenn es um eine umfassende Vermittlung von spezifischen Inhalten und weniger um Forschung und methodische Zusammenhänge geht, also insbesondere wenn psychologisches Wissen im Rahmen von Neben- oder Hilfsfächern (z. B. an nicht-psychologischen Fachbereichen, in Fachhochschulstudiengängen usw.) vermittelt wird. Hier werden auch zum Teil Bezeichnungen o. g. Grundlagendisziplinen anders inhaltlich ausgefüllt, wie z. B. Allgemeine Psychologie als eine den allgemeinen (ersten) Überblick gebende Einführung in die Psychologie (wie in den sprichwörtlichen 101 Kursen in den USA) oder Pädagogische Psychologie als Psychologie für Pädagogen.

Hans Bender (Psychologe)
Hans Bender (* 5. Februar 1907 in Freiburg im Breisgau; † 7. Mai 1991 ebenda) war ein deutscher Parapsychologe.
Leben
Nach seinem Abitur 1925 studierte er zunächst in Lausanne und Paris Jura. 1927 wechselte er zum Studium der Psychologie, Philosophie und Romanistik nach Freiburg, Heidelberg und Berlin über. Ab 1929 studierte er in Bonn bei Erich Rothacker (Psychologie) und Ernst Robert Curtius (Romanistik). Nach der „Machtergreifung" der Nationalsozialisten war er 1933 kurzfristig Mitglied der SA. Im selben Jahr wurde er bei Rothacker mit der Dissertation Psychische Automatismen promoviert. Parallel zu seiner Stellung als Assistent

am psychologischen Institut der Universität Bonn absolvierte Bender noch ein Medizinstudium, das ihm angesichts seines umstrittenen Forschungsinteresses eine größere Reputation geben sollte. Für seine Behauptung, dass er nach seinem medizinischen Staatsexamen und seiner Approbation in Freiburg 1939 noch mit einer Arbeit "Die Arbeitskurve unter Pervitin" in Medizin bei Kurt Beringer promovierte, blieb er den Nachweis durch Vorlage der Promotionsurkunde schuldig. Auch um dies auszuräumen, verfasste er in höherem Alter nochmals eine medizinische Dissertation.
1937 trat Bender der NSDAP bei. 1939 arbeitete er als Volontär in der Psychiatrischen und Inneren Klinik in Freiburg. Da er aus gesundheitlichen Gründen zum Wehrdienst untauglich war, konnte er ab Anfang 1940 den Lehrstuhl seines eingezogenen Lehrers Rothacker in Bonn vertreten, ab September arbeitete er zusätzlich in der Bonner Inneren Klinik. Im Juni des gleichen Jahres heiratete er Henriette Wiechert, die "Star-Versuchsperson" seiner Dissertation, die dort unter den Pseudonymen "Frl. Dora D." bzw. "Frl. D." firmierte.
Um einen Ruf als Extraordinarius an die nach der Besetzung Frankreichs neu gegründete Reichsuniversität Straßburg annehmen zu können, wurde Bender 1941 in einem Schnellverfahren an der Universität Bonn mit der Arbeit Experimentelle Visionen. Ein Beitrag zum Problem der Sinnestäuschung, des Realitätsbewusstseins und der Schichten der Persönlichkeit habilitiert. Auf eine Intervention des Organisators der Straßburger Reichsuniversität hin, des Historikers Ernst Anrich, veranlasste das Reichsministerium für Wissenschaft, Erziehung und Volksbildung, dass Bender die für

Habilitationsverfahren obligatorische Lehrleistung erlassen wurde. 1942 bis 1944 lehrte er in Straßburg neben Psychologie und klinischer Psychologie, Völkerpsychologie und Grenzgebiete der Psychologie. Gleichzeitig leitete er das Paracelsus-Institut, in dem Bender eigentlich Forschungen zur Astrologie durchführen wollte. Auf Wunsch des Mäzens Friedrich Spieser verlegte er sich dann aber auf Arbeiten zum Wünschelrutengehen. Neben seiner Lehrtätigkeit arbeitete er mit dem SS-Ahnenerbe zusammen.

Nach seiner Internierung in einem britischen Lager vom November 1944 bis zum Juli 1945 ging er nach Freiburg im Breisgau zurück, wo er an der Universität einen Lehrauftrag für Psychologie erhielt und daneben 1950 sein außeruniversitäres Institut für Grenzgebiete der Psychologie und Psychohygiene e.V. gründete. 1957 gründete er die Zeitschrift für Parapsychologie und Grenzgebiete der Psychologie.

Von 1946 bis 1949 vertrat er den Lehrstuhl für Psychologie und Pädagogik und war anschließend als Diätendozent tätig. Nach Gastprofessuren 1951 und 1954 folgte zunächst seine Ernennung zum außerordentlichen Professor für Grenzgebiete der Psychologie, 1967 zum Ordinarius für Psychologie und Grenzgebiete der Psychologie, wobei die Parapsychologie in der Lehre einen Viertel des Umfangs ausmachte. 1975 wurde Bender emeritiert.

Als 1977 Journalisten des Spiegel feststellten, dass kein Exemplar seiner medizinischen Dissertation aufzutreiben war und Bender auch keine Promotionsurkunde nachweisen konnte, leitete die Staatsanwaltschaft ein Verfahren wegen falscher Titelführung ein. Um einer Strafverfolgung zu entgehen, promovierte er noch einmal bei Manfred

Müller-Küppers, mit dem er bereits in Spukfällen zusammengearbeitet hatte.

Forschung und Wirkung

Bender war tiefenpsychologisch ausgebildet und orientierte sich vor allem an den Ansätzen von Pierre Janet und Carl Gustav Jung. Daraus folgt einerseits, dass er sich eher qualitativer als quantitativer Methoden bediente. Andererseits vertrat er innerhalb der Parapsychologie im Gegensatz zum "spiritistischen" einen "animistischen" Ansatz, was im Rahmen dieses Faches bedeutet, dass er paranormale Phänomene nicht als Eingriff von Geistern interpretierte, sondern als Folge großer psychischer Anspannungen der das Phänomen auslösenden Person, der sogenannten "Fokusperson". In diesem Zusammenhang verband er Experimente mit Sensitiven mit Untersuchungen der affektiven Einstellung zu Parapsychologie und zu neurotischen Fehlhaltungen im Bezug auf parapsychologische Phänomene.

Ein weiteres Charakteristikum seiner Arbeit bestand in dem engen Kontakt zu Astrologen, wie zum Beispiel Thomas Ring, mit dem er eng befreundet war und von dem er sich auch selbst sowohl persönlich als auch wissenschaftlich astrologisch beraten ließ. Darüber hinaus war er überzeugt, dass seine Frau mit ihm in telepathischen Beziehungen stünde. So brachten ihn nicht nur sein Fachgebiet und sein enger Kontakt zu den Massenmedien in die Kritik, sondern auch seine bisweilen selbst in den Augen seiner Assistenten nicht immer sorgfältige Recherche, die ihn im Zweifelsfalle in scheinbar unerklärlichen Erlebnissen erst einmal etwas Paranormales vermuten ließ. So erklärte er 1982 den Spukfall "Chopper", den nachgewiesenermaßen eine

Zahnarzthelferin in einer Praxis in Neutraubling bei Regensburg manipulierte, gegenüber der Illustrierten Die Aktuelle voreilig für echt.

Seine Kritiker warfen ihm bereits vorher vor, Manipulationsversuche seiner Fokuspersonen übersehen zu haben. So erwirkte der Kriminaldirektor Herbert Schäfer vom Landeskriminalamt in Bremen 1978 ein Geständnis der Fokusperson im 1965 von Bender als echt erklärten Spukfall "Heinrich Scholz". Der damalige Lehrling eines Bremer Porzellanladens hätte nicht nur alle Spukphänomene im Laden, sondern auch bei der anschließenden Untersuchung in Benders Freiburger Labor bewusst manipuliert. Benders Assistenten konterten mit Gutachten, die beweisen sollten, dass zumindest einige der von Scholz beschriebenen Manipulationen nicht hätten stattfinden können.

Das Problem von Manipulationen besteht auch im bekanntesten Spukfall Benders, dem "Spuk von Rosenheim" in einer Anwaltspraxis in den Jahren 1967 und 1968, den nicht nur Bender und seine Mitarbeiter, sondern auch Techniker von Post und dem Elektrizitätswerk, Polizei und Physiker des Max-Planck-Instituts in München dokumentierten. Obwohl die Physiker in ihrem Gutachten einerseits erklärten, dass einige der mit Mitteln der experimentellen Physik festgestellten Phänomene nicht durch die theoretische Physik erklärt werden könnten, ließ sich in einem Fall die Manipulation durch die Fokusperson, eine Büroangestellte, nachweisen. Bender und seine Assistenten erklären die Manipulationen in von ihnen als echt anerkannten Spukfällen dadurch, dass die psychisch oft labilen Fokuspersonen nachhelfen, wenn die echten Phänomene ausbleiben, um weiterhin im Mittelpunkt des Interesses zu stehen.

Telekinese

Telekinese (von altgriechisch: τῆλε tēle „fern" und κίνησις kínēsis „Bewegung"), auch Psychokinese, bezeichnet eine Bewegung oder Ortsveränderung von Gegenständen, die durch rein geistige Einwirkung hervorgerufen sein soll. Die Parapsychologie beschäftigt sich mit der Suche nach Belegen für die Telekinese. Ein wissenschaftlich nachvollziehbarer Nachweis oder Wirkungszusammenhang ist nicht erbracht worden.

Begriff

Oft wird zwischen Makropsychokinese, bei der Gegenstände sichtbar verformt oder bewegt werden und Mikropsychokinese, bei der elektronische Schaltkreise oder radioaktiver Zerfall beeinflusst werden sollen, unterschieden. Bei der Retro-Psychokinese sollen Daten beeinflusst werden, die bereits in der Vergangenheit erzeugt wurden. Seltener werden die Begriffe Pyrokinese für die angebliche Fähigkeit, Feuer allein durch Gedanken zu entzünden, Kryokinese für das allein durch Gedanken verursachte Gefrieren von Wasser, Aerokinese für die Einflussnahme auf Luft, Ferrokinese für die Manipulation magnetisch beeinflussbarer Metalle und Biokinese für die Einflussnahme auf biologische Systeme verwendet.

Forschung

Obwohl Geschichten über telekinetische Phänomene überliefert sind, konnte bisher kein wissenschaftlich anerkannter Nachweis ihrer Existenz erbracht werden. In den 1970er Jahren experimentierte der deutsch-amerikanische Physiker Helmut Schmidt mit einem selbst entwickelten Zufallsgenerator auf der Basis von radioaktivem Zerfall, dessen Impulse in Lichtsignale umgesetzt wurden (d.h. entweder leuchtete ein rotes Lämpchen oder ein grünes auf). Versuchspersonen hatten die Aufgabe, diese Lichtsignale durch Gedankenkraft zu beeinflussen (z.B. das grüne Lämpchen solle häufiger aufleuchten als das rote). Und tatsächlich zeigte sich eine immer wiederholende Abweichung . In den 1980er Jahren unternahm der Berner Bernhard Wälti in Zusammenarbeit mit dem Freiburger Lehrstuhl für Parapsychologie (Hans Bender) umfangreiche Experimentalreihen.

Eine 2006 durchgeführte Metaanalyse, in der 380 Studien über Psychokinese ausgewertet wurden, kam zu dem Schluss, dass Psychokinese nicht erwiesen ist. Der Effekt der Psychokinese war – umgekehrt proportional – sehr stark abhängig vom jeweiligen Versuchsumfang und zudem extrem heterogen. Das heißt, Psychokinese konnte nur bei kleinen Stichproben und nur gelegentlich beobachtet werden. Mit durchgeführten Monte-Carlo-Simulationsrechnungen kommen die Autoren zum Schluss, dass die Beziehung zwischen jeweiligem Versuchsumfang und beobachtetem Effekt, sowie der sehr geringen Größe des Effektes, ein Ergebnis eines Publikationsbias ist.

Mediale und populärwissenschaftliche Rezeption
Telekinese (oder Psychokinese) findet sich häufig als eine psychische Kraft in Filmen, im Fernsehen, in Computerspielen, in der Literatur, in Comics und anderen Formen der Unterhaltung. In der Fernsehserie Mein Onkel vom Mars aus dem Jahre 1963 beherrscht der außerirdische Protagonist das Bewegen von Dingen, indem er auf sie zeigt. In dem

Film Carrie (1976), der auf der gleichnamigen Novelle von Stephen King beruht, stellte Sissy Spacek eine verstörte Schülerin mit telekinetischen Kräften dar. Für diese Rolle wurde sie für einen Oscar als beste Hauptdarstellerin nominiert. Im englisch-französischen Film Der Schrecken der Medusa von 1978 mit Richard Burton und Lino Ventura in den Hauptrollen geht es um einen Mann, der mit der Macht seiner Gedanken Katastrophen herbeiführen kann. In den Krieg der Sterne-Filmen und darauf beruhenden Kurzgeschichten und Computerspielen haben die Jedi-Ritter die Fähigkeit, Gegenstände mental durch Die Macht zu kontrollieren. Verschiedene psychokinetische Fähigkeiten finden sich bei fiktiven Charakteren wie zum Beispiel Jean Grey (X-Men), Andros (Power Rangers), Piccolo (Dragon Ball), einige Pokémon, The Doctor (Doctor Who), Gucky (Perry Rhodan), Prue Halliwell und Christopher "Chris" Perry Halliwell (Charmed – Zauberhafte Hexen), Sylar und Peter Petrelli (Heroes) oder Neo (Matrix).

Animalischer Magnetismus
Animalischer Magnetismus ist die Bezeichnung für eine dem Elektromagnetismus analoge Kraft am Menschen, die von Franz Anton Mesmer (1734-1815) propagiert wurde. Der Begriff leitet sich vom lateinischen animal (dt. Geschöpf, Lebewesen, Tier) her. Mesmer selbst sprach auch vom „thierischen Magnetismus".
Seine schon von Zeitgenossen abgelehnte, spekulative Theorie und die von ihm entwickelten Behandlungsmethoden (magnetische Kur) werden

beide auch als Mesmerismus, die Anwendung als Heilmagnetismus bezeichnet.

Mesmers Lehre war bereits zu seinen Lebzeiten umstritten und ist wissenschaftlich unhaltbar.

Entstehungsgeschichte

Medizinischer Einsatz von Magneten war in der Heilkunde zu Mesmers Zeit weit verbreitet. Acht Jahre nach seiner Dissertation behandelte Mesmer am 28. Juli 1774 erstmals die 29-jährige „Jungfer Oesterlin" mit Magneten. „Die schlimmsten Zustände bei ihr waren, dass das Blut ungestümm in den Kopf drang, und fürchterlichste Zahn- und Ohrenschmerzen verursachte, welche mit Wahnwitz, Wuth, Erbrechen und Ohnmachten verbunden waren", berichtete er. Er unternahm einen Behandlungsversuch, bei dem er während eines Anfalls Stahlmagneten an ihr befestigte. Das vorübergehende Ausbleiben der Symptome nach dieser sehr schmerzhaften Behandlung führte er aber nicht auf die Magneten, sondern aufgrund einer spontanen Eingebung auf eine weitere, unsichtbare Kraft zurück. Den Begriff des animalischen Magnetismus benutzte er erstmals, als er sich notierte, dass er bei den Beschwerden einen zyklischen Verlauf wahrnehme. Er erklärte dies durch eine „Art von Ebbe und Fluth, welcher der thierische Magnetismus im Körper verursachet".

Mesmer hoffte darauf, mit seiner Theorie die Medizin zu revolutionieren. Dabei legte er aber eine quasireligiöse, in der Literatur seiner Kritiker teilweise als wahnhaft bezeichnete Gewissheit über die Richtigkeit seiner Theorie an den Tag, mit der er sich gegen Kritik immunisierte.

Begriffe des animalischen Magnetismus

1771 glaubte Mesmer entdeckt zu haben, wonach man in der medizinischen Forschung vergangener Jahrhunderte erfolglos gesucht hatte: ein zentrales Agens des menschlichen Organismus zur Steuerung von Nerven, Muskeln und Körpersäften.

Das unsichtbare Prinzip, von ihm Fluidum, All-Flut oder auch Lebensfeuer (wegen seiner Fähigkeit, Blockaden zu schmelzen) genannte Prinzip, sollte das All und sämtliche Organismen durchfluten. Im Körper des Menschen wirke es, „indem die Ströme des Allgemein-Flüssigen durch die Nerven auf den innersten Organismus der Muskelfieber einfließen und ihre Verrichtungen bestimmen". Dieses Prinzip sollte durch entsprechende Vorkehrungen oder durch Berührungen durch geeignete Heiler (Magnetiseure) gelenkt werden können. Dies schien der Schlüssel zum Heil, denn die Stockung dieser Zirkulation war für Mesmer die Ursache aller Krankheiten. Diese werde erst durch eine heilsame Krise gelöst, weshalb alle magnetischen Heilmethoden zum Ziel hatten, eine solche Krise künstlich zu erzeugen.

Mesmers Theorie im Kontext

In seinem Konzept vom animalischen Magnetismus greift Mesmer populäre wissenschaftliche Themen seiner Zeit wie Elektrizität, Gravitation und Magnetismus auf. Als ideengeschichtliche Vorgänger Mesmers werden oft Paracelsus und der englische Arzt Robert Fludd (1574–1637) angegeben, während die Vorarbeit für die magnetische Kur dem Universalgelehrten Athanasius Kircher (1602–1680), einem Jesuitenpater, zugeschrieben wird, der bereits von einem mineralischen und einem tierischen Magnetismus sprach. Große Ähnlichkeit zeigt sich auch mit dem schottischen Arzt William Maxwell (Medicina magnetica, 1679), und dessen panvitalistischer Vorstellung, dass die Seele ein Lebensgeist sei, der körperliche Grenzen überwinde. Er berichtete auch von seiner eigenen Erfindung von Kuren mit magnetischem Wasser. Mesmer bestritt allerdings, Maxwell gelesen zu haben.

Mesmer selbst bezog sich auf Isaac Newton. Dieser hatte eine Anziehungskraft zwischen allen Massen (Gravitation) propagiert und war dabei von einer Art Äther ausgegangen. In ähnlicher Weise setzte Mesmer einen Äther voraus, eben jenes Fluidum, in welchem Kräfte zwischen lebendigen Körpern aufeinander wirken.

Sein Ausgangspunkt war die im 18. Jahrhundert entdeckte Tatsache, dass bestimmte Anordnungen verschiedener Metalle und Flüssigkeiten ein fluidum erzeugen, das Nerven und Muskeln reizt. Ohne Kenntnis der elektromagnetischen Phänomene griffen Mesmer und andere Wissenschaftler auf „vitalistische" Modelle zurück: sie nahmen an, einen unsichtbaren „Lebensstoff" gefunden zu haben, der den Organismus durchströmt und von geeigneten, medial begabten Personen auch ausgesendet werden kann. Nicht ausgeschlossen werden konnten indische und chinesische Vorstellungen, die in den Großstädten Europas damals bereits en vogue waren. Zumindest ist die Vorstellung des Lebensstoffes, welcher den Körper durchströmt, identisch mit der indischen Konzeption von Prana und der fernöstlichen Vorstellung des Chi.

Aus der damals gängigen, auf den Schweizer Arzt Albrecht von Haller (1708–1777) zurückgehenden Theorie, dass übersteigerte mechanische oder elektrische Anspannung der Nerven Krankheiten auslösen (noch heute sprechen wir vom „überspannten Nervenkostüm") entwickelte Mesmer die Vorstellung, dass sein Fluidum im Kranken ungleich verteilt sein könnte und er versuchen müsse, dies auszugleichen. (Möglicherweise hat dieses Modell seine Wurzeln schon in der antiken Säftelehre. Allerdings sind die vier Säfte nicht identisch mit dem einen animalischen Magnetismus, sondern eben viererlei Formen wie Galle und Blut, die aufgrund ihrer Mischverhältnisse den Charakter des Menschen prägen sollen.)

Zusammenfassend ist die Theorie, wie sie Mesmer erdachte, bei Karl Christian Wolfart (Mesmerismus) dargelegt. Sie sollte das von Mesmer praktizierte Heilverfahren erklären und untermauern.

„1. Es geschieht mit der Hand die erste Anwendung, indem man dieselbe über den in Stockung geratenen Theil, welcher sich gemeiniglich durch eine leichte im Innern der Hand wahrgenommene Wärme merkbar macht, führt und allda verweilen läßt."

– Christian Wolfart nach Mesmer

Mesmers Behandlungsweise
Mesmer setzte zur Übertragung der magnetischen Heilströme auf die Hilfesuchenden folgende Verfahren ein: Handauflegen, Luftstriche (französisch: passes). Zur Magnetisierung mehrerer Personen gleichzeitig entwickelte er Bottiche mit magnetisierter Flüssigkeit (französisch: baquets).
Behandlungserfolge durch magnetische Heilströme
Der Karlsruher Physikprofessor Johann Lorenz Böckmann gab ab 1787 die Zeitschrift Archiv für Magnetismus und Somnambulismus in acht Bänden

heraus, in denen er Krankengeschichten aus Baden, Württemberg, Bremen und dem Ausland und Behandlungserfolge durch magnetische Heilströme dokumentierte. Der Berliner Medizinprofessor Karl Christian Wolfart gab ab 1811 das medizinisch-chirurgische Wochenblatt Askläpieion heraus, in dem er auch Heilerfolge des Magnetismus beschrieb.

Reaktionen auf Mesmers Theorie

Was er selbst als persönlichen und wissenschaftlichen Durchbruch sah, war der Anfang vom Ende seiner wissenschaftlichen Karriere und manövrierte ihn zunehmend ins gesellschaftliche Abseits. So wie Mesmer bis heute noch teilweise als Scharlatan abgelehnt, teilweise als Heiland und Genie stilisiert wird, polarisierte er schon seine Zeitgenossen. Die Gewissheit, mit der Mesmer auftrat, verlieh ihm Charisma, ebenso sein unverhohlenes Sendungsbewusstsein. Während dies um wissenschaftliche Seriosität bemühte Gegner abstieß, zog es verzweifelte Patienten (insbesondere Patientinnen) magisch an.

1784 erklärte eine wissenschaftliche Kommission der französischen Regierung (unter anderem Lavoisier und Benjamin Franklin) den Mesmerismus für unwirksam. Seine Heilerfolge seien Produkt von Einbildungskraft der Patienten (in heutiger Terminologie ein „Placebo-Effekt") und Nachahmung. Nur der Botaniker Antoine Laurent de Jussieu veröffentlichte ein Minderheitenvotum, das ein positives Urteil über Mesmers Verfahren ausdrückte; allerdings beruhe es nicht auf einem Fluidum, sondern auf der Übertragung von Körperwärme.

Nachdem sich Mesmer zur Ruhe gesetzt hatte übernahm sein Schüler, der französische Adlige

Marquis de Puységur, die öffentlichen Behandlungen und fand zahllose Nachahmer. Ungeachtet des wissenschaftlichen Urteils blieb der Mesmerismus unter der französischen und deutschen Oberschicht sehr populär. Mehrere Schulen und Fachgesellschaften wurden zwischen 1780 und 1790 gegründet. Unter Napoleon wurde er zwar als adliger Okkultismus unterdrückt, gelangte aber sofort nach Napoleons Sturz wieder zur Blüte. In Deutschland ging er in die Hauptströmung der Romantik bzw. romantischen Wissenschaft ein.

Da der mesmeristische Heilungsansatz gesellschaftsutopisches Potential besitzt (das gemeinschaftliche Erleben des Fluidums sollte Solidaritätsgefühle erzeugen und zum sozialen Handeln befähigen), tauchen seine Ideen auch im sozialpolitischen Diskurs auf. Mesmer selbst befürwortete ausdrücklich eine Anwendung seiner Lehre auf soziale Verhältnisse und veröffentlichte 1814 einen Verfassungsentwurf für die Schweiz. Zentrale Werte des Werks waren Harmonie und Natürlichkeit, vor allem die Fähigkeit zur Einstimmung auf die Natur. Eine wichtige Rolle sollten dabei Pädagogik und Medizin spielen. Auch der von Mesmer gegründete geheime Orden der Harmonie und die gesellschaftlichen Zirkel der Mesmeristen (harmonische Gesellschaften) sahen sich selbst als Basis gesellschaftlicher Entwicklung. 1816 wurden in Berlin und in Bonn je ein Lehrstuhl für Animalischen Magnetismus eingerichtet.

Die katholische Kirche erklärte den Mesmerismus 1856 zum „gefährlichen Irrtum".

Wirkung auf die Geistesgeschichte

Der animalische Magnetismus floss in zahlreiche philosophische Ansätze ein. Nach Peter Sloterdijk kann Schellings Naturphilosophie als eine umfassende Rationalisierung des animalischen Magnetismus verstanden werden. Auch Schopenhauer äußerte sich positiv und befasste sich im Rahmen seiner Metaphysik des Willens mit der Thematik. Friedrich Schlegel widmete sich in seinen Tagebüchern ausführlich der magnetischen Behandlung einer Wiener Gräfin. Und auch Johann Gottlieb Fichte widmete sich dem Gebiet und nahm an magnetischen Sitzungen des Professors Karl Christian Wolfart in Berlin teil. Dietrich Georg von Kieser, der auch mit Johann Wolfgang von Goethe persönlichen Kontakt pflegte, versuchte, den animalischen Magnetismus auf eine wissenschaftliche Grundlage zu stellen – im Sinne der romantischen Naturphilosophie. Er sah in ihm die „tellurische Kraft" („allgemeinste Kraft des Erdlebens") am Werk (siehe Abbildung). Literarisch verarbeitet wird der Mesmerismus verstärkt in der Epoche der Romantik und ihrem von Geister- und Wundergläubigkeit geprägten Weltbild. Eine Rolle gespielt hat wohl auch die Nähe des hypnotischen Bewusstseinszustands zum Traum, dem zu dieser Zeit eine besondere Bedeutung zugesprochen wurde. Werke, in welchen der animalische Magnetismus auftaucht, sind unter anderem Die Tatsachen im Falle Waldemar von Edgar Allan Poe, Der Magnetiseur von E.T.A. Hoffmann, Das Käthchen von Heilbronn von Heinrich von Kleist, Mesmerisque Revelations von Edgar Allan Poe, Mario und der Zauberer von Thomas Mann, Die andere Seite von Alfred Kubin und Der Zauberbaum von Peter Sloterdijk. In Mozarts Oper Così fan tutte tritt die gewitzte Despina als Doktor auf und kuriert mittels eines Magneten, den sie von Doktor Mesmer empfangen haben will, die gespielten Leiden der vorgeblichen Selbstmörder aus Liebeskummer, Ferrando und Guglielmo. Per Olov Enquists früher Roman Der fünfte Winter des Magnetiseurs verwebt historische und fiktive Quellen zu den magnetischen Heilkünsten. Die deutsche Rockgruppe Scorpions produzierte im Jahre 1980 ein LP-Album mit dem suggestiven Titel Animal Magnetism.

Mesmerismus heute

Mesmers Lehre und/oder Methoden leben in verschiedenen Richtungen noch heute weiter:

Okkultismus: In spiritistischen Praktiken wird Mesmers Theorie als Grundlage angegeben, obwohl dieser ein erklärter Feind von Geistheilung war und für sich selbst Wissenschaftlichkeit in Anspruch nahm.

Alternativmedizin und Parapsychologie: Ab 1980 widmeten sich systematische Forschungen auf dem Gebiet der Parapsychologie unter anderem der Lehre Mesmers und erklärten ihn zum Vorreiter wissenschaftlicher Parapsychologie, da seine Veröffentlichungen auf Beobachtungen und Experimenten basierten.

Psychologie und psychosomatische Medizin: da man als eigentliches Wirkprinzip der Mesmerschen Methoden bald die Suggestivkraft erkannt hatte, wurden diese unter anderem von Charcot und Freud weiter erforscht und sind heute als Hypnotherapie Bestandteil der tiefenpsychologisch fundierten Psychotherapie. Suggestive Verfahren haben außerdem Eingang in die psychosomatische Medizin gefunden, in deren Ideengeschichte der Mesmerismus heute als Bindeglied zwischen den Paracelsus und der Freudschen Psychoanalyse gilt.

Im englischen Sprachgebrauch wird das Verb "to mesmerize" für "be-/verzaubern", "in Bann ziehen" (kommunikativ, charismatisch fesseln) und "hypnotisieren" gebraucht.

Magnetismus

Magnetismus ist ein physikalisches Phänomen, das sich unter Anderem als Kraftwirkung zwischen Magneten, magnetisierten bzw. magnetisierbaren Gegenständen und bewegten elektrischen Ladungen wie z. B. in stromdurchflossenen Leitern äußert. Die Vermittlung dieser Kraft erfolgt über ein Magnetfeld, das einerseits von diesen Objekten erzeugt wird und andererseits auf sie wirkt.

Magnetfelder entstehen zum einen bei jeder Bewegung von elektrischen Ladungen. Das ist Grundlage von Elektromagneten und wegen des Induktionsgesetzes auch der induktiven elektronischen Bauelemente. Zum anderen existiert das magnetische Moment von Elementarteilchen als Folge ihres Spins, was zu Dauermagneten und anderen magnetischen Eigenschaften von Festkörpern, aber auch Flüssigkeiten und Gasen führt.

Der Magnetismus ist ein Teilgebiet des Elektromagnetismus, welcher eine der vier Grundkräfte der Physik repräsentiert.

Magnetfelder und Feldlinien

Um die Erscheinungen des Magnetismus zu beschreiben, führte man den Begriff des Magnetfelds ein. Magnetfelder können verursacht werden durch magnetische Materialien, etwa einen Dauermagneten,

elektrische Ströme, z. B. eine stromdurchflossene Spule oder zeitliche Änderung eines elektrischen Feldes.

Magnetische Feldlinien veranschaulichen in jedem Punkt des Feldes Richtung und Richtungssinn des Magnetfeldes bzw. des magnetischen Flusses. Der Abstand zwischen benachbarten Feldlinien ist ein Anhaltspunkt für die Stärke des Magnetfeldes: je dichter die Feldlinien, desto stärker das Feld.
Magnetische Feldlinien haben keinen Anfang und kein Ende, sondern verlaufen als geschlossene Bahnen. In der Magnetostatik gibt es im Gegensatz zur Elektrostatik keine Ladungen – magnetische Monopole sind zwar denkbar, alle experimentellen Tatsachen sprechen aber gegen ihre Existenz. Somit ist das Magnetfeld quellenfrei.
Magnetische Feldlinien können durch die Ausrichtung von Eisenfeilspänen oder einer Kompassnadel sichtbar gemacht werden; für dreidimensionale Demonstrationen kann man die Eisenfeilspäne zum Beispiel in Silikonöl suspendieren.
Hall-Sonden sind elektronische Sensoren auf Basis des Hall-Effektes, die Stärke und oft auch Richtung der Magnetfelder messen können.
Nord- und Südpol
Bei Elektromagneten oder Permanentmagneten bezeichnet man Gebiete, aus denen die Feldlinien austreten, als Nordpol und Gebiete, in die Feldlinien eintreten, als Südpol. Stabmagneten richten sich bei Fehlen anderer Kräfte so aus, dass der Nordpol in Richtung Norden, zum arktischen Magnetpol, und der Südpol in Richtung des antarktischen Magnetpols zeigt. Daher rührt auch der Name. Da der Nordpol vom arktischen Magnetpol angezogen

wird, ist der Arktische Magnetpol ein magnetischer Südpol.

Magnetische Kraftwirkung

Das magnetische Feld übt eine Kraft auf bewegte Ladungen aus, die so genannte Lorentzkraft, Sie ist proportional zur Geschwindigkeit , wirkt senkrecht zu den Feldlinien des Magnetfeldes und senkrecht zur Bewegungsrichtung der Ladung. Sie ist die Grundlage vieler Generatoren sowie der Ablenkung bewegter geladener Teilchen (z. B. mit Ablenkspulen). Mit dem Magnetfeld wird dabei keine Energie ausgetauscht – es ist lediglich Vermittler (Anmerkung: bei solchen Generatoren und Motoren ist dies das Erregerfeld).

Das magnetische Feld übt ferner Kräfte auf Magnete und magnetisierbare Körper (Ferrimagnetismus bestimmter nichtmetallischer Festkörper, sog. Ferrite, und Ferromagnetismus von Metallen wie Eisen) aus. Magnete und gestreckte Probekörper aus magnetisierbaren Materialien richten sich immer längs der Feldlinien beziehungsweise antiparallel zu diesen aus, das heißt, der magnetische Südpol eines Probemagneten richtet sich entlang der Feldlinien zum Nordpol des erzeugenden Feldes aus. Dieser Effekt wird zum Beispiel beim magnetischen Kompass ausgenutzt, bei dem sich die Kompassnadel, ein magnetischer Dipol, nach dem Erdmagnetfeld ausrichtet. Weitere Beispiele sind Zugmagnete, Haltemagnete und Elektromagnete an Magnetkränen.

Da sich ungleichnamige Pole anziehen und gleichnamige abstoßen, sind zwei Magnete bestrebt, ungleichnamige Pole einander zuzuwenden. Handelt es sich jeweils um inhomogene, d. h. mit dem Ort variierende Felder, ziehen sich die beiden Magnete an. Ursache für beide Beobachtungen ist, dass ein energieärmerer Zustand eingenommen wird – die Kräfte wirken stets so, dass die Gesamtenergie des Feldes abnimmt, wenn die Magnete ihnen folgen. In der mathematischen Beschreibung der Kraft spielt daher der Gradient des Magnetfeldes eine Rolle.

Bei der Ausrichtung von Magneten und magnetisierbaren Körpern in Magnetfeldern wird Energie mit dem Feld ausgetauscht – folgen die Körper der Kraft, nimmt die Summe der Feldenergie ab, und es wird mechanische Arbeit frei. Werden die Magnete auseinandergezogen, muss mechanische Arbeit verrichtet werden, und dadurch steigt die Feldenergie des resultierenden Gesamtfeldes. Die Magnetisierung beteiligter Dauermagnete bleibt dabei jedoch erhalten. Sind magnetisierbare Körper umgebende Spulen beteiligt, kann auch Elektroenergie am Energieaustausch beteiligt sein. Beispiele hierfür sind Reluktanzmotoren und Schrittmotoren.

Größen und Einheiten

Die Stärke eines Magnetfeldes kann durch zwei verschiedene physikalische Größen ausgedrückt werden, die magnetische Feldstärke H (Einheit: A/m, also Ampère pro Meter; im CGS-Einheitensystem gibt es den Namen Oersted für die entsprechende Einheit) und die magnetische Flussdichte (die sog. „magnetische Induktion") B (Einheit Tesla). Diese unterscheiden sich im Vakuum nur durch eine multiplikative Konstante .
In Materie, z. B. in Permanentmagneten, ist der Zusammenhang komplizierter: In diesem Fall ist das in einem Querspalt (mit einer Magnetfeld-Sonde) gemessene Feld, während   in einem Längsspalt zu messen ist und von   wesentlich verschieden ausfallen

kann. Die Größe ist immer quellenfrei, während das Gleiche für nicht gilt (s. u.). Während die magnetische Feldstärke bei Berechnungen mit elektrischen Strömen oder bei ferromagnetischem oder ferrimagnetischem Material von Vorteil ist, verwendet man die magnetische Flussdichte zum Berechnen von induzierten Spannungen oder der Lorentzkraft. Die beiden Feldgrößen sind über die Materialgleichungen der Elektrodynamik miteinander verknüpft, welche sich im einfachsten Fall über einen Faktor, die magnetische Permeabilität, ausdrücken lässt; im allgemeinen Fall gilt stattdessen wobei der Vektor als die sog. Magnetisierung des Materials bezeichnet wird. Quellenfreiheit von und Wirbelfreiheit von – letzteres nur im Falle der Abwesenheit elektrischer Ströme, – drücken sich mathematisch durch die Gleichungen bzw. aus. Dabei sind div bzw. rot die Quellen- bzw. Wirbeldichten des Feldes (siehe Divergenz bzw. Rotation).

Beispiele für Magnetfelder

Das intergalaktische Magnetfeld, ausgedrückt als magnetische Flussdichte in der Einheit Tesla (T), schätzt man auf weniger als 0,1 nT (10−10 T), das der Milchstraße auf 30 nT. Das Magnetfeld der Erde hat an der Oberfläche eine Stärke um 40 µT, dies entspricht im Gaußschen Einheitensystem 0,4 Gauss. Die magnetische Flussdichte der Sonnenflecken liegt unter 1 mT. Die Sättigungsmagnetisierung von Eisen beträgt ca. zwei Tesla.

Auf der Oberfläche von Neutronensternen, wie z. B. Pulsaren, herrschen dagegen typischerweise Flussdichten von 108 Tesla, bei Magnetaren, einer speziellen Sorte von Neutronensternen, sogar 1011 Tesla.

Das mit 1 nT derzeit (2009) schwächste Magnetfeld auf der Erde findet man in einem speziell abgeschirmten kubischen Gebäude der Physikalisch-Technischen Bundesanstalt in Berlin. Zweck des Kubus' ist die Messung der schwachen Hirnströme von Menschen. Am National High Magnetic Field Laboratory in Tallahassee (Florida) wird das mit 45 T derzeit stärkste (stabile) Magnetfeld auf der Erde erzeugt.

Höhere Magnetfelder können mit Elektromagneten nur in kurzen Pulsen erzeugt werden. Den Weltrekord für zerstörungsfreie Magnetbauweisen hält derzeit (2012) das National High Magnetic Field Laboratory in Los Alamos, USA mit 100,75 T. Mittels intensiver Laserstrahlung lassen sich Flussdichten von bis zu 34 Kilotesla erzeugen – allerdings nur für die sehr kurze Zeitspanne von etwa 10 ps. Solch hohe Magnetfelder (beispielsweise 2800 T) lassen sich in gepulsten Anordnungen erzeugen, wenn in Kauf genommen wird, dass der Magnet dabei zerstört wird (bzw. sich selbst zerstört).

Magnetische Energie

Jedes Magnetfeld enthält Energie. Die Energiedichte an einem beliebigen Punkt eines Magnetfelds im Vakuum ist gegeben durch

.

Dabei ist der Betrag der magnetischen Flussdichte am gegebenen Punkt und die Permeabilität des Vakuums.

Die Gesamtenergie des Magnetfelds einer stromdurchflossenen Spule beträgt

.

Hier steht für die Induktivität der Spule und für die Stromstärke.

Elektromagnetismus

Bei magnetischen Feldern handelt es sich um einen Effekt, der durch die Relativbewegung zwischen geladenen Teilchen entsteht. Er wird durch die Spezielle Relativitätstheorie beschrieben bzw. bei Berücksichtigung quantenmechanischer Effekte („Spinmagnetismus" u. a.) durch die relativistische Quantenmechanik von Paul Dirac.
Ersetzt man etwa einen stromdurchflossenen Draht als typische Ursache eines Magnetfelds durch einen dünnen isolierenden, in longitudinaler Richtung magnetisierten Permanentmagneten, so gilt außerhalb des Drahtes aber man beobachtet trotzdem quantenmechanische Interferenzen (siehe Aharonov-Bohm-Effekt), was zeigt, dass außer der Elektrodynamik auch die Quantenmechanik eine wesentliche Rolle bei der Erklärung der magnetischen Phänomene spielt. Für eine abstraktere Darstellung und Einordnung des Elektromagnetismus siehe den Artikel Elektrodynamik.
Bewegungen von Ladungsträgern bewirken Veränderungen im elektrostatischen und magnetischen Feld ihrer Umgebung. Da sich diese Veränderungen im Raum ausbreiten, spricht man von elektromagnetischen Wellen. Licht (egal ob sichtbar oder unsichtbar) und Rundfunk sind die bekanntesten Formen dieses Prinzips, aber auch in der Metallverarbeitung (Induktionsöfen) und zum Erhitzen sogar nichtleitender Substanzen kommt diese Form des Elektromagnetismus zur Anwendung (Mikrowellenherd).
Richtungsregeln
]
Betrag und Vorzeichen der bewegten Ladungen sowie Betrag und Richtung ihrer Geschwindigkeit

bestimmen die Stärke und Richtung der magnetischen Kräfte sowie der ihnen zugrundeliegenden magnetischen Felder, deren exakte Messung heute u. a. mit Hall-Sonden möglich ist.

Für den Zusammenhang zwischen Stromrichtung und Richtung der magnetischen Kräfte bzw. der ihnen zugrundeliegenden magnetischen Felder ist dabei eine Reihe unterschiedlich bezeichneter Regeln und Merkhilfen im Umlauf, die sich zunächst einmal danach unterscheiden, ob bei ihnen von der „konventionellen" bzw. „technischen" Stromrichtung (entgegen dem Elektronenfluss) oder aber der Richtung des Elektronenflusses (umgangssprachlich auch „physikalische" Stromrichtung genannt) ausgegangen wird. Ist ersteres der Fall, spricht man von Rechte-Hand- oder Rechte-Faust-Regeln, ansonsten von Linke-Hand- oder Linke-Faust-Regeln, wobei die zuerst genannten traditionell vorherrschen.

Die nächste Unterscheidung ist die danach, ob man sich bei der betreffenden Regel außer dem Daumen auch des jeweils im rechten Winkel zum Vorgänger abgespreizten Zeige- und Mittelfingers bedient oder aber sich alle Finger außer dem Daumen zu einer Faust geschlossen vorstellt.

Während die zuerst genannten Regeln damit als eigentliche Linke- bzw. Rechte-Hand-Regeln – auch Drei-Finger-Regel, UVW-Regel oder IBF- bzw. FBI-Regel genannt – die Richtung der Lorentzkraft auf einen bewegten Ladungsträger in einem (vorgegebenen) äußeren Magnetfeld anzeigen, dienen die an zweiter Stelle genannten Regeln – Linke- bzw. Rechte-Faust-Regel, Umfassungsregel, populär auch Schraubenregel bzw. Korkenzieherregel genannt – in erster Linie dazu, die Richtung des Magnetfeldes anzuzeigen, das der bewegte Ladungsträger durch seine Bewegung selbst erzeugt, sei es frei fliegend oder aber in einem geradlinigen bzw. ringförmigen elektrischen Leiter, z. B. einer Spule.

Beispiele: Rechte-Hand-Regel bzw. (rechtshändige) UVW-Regel

3. Zeigt der abgespreizte Daumen der rechten Hand in die konventionelle bzw. technische Stromrichtung eines stromdurchflossenen (Ursache) Leiters und der im rechten Winkel zum Daumen abgespreizte Zeigefinger in Richtung des äußeren Magnetfelds (Vermittlung), weist der im rechten Winkel zu beiden abgespreizte Mittelfinger in Richtung der auf die Ladungsträger im Leiter (und damit ihn selbst) wirkenden Lorentzkraft (Wirkung).

4. Und umgekehrt: Wird ein elektrischer Leiter durch mechanische Bewegung (Ursache) in Richtung des abgespreizten Daumens der rechten Hand in ein äußeres Magnetfeld (Vermittlung) gebracht, dessen Richtung die des im rechten Winkel zum Daumen abgespreizten Zeigefingers ist, so wird in dem Leiter ein Stromfluss (Wirkung) in Richtung des zu beiden abgespreizten Mittelfingers induziert.

Beispiele: Rechte-Faust-Regel bzw. Korkenzieherregel

5. Wird ein stromdurchflossener Leiter mit der rechten Hand so umfasst, dass der abgespreizte Daumen in Richtung der konventionellen bzw. technischen Stromrichtung weist, zeigen die gekrümmten Finger in Richtung des entstehenden Magnetfeldes.

6. Für einen Kreisstrom (z.B. den einer Spule) gilt dementsprechend: Wird die Spule mit der rechten

Hand so umfasst, dass die Finger in Richtung der technischen Stromrichtung gekrümmt sind, zeigt der abgespreizte Daumen in Richtung des magnetischen Nordpols.

Erklärung des Phänomens

Beim Magnetismus handelt es sich (ähnlich wie bei der Supraleitung) um spezifisch-quantenmechanische Effekte, die nicht einfach darzustellen sind. Ein erfolgreiches Modell wurde schon 1927 mit der Heitler-London-Theorie der Bildung von Wasserstoff-Molekülen entwickelt, obwohl diese Theorie zunächst nichts mit „Magnetismus" zu tun zu haben schien. Nach dieser Theorie entstehen sog. σ-Molekülorbitale, d. h. es bildet sich aus den zwei atomaren Wasserstoff-Funktionen u_i(...) ein orbitaler sogenannter σ-Molekülzustand:

Das letzte Produkt ergibt sich aus dem ersten wegen des quantenmechanischen Prinzips der Ununterscheidbarkeit identischer Teilchen. Es bedeutet: Das erste Elektron, r_1, kann sich nicht nur beim ersten Atomkern befinden, sondern ebenso gut in einem atomaren Wasserstoff-Orbital beim zweiten Atomkern, während sich das zweite Elektron beim ersten Atomkern befindet. Dies ergibt die sogenannte „Austauschwechselwirkung", die für das Zustandekommen des Magnetismus eine fundamentale Rolle spielt und um Faktoren von 100 bis 1000 stärker ist als die durch die Elektrodynamik beschriebenen phänomenologischen Terme.

Bei der Spinfunktion $\chi(s_1, s_2)$, welche für den Magnetismus verantwortlich ist, gilt dann wegen des sogenannten Pauli-Prinzips das komplementäre Verhalten

d. h. es müssen nicht nur die ui durch α und β ersetzt werden (ersteres bedeutet „spin up", letzteres „spin down"), sondern auch + durch −, sowie z. B. r1 durch die beiden diskreten Werte von s1, nämlich durch ±½. Und zwar gilt (+1/2)= (-1/2) = 1 und (-1/2)= (+1/2) = 0. Es ergibt sich so, d. h. mit dem Minuszeichen in (1b), eine Singulett-Spinfunktion. Das besagt: die Spins sind antiparallel; beim Festkörper bedeutet das Antiferromagnetismus und bei zweiatomigen Molekülen Diamagnetismus. Die Tendenz zur Molekülbindung, entsprechend der oben angegebenen Ortsfunktion, ergibt also wegen des Pauli-Prinzips automatisch die schon erwähnte Singulettsymmetrie des Spinzustandes; wogegen die Coulomb-Abstoßung der beiden Elektronen zu einer Singulett-Ortsfunktion und komplementär dazu zu einer Triplett-Spinfunktion führen würde, d. h. „die Spins würden jetzt parallel stehen". Der letztgenannte Effekt überwiegt bei Eisen, Kobalt und Nickel; diese Metalle sind ferromagnetisch. Bei den zweiatomigen Molekülen überwiegt er auch beim Sauerstoff, das im Gegensatz zu den anderen zweiatomigen Molekülen nicht diamagnetisch, sondern paramagnetisch ist. Der zuerst genannte Effekt überwiegt dagegen bei den anderen Metallen wie Natrium, Kalium, Magnesium oder Strontium, die nichtmagnetisch sind, oder bei Mangan, das antiferromagnetisch ist.
Aus dem Heitler-London-Modell entstand durch Verallgemeinerung das grundlegende sogenannte Heisenberg-Modell des Magnetismus (Heisenberg 1928).
Die Erklärung des Phänomens beruht also letztlich auf allen Subtilitäten der Quantenmechanik,

einschließlich ihrer mathematischen Struktur, insbesondere auf dem dort beschriebenen Spin und dem Pauli-Prinzip, während die Elektrodynamik eher die Phänomenologie beschreibt.

Magnetismus der Materie

Magnetisches Moment von Elementarteilchen

Viele geladene Elementarteilchen besitzen ein charakteristisches magnetisches Moment . Es ist über das gyromagnetische Verhältnis mit ihrem Spin verknüpft.

Magnetisches Moment von Atomen

Das magnetische Moment eines Atoms setzt sich zusammen aus dem Beitrag der Elektronenhülle (Hüllenmoment) und dem im Allgemeinen viel schwächeren Kernbeitrag (Kernmoment).

Zum Hüllenmoment tragen das Bahnmoment, das mit dem Bahndrehimpuls der Elektronen verknüpft ist, und das durch den Elektronenspin bestimmte Spinmoment bei. Die Summe der magnetischen Momente der Elektronen eines doppelt besetzten Orbitals ergibt jeweils null, sodass Atome, die keine halbbesetzten Orbitale besitzen, kein permanentes Hüllenmoment aufweisen.

Das Kernmoment ist zwar sehr klein, es lässt sich aber dennoch nicht nur nachweisen (Zeeman-Effekt, Stern-Gerlach-Versuch), sondern auch praktisch anwenden (z. B. NMR-Spektroskopie (Nuclear Magnetic Resonance, kernmagnetische Resonanz), MR-Tomographie).

Magnetismus von Festkörpern

Magnetismus von Festkörpern ist ein kooperatives Phänomen. Die makroskopische Magnetisierung setzt sich additiv zusammen aus den Beiträgen der einzelnen Bausteine (Atome, Ionen, quasifreie Elektronen), aus denen der Festkörper aufgebaut ist. Bei vielen Materialien haben bereits die einzelnen Bausteine ein magnetisches Moment. Allerdings weisen selbst von den Materialien, deren Bausteine nichtverschwindende magnetische Momente tragen, nur wenige eine makroskopische Magnetisierung auf. Dies geschieht dann, wenn sich die einzelnen Bausteine so anordnen, dass sich ihre Beiträge nicht aufheben.

In Festkörpern können fünf Typen von Magnetismus auftreten. Ihre Namensgebung erfolgt beim magnetischen wie auch beim elektrischen Feld durch die Verwendung der entsprechende Vorsilbe ganz analog:

Magnetismus Erklärung Veranschaulichung
Diamagnetismus Bringt man eine Substanz in ein magnetisches Feld, so induziert dieses in den Elektronenhüllen der Atome einen Strom, dessen Magnetfeld nach der Lenzschen Regel dem äußeren entgegengerichtet ist. Diamagnetismus führt so zu einer Abschwächung des Magnetfeldes in der Substanz. In Materialien deren Atome, Ionen oder Moleküle keine ungepaarten Elektronen besitzen, ist Diamagnetismus die einzige Form von Magnetismus.

Paramagnetismus Besitzen die Atome, Ionen oder Moleküle eines Materials ein magnetisches Moment, so richten sich diese parallel zum äußeren Magnetfeld aus. Dies bewirkt eine Verstärkung des Magnetfeldes im Material. Bei einem idealen Paramagneten sind die einzelnen magnetischen Momente voneinander isoliert. Darum bricht das innere Magnetfeld nach Entfernen des äußeren Magnetfelds wegen der Wärmebewegung der

Teilchen zusammen. Dementsprechend nimmt der Paramagnetismus mit steigender Temperatur ab.

Ferromagnetismus

Beim Ferromagnetismus sind die magnetischen Momente einzelner Teilchen nicht unabhängig voneinander, sondern richten sich spontan parallel aus. Die Kopplung der magnetischen Momente erstreckt sich aber nicht über das ganze Material sondern ist auf kleine Bereiche, die Weissschen Bezirke, beschränkt. Typische Längenskalen sind 10 Nanometer bis wenige Mikrometer. Die Ausrichtung der Weissschen Bezirke ist statistisch verteilt, so dass der Gesamtkörper unmagnetisch erscheint. Durch ein äußeres Magnetfeld kann man die Bezirke gleichrichten. Diese Gleichrichtung bleibt auch nach Entfernen des äußeren Feldes erhalten, so dass man eine permanente Magnetisierung erhält. Die Magnetisierung kann durch Erhitzen über die ferromagnetische Curie-Temperatur zerstört werden.

Ferrimagnetismus

Auch beim Ferrimagnetismus sind die magnetischen Momente einzelner Teilchen nicht unabhängig voneinander. Es liegen aber zwei Arten von magnetischen Zentren vor. Die Spinmomente gleichartiger Zentren richten sich dabei parallel und die verschiedener antiparallel aus. Dieses führt zu einer partiellen Auslöschung der magnetischen Momente. Im übrigen Verhalten ähneln sie den Ferromagneten.

Antiferromagnetismus

Auch beim Antiferromagnetismus sind die magnetischen Momente einzelner Teilchen nicht unabhängig voneinander sondern richten sich spontan antiparallel aus. Daher zeigt der ideale Antiferromagnet nach außen kein magnetisches Verhalten. Mit steigender Temperatur stört die

Wärmebewegung die Anordnung, so dass sich der Antiferromagnet zunehmend wie ein Ferrimagnet verhält. Bei Erhitzen über die Néel-Temperatur verhält sich der Antiferromagnet nur noch paramagnetisch (vergleiche Curie-Temperatur beim Ferromagneten). Darüber hinaus gibt es noch weitere Sonderformen des Magnetismus, die durch nicht magnetisches oder nichtlineares Verhalten der fünf Magnetismustypen geprägt sind:

Amagnetismus

Ein amagnetischer Stoff ist im Allgemeinen unbeeinflussbar durch magnetische Felder. Häufig findet man auch die Bezeichnungen nicht- oder unmagnetisch. Zu beachten ist jedoch, dass es bei sehr hohen Magnetfeldstärken auch bei amagnetischen Materialien zu Anziehungs- oder im noch geringeren Maße zu Abstoßungseffekten kommen kann. Diese Effekte sind jedoch wesentlich schwächer als es zum Beispiel bei ferromagnetischen Stoffen (wie z. B. Eisen) der Fall wäre. Die Bezeichnung amagnetisch ist nicht einheitlich, und der Grad des Magnetismus kann beobachtbar schwanken.

Metamagnetismus

Metamagnetische Materialien (z. B. Eisen(II)-chlorid) weisen bei sehr kleinen äußeren Magnetfeldern verschwindend kleine Magnetisierungen auf (antiferromagnetisch), bei größer werdender Feldstärke nimmt die Magnetisierung unverhältnismäßig stark und gleichbleibend zu, und geht gegen einen Sättigungswert. Dieses Verhalten lässt sich darin begründen, dass sich der Kristall für kleine Felder antiferromagnetisch, und für starke Felder ferromagnetisch verhält.

Magnetismus in der Biologie
Weil jede Nervenaktivität auch aus elektrischen Strömen besteht, produziert unser Nervengewebe und insbesondere unser Gehirn ständig Magnetfelder, die mit empfindlichen Detektoren empfangen werden können.
Magnetische Wechselfelder können über Induktion elektrische Ströme im Gewebe auslösen und können so einen (schwachen) Einfluss auf das Nervensystem haben. So kann der motorische Cortex derartig mit Hilfe der Transkraniellen Magnetstimulation (TMS) stimuliert werden, dass es zu unwillkürlichen Muskelkontraktionen kommt. Auch die Nerven in den Muskeln selbst können auf diese Weise stimuliert werden.
In entsprechend starken Feldern (zum Beispiel in einem Kernspintomograf) treten sogenannte Magnetophosphene (optische Sinneswahrnehmungen) auf. Des Weiteren ist seit langem bekannt, dass magnetische Wechselfelder die Sekretion von Hormonen (Beispiel Melatonin) beeinflussen können.
Viele Vögel, Meeresschildkröten und weit ziehende Fische verfügen über einen Magnetsinn und können sich mittels des Erdmagnetfelds orientieren.
Der Arzt Franz Anton Mesmer entwickelte eine Theorie, die 1784 von der französischen Akademie der Wissenschaften geprüft und verworfen wurde, nach der ein Fluid, das Mesmer als Magnetismus animalis bezeichnete, von Mensch zu Mensch übertragbar sei und bei der Hypnose und bestimmten Heilverfahren (Mesmersche Streichungen) eine Rolle spielen sollte.
Siehe auch: Magnetotaxis, Magnetospirillum magnetotacticum, Magnetosom

Gefahren
Wirkungen oder Gefahren magnetischer Gleichfelder auf den Menschen sind nicht bekannt. Auch die gepulsten Felder bei der Kernspintomografie sind ungefährlich. Dagegen kommt es bei starken Feldern in folgenden Fällen zu Gefahren:
Kraftwirkung durch an oder im Körper vorhandene ferri- oder ferromagnetische Teile
umher fliegende ferri- oder ferromagnetische Teile
Daher gelten in Magnetfeldlaboren und an Kernspintomografen Sicherheitsregeln, die gewährleisten, dass keinerlei magnetische Teile in die Nähe geraten. Folgende Schäden sind weiterhin relevant:
Störung oder Ausfall von Herzschrittmachern
Störung nicht „amagnetischer" Uhren und anderer mechanischer Geräte
Gepulste Felder können durch elektromagnetische Induktion sämtliche elektronischen und elektrischen Einrichtungen beeinflussen oder zerstören, vgl. auch Elektromagnetischer Puls.
Der sporadisch starke Teilchenstrom der Sonne (Sonnenwind) führt auf der Erde zu sogenannten magnetischen Stürmen, die durch Induktion Telefon- und Überlandleitungen sowie Kabelsysteme und metallene Versorgungsleitungen gefährden.
Durch magnetische Felder werden magnetische Datenträger (Tonband, Festplatte) gelöscht.
Wenn ein Magnetfeld als Folge eines Zwischenfalls – Kurzschluss beim konventionellen Elektromagneten oder Quenchen beim Supraleitungsmagneten – schlagartig zusammenbricht, können durch Induktion sehr hohe elektrische Spannungsimpulse entstehen. Führen diese zu Stromfluss, können die dadurch wiederum erzeugten Magnetfelder z. B.

Gegenstände gewaltsam in den Magneten hineinziehen. Daher dürfen Experimentieraufbauten in direkter Nähe des Magneten keine geschlossenen Leiterschleifen – beispielsweise in irgendwelchen Gestellen – enthalten; dies wird durch Einfügen isolierender Zwischenstücke erreicht.

Magnetismus in Umgangssprache und Alltag

Unter Magnetismus wird in der Umgangssprache praktisch ausschließlich der Ferromagnetismus verstanden. Der Ferromagnetismus ist ein im Alltag häufig vorkommendes und praktisch begreifbares Phänomen: Haftmagnete auf der Pinnwand, Kompass, uvm. Die anderen Arten des Magnetismus (Diamagnetismus, Paramagnetismus, usw.) sind dagegen eher exotische Laborphänomene.

Die meisten Menschen verbinden den Begriff Magnetismus richtigerweise sehr stark mit den Werkstoffen Eisen und Stahl. Weniger bekannt ist, dass auch Nickel und Kobalt ferromagnetisch sind. Für Überraschungen sorgt gelegentlich die Tatsache, dass viele Edelstähle nicht ferromagnetisch sind, obwohl sie zum großen Teil aus den ferromagnetischen Elementen Eisen und Nickel bestehen.

Zu Missverständnissen kommt es öfter durch die Verwechslung der Begriffe magnetisch, magnetisiert und magnetisierbar. Ein beliebiger Gegenstand aus einfachem Stahl ist magnetisch, dies bedeutet aber nicht, dass der Gegenstand auch magnetisiert ist. Ob ein Gegenstand magnetisch ist, kann man leicht prüfen, indem man ihn mit einem Dauermagneten berührt. Spürt man dabei eine Kraft, dann ist der Gegenstand ferromagnetisch. Ob ein Gegenstand magnetisiert ist – das heißt, dass der Gegenstand selbst die Eigenschaft eines Dauermagneten hat – ist

schwieriger zu prüfen, vor allem wenn die Magnetisierung nur schwach ist. Man kann mit dem Gegenstand ein sehr leichtes Teil aus Stahl (z. B. eine Heft- oder Tackerklammer) berühren. Bleibt die Heftklammer an dem Gegenstand hängen, dann ist der Gegenstand magnetisiert. Eine solche Magnetisierung kann in der Praxis erwünscht sein (z. B. sind manche Schraubendreher absichtlich magnetisiert, damit die Handhabung kleiner Schrauben vereinfacht wird). Die Magnetisierung kann aber auch unerwünscht sein, weil man dadurch ständig kleine Stahlsplitter an dem Gegenstand hat.
Oft gibt es falsche Vorstellungen über die Magnetisierbarkeit. Laut verschiedenen Quellen lässt sich z. B. aus jedem beliebigen Stahldraht durch Überstreichen mit einem Dauermagneten eine provisorische Kompassnadel herstellen. In Wirklichkeit ist aber ein sehr weicher Stahldraht nicht gut geeignet, um daraus eine Kompassnadel herzustellen, weil weicher Stahl kaum magnetisierbar ist. Wenn man einen weichen Stahldraht mit einem Dauermagneten berührt, dann wird er zwar angezogen, aber nicht dauerhaft magnetisiert. Eine gehärtete Stahlnadel lässt sich dagegen dauerhaft magnetisieren und könnte damit als Behelfskompass funktionieren.

Okkultismus
Okkultismus (von lat.: occultus ‚verborgen', ‚verdeckt', ‚geheim') ist eine unscharfe Sammelbezeichnung für verschiedenste Phänomenbereiche, Praktiken und weltanschauliche Systeme, wobei okkult etwa gleichbedeutend mit esoterisch, paranormal, mystisch oder übersinnlich ist. In einem engeren, vorwiegend in der

Wissenschaft gebräuchlichen Sinn wird die Bezeichnung für bestimmte esoterische Strömungen des späten 19. und frühen 20. Jahrhunderts verwendet. Diesem Verständnis schließt sich der vorliegende Artikel an. Im heutigen Sprachgebrauch hat der Begriff vielfach eine abwertende Konnotation.

Begriffsgeschichte

Das Adjektiv okkult wurde schon im Mittelalter gebraucht. Im Rahmen der aristotelischen Naturphilosophie unterschied man damals wahrnehmbare Qualitäten der Dinge wie Farbe oder Geschmack von nicht wahrnehmbaren okkulten Qualitäten wie dem Magnetismus, den Einflüssen der Sterne (im Sinne der Astrologie) und den Heilkräften verschiedener Substanzen, die nur indirekt über ihre Effekte erfahrbar sind. Die mittelalterliche Scholastik war der Meinung, dass die okkulten Qualitäten im Unterschied zu den direkt wahrnehmbaren nicht Gegenstand wissenschaftlicher Untersuchungen sein könnten. Als die Naturwissenschaft im 17. Jahrhundert begann, auch Erscheinungen wie den Magnetismus zu untersuchen, erhielt die Rede von okkulten Qualitäten eine abwertende Bedeutung, da sie im Zusammenhang mit der scholastischen Ansicht der Unerforschbarkeit gesehen wurde.

Seit dem frühen 16. Jahrhundert ist der Begriff okkulte Philosophie nachgewiesen. Er scheint auf Heinrich Cornelius Agrippa von Nettesheim zurückzugehen, der ihn 1510 in einer ersten, handschriftlichen Fassung seines Werks De occulta philosophia verwendete. In diesem Buch, das zunächst in Form von Abschriften verbreitet wurde und erst 1531 in gedruckter Form erschien, verband Agrippa Elemente der Hermetik, des

Neuplatonismus und der christlichen Kabbala. Okkulte Philosophie oder Philosophia occulta etablierte sich als Bezeichnung für derartige religiös-philosophische Lehren, insbesondere für solche des späten 15. bis zum 17. Jahrhundert. Vertreter der okkulten Philosophie wie Agrippa und Giovanni Pico della Mirandola versuchten, Philosophien zu entwickeln, die hermetisches, hebräisches und klassisches Wissen assimilieren, und diese Fusion mit der christlichen Theologie zu vereinigen. Trotz ihres esoterischen Charakters wurden die der okkulten Philosophie zugrundeliegenden hermetischen und kabbalistischen Ideen im Europa der Renaissance anfangs positiv aufgenommen. Die Historikerin Frances A. Yates betrachtete die okkulte Philosophie sogar als zentrale Triebkraft hinter der Renaissance selbst. Vermutlich ist es kein Zufall, dass die okkulte Philosophie, die Wert auf Einheit legte, während der Zeit der Reformation und der Renaissance populär wurde; möglicherweise wurde von ihr und ihrer Vereinigung so unterschiedlicher Quellen wie der klassischen Weisheit, der Magie, der hebräischen Kabbala und des Christentums erwartet, eine Lösung für das religiöse und politische Schisma der Zeit zu bieten. Während das scholastische Mittelalter Glauben und Frömmigkeit forderte, forderte die Renaissance individuelles Streben und die Suche nach Wissen; die Hermetik versuchte, Wissen und Glauben zu vereinigen. Gegen Ende des 16. Jahrhunderts wurden christliche Magi wie Agrippa und John Dee jedoch wegen ihrer Theurgie verdächtigt, und als Teil der Gegenreformation wuchs auch die Reaktion gegen den Renaissance-Neuplatonismus und damit assoziierte okkulte Strömungen. Die christliche Kabbala, die zunächst der Legitimation okkulten Denkens diente, wurde nun wegen der okkulten Assoziation abgewertet und mit Hexerei assoziiert. Dee und Giordano Bruno wurden wegen ihrer Philosophie diskreditiert; ersterer verbrachte seine letzten Jahre in Armut, letzterer wurde 1600 verbrannt.

Ebenfalls im 16. Jahrhundert kam die Bezeichnung Okkulte Wissenschaften auf, womit vor allem die Astrologie, die Alchemie und die Magie gemeint waren.

Im Rahmen einer Gegenbewegung zur Aufklärung und der mit ihr verbundenen mechanistischen und materialistischen Naturwissenschaft wurden ab dem 18. Jahrhundert okkulte Kräfte postuliert, die der „normalen" Wissenschaft unzugänglich sein sollten. Hinzu kamen Spekulationen, wonach letztlich alles auf nur eine okkulte Kraft zurückgeführt werden könnte. Beliebte Kandidaten waren der Magnetismus und die Elektrizität. Ihren Höhepunkt erreichten diese Spekulationen in Helena Petrovna Blavatskys synkretistischem Werk Die Geheimlehre (The Secret Doctrine, 1888).

Das Substantiv Okkultismus kam erst im 19. Jahrhundert auf und ist erstmals nachgewiesen in einem französischen Wörterbuch von 1842. Populär wurde es zunächst im Französischen durch Éliphas Lévi, der es zuerst 1856 in Dogme et rituel de la haute magie gebrauchte, wobei er an Agrippa von Nettesheim und an den Begriff der Okkulten Wissenschaften anknüpfte. Ins Englische wurde es anscheinend 1875 durch Helena Petrovna Blavatsky eingeführt; im Deutschen prägte vor allem Carl Kiesewetter diesen Sprachgebrauch in den 1890er Jahren. In der wissenschaftlichen Literatur gibt es keine allgemein anerkannte Okkultismus-Definition.

Im weitesten Sinn wird das Wort mitunter als Synonym für Esoterik gebraucht. In der engsten, vor allem von Antoine Faivre vertretenen Fassung steht es speziell für die französische, durch Lévi und Papus begründete Richtung der Esoterik. Zumeist werden jedoch ähnliche und etwa zeitgleiche Strömungen in anderen Ländern hinzugenommen.

Ein weiteres, etymologisch verwandtes Substantiv neueren Ursprungs ist Das Okkulte, das u.a. durch Colin Wilson (The Occult: A History, 1971) geprägt wurde und vor allem in der Soziologie und im Journalismus als vage Sammelbezeichnung für das Unerklärte verwendet wird.

Richtungen

Grundsätzlich lassen sich zwei Richtungen des Okkultismus unterscheiden: der empirische und der esoterische Okkultismus. Ersterer befasst sich mit okkulten Erscheinungen und will diese erforschen. Seine Ursprünge liegen im Mesmerismus und im experimentellen Spiritismus. Der esoterische Okkultismus hingegen befasst sich mit „Geheimwissen", das nur „Eingeweihten" zugänglich sei.

Nach einem Vorschlag von Edward A. Tiryakian soll nur die praktisch orientierte Richtung als Okkultismus bezeichnet werden, während die theoretische Richtung der Esoterik zugerechnet werden soll. Dieser Sprachgebrauch fand eine weite Verbreitung, wurde jedoch auch grundsätzlich als künstliche Unterscheidung zurückgewiesen und konnte sich nicht allgemein durchsetzen.

Geschichte

Die Wurzeln des Okkultismus lassen sich bis in die Antike zurückverfolgen (Gnosis, Hermetik, Neuplatonismus, Kabbala). (Siehe Geschichte der westlichen Esoterik.) Im engeren Sinn, oft auch als moderner Okkultismus bezeichnet, wurde er in Frankreich durch Alphonse Louis Constant alias Éliphas Lévi begründet, der in den Jahren 1854 bis 1861 einige einflussreiche Kompilationen über diverse Themen der Esoterik herausbrachte und auch die Bezeichnung Okkultismus populär machte. Weitere bedeutende Vertreter des französischen Okkultismus waren Papus, Stanislas de Guaita und Joséphin Péladan; im englischen Sprachraum sind vor allem G.R.S. Mead und Arthur Edward Waite zu nennen, in Deutschland Carl du Prel und Franz Hartmann, in Russland P. D. Ouspensky. Die okkulten Bücher des 19. Jahrhunderts wirken laut Hans Biedermann „meist wie mißverstandene Abklatsche der älteren mag. Werke, wenn auch ein Bestehen echter Traditionen als Bindeglieder von der Zeit der neueren ‚Hermetiker' zum 19.Jh. nicht völlig von der Hand zu weisen ist".

Aus der Beschäftigung mit dem Spiritismus ging die 1875 unter der Leitung von Henry Steel Olcott und Helena Petrovna Blavatsky in New York gegründete Theosophische Gesellschaft hervor, zu deren Zielen die Erforschung okkulter Phänomene und Kräfte sowie vergleichende Studien der Religionen, der Philosophien und der Naturwissenschaft gehören, um darin verborgene „Wahrheiten" aufzudecken. In den folgenden Jahren entwickelte Blavatsky eine synkretistische esoterische Lehre, die moderne Theosophie, welche eine Einweihung in okkulte Geheimnisse verspricht und Elemente der Gnosis, der Hermetik und anderer Traditionen der westlichen Esoterik mit solchen östlicher Religionen verbindet. Sie fand begeisterte Anhänger in den Vereinigten Staaten, in Europa und in Indien, wo die

Theosophische Gesellschaft zeitweilig ihren Hauptsitz hatte.

Die okkultistische Bewegung im Vereinigten Königreich

G. R. S. Mead nahm nach der Lektüre von Alfred Percy Sinnetts Esoteric Buddhism (1883) Kontakt zu den Londoner Theosophen Bertram Keightley und Mohini Chatterji auf und schloss sich der Theosophischen Gesellschaft in London an. Sein Interesse am Spiritismus führte ihn nach Frankreich an die Universität von Clermont-Ferrand, wo er den später für seine Theorie des Vitalismus bekannten Henri Bergson kennenlernte. Nachdem Blavatsky sich 1887 in London niederlassen hatte, besuchte Mead sie dort regelmäßig und wurde von 1889 bis zu ihrem Tod 1891 ihr privater Sekretär; außerdem wurde er 1889 zusammen mit Keightley Mitsekretär der Esoterischen Sektion der Theosophischen Gesellschaft. Während in der Theosophischen Gesellschaft in den 1890er-Jahren um die Führung gekämpft wurde, widmete Mead sich der Religion als Wurzel der Theosophie sowie den westlichen Wurzeln der Esoterik. Er versuchte sich an einer allgemeinen Theosophie und verband in seinen Schriften östliche und westliche Traditionen, wobei er sich anfangs stark an hellenistische Theosophie und Gnosis anlehnte. Mead hatte kein Interesse an magischen oder okkulten Künsten und unterschied streng zwischen den sie Ausübenden und „echten" Okkultisten. 1909 brach Mead mit der Theosophischen Gesellschaft und gründete die Quest Society, zu deren Vizepräsidenten Arthur Edward Waite zählte. Auch Waite ging den Weg vom Spiritismus zur Theosophischen Gesellschaft; nach seinem Bruch mit dieser schloss er sich dem

Hermetic Order of the Golden Dawn an. William Wynn Westcott, der den Golden Dawn zusammen mit Samuel Liddell MacGregor Mathers und William Robert Woodman 1888 gegründet hatte , hatte für diesen die Struktur und das Grundsystem des Rosenkreuzerordens Societas Rosicruciana in Anglia (SRIA), der alle drei Gründer ebenfalls angehörten , übernommen .

Konflikte innerhalb des Golden Dawn entstanden ab 1895, als die Beziehungen zwischen Mathers und Annie Horniman sich verschlechterten, die daraufhin des Ordens verwiesen wurde, und Mathers sich weniger dem Orden und stärker politischen Aktivitäten widmete. Als er seine Autorität gefährdet sah, verlangte er in einem Manifest vollständigen Gehorsam in allen dem First und Second Order verbundenen Belangen. Zusätzlich verließ Westcott 1897 den Orden, der (umstrittenen) offiziellen Version nach, nachdem seine Verbindung zum Golden Dawn den Autoritäten bekannt wurde. Eine Krise für den Golden Dawn entstand im Februar 1900; Mathers regierte den Orden auf Distanz und verlor die Verbindung zu den englischen Tempeln. Florence Farr war Mathers' Verhaltens überdrüssig und schlug in einem Brief die Auflösung des Ordens vor; Mathers hielt dies für einen Versuch, Westcott zurückzubringen und an die Spitze des Ordens zu setzen, und offenbarte Farr, dass die von Westcott als Legitimation für die Ordensgründung angeführten Briefe von Fräulein Sprengel Fälschungen waren . Dies erschütterte das Vertrauen der Londoner Mitglieder, darüber hinaus weigerte Westcott sich, Stellung zu Mathers' Vorwürfen zu nehmen. Dazu kam, dass Aleister Crowley sich 1899, ein Jahr nach seiner Aufnahme, für die Initiation in den Second

Order qualifizierte; seine Initiation wurde jedoch von Farr wegen seiner „Exzentrizitäten und ‚moralischen Verderbtheiten'" abgelehnt. Crowley begab sich nach Paris und wurde von Mathers initiiert, was von den Londoner Adepten nicht anerkannt wurde. Der Second Order formierte ein Komitee zur Untersuchung der Sprengel-Briefe, worauf Mathers das Komitee annullierte und Crowley als Gesandten nach London schickte, um die privaten Räume und das Inventar zu beschlagnahmen. William Butler Yeats und andere Londoner Adepten vereitelten Mathers Plan, indem sie ihn und Crowley ausstießen. Crowley gründete darauf den Orden Astrum Argenteum (A∴A∴) und schloss sich dem Ordo Templi Orientis (OTO) von Theodor Reuß an, dessen britischen Zweig er später leiten sollte. Yeats übernahm im Zuge der Verwirrungen den Isis-Urania-Tempel, und das Komitee versuchte, den Orden in demokratischeren Formen zu restrukturieren, was zu noch mehr Verwirrungen sorgte. Unterdessen war Horniman wieder in den Orden aufgenommen worden, der sich seit ihrem Hinauswurf stark verändert hatte, was zu Streitigkeiten zwischen ihr und einem Großteil des Ordens führte. 1901 resignierte Yeats, und Madame Horos und ihr Ehemann brachten dem Golden Dawn unerwünschte Aufmerksamkeit und veröffentlichen Interna desselben. Der Golden Dawn begann zu zerfallen; Farr resignierte, Mathers und eine kleine Gruppe von Initiierten gründeten den Orden Alpha et Omega, der Tempel in London, Edinburgh und Paris etablierte; von Eingeweihten des Alpha et Omega wiederum gingen weitere magische Gruppen aus, wie die von Dion Fortune gegründete Fraternity of the Inner Light und Paul Foster Cases Builders of the

Adytum. Nach einem Schisma 1903 bestand der alte Golden Dawn nicht mehr. Die Überreste des ursprünglichen Isis-Urania-Tempels wurden von Waite übernommen, dem sich viele der verbleibenden Golden-Dawn-Mitglieder anschlossen; Waite interessierte sich jedoch weniger für Magie als für Mystik und reduzierte daher die ritualmagischen Elemente zugunsten des von ihm bevorzugten mystischen Pfads. 1914 schloss er den Orden und gründete die Fellowship of the Rosy Cross. Die stärker magisch interessierten Ordensmitglieder, darunter Robert William Felkin und John William Brodie-Innes, formierten den Orden Stella Matutina. In den 1930er-Jahren veröffentlichte Israel Regardie, Crowleys Sekretär von 1928 bis 1930, zwei Bücher, die bei Stella-Matutina- und Alpha-et-Omega-Mitgliedern für Aufregung sorgten; wegen seiner Verbindungen zu Crowley wurde Regardie schriftlich attackiert. Durch Fortune, die ihn gegen diese Angriffe verteidigte, wurde er eingeladen, Stella-Matutina-Mitglied zu werden, wurde 1933 Mitglied und 1934 Adept. Wegen der Zerfallserscheinungen im Orden besorgt, veröffentlichte er nach Verlassen dessen Lehren im Buch The Golden Dawn, um das Überleben dieser Lehren zu sichern. Wie von Regardie angenommen, stellten die meisten A.O. und S.M.-Tempel ihre Tätigkeiten in den folgenden Jahren ein. Der letzte britische Tempel, der Hermes-Tempel in Bristol, wurde in den frühen 1960er-Jahren auf Eis gelegt und 1972 offiziell geschlossen; der letzte Tempel in Neuseeland schloss 1978. 1982 gründete Regardie einen neuen Zweig des Hermetic Order of the Golden Dawn in Columbus, Georgia.

Die okkultistische Bewegung in Deutschland (ca. 1880-1940)

Auch im deutschen Sprachraum ist der Ursprung der modernen okkultistischen Bewegung eng mit dem Spiritismus verbunden, der um 1860 aus den USA nach Deutschland kam. Ein breites Interesse an okkulten Phänomenen riefen hier besonders die Sitzungen des Physikers Karl Friedrich Zöllner mit dem Medium Henry Slade hervor, an denen auch andere bedeutende Wissenschaftler (darunter Gustav Theodor Fechner) teilnahmen und über die Zöllner ab 1878 ausführliche Berichte veröffentlichte. Zöllner erwartete von diesen Séancen Beweise für die Existenz einer Vierten Dimension und wollte damit eine „Transzendentale Physik" begründen. Während die bei Séancen auftretenden okkulten Phänomene traditionell als Äußerungen verstorbener Personen gedeutet wurden, entstand in den 1880er Jahren in Deutschland eine neue animistische Richtung (v. lat. anima = ‚Seele'), welche die Ursachen dieser Phänomene als unbekannt betrachtete und sie auf psychologischer Ebene untersuchen wollte. Die wichtigsten Vertreter dieser Richtung waren Gregor Konstantin Wittig und Alexander Aksakow, die zusammen mit dem Verleger Oswald Mutze die Zeitschrift Psychische Studien herausgaben. Ein renommierter Unterstützer war der Philosoph Eduard von Hartmann mit seiner Schrift Der Spiritismus (1884).
1886 gab es in Deutschland zwei bedeutende Neugründungen im Bereich des Okkultismus: die Psychologische Gesellschaft und die theosophische Zeitschrift Sphinx. Die Psychologische Gesellschaft verfolgte vor allem das Ziel, durch streng wissenschaftlich durchgeführte Experimente mit mediumistisch begabten Versuchspersonen neue Erkenntnisse über die menschliche Psyche zu

gewinnen. Die Sphinx, herausgegeben von Wilhelm Hübbe-Schleiden, brachte mit wissenschaftlichem Anspruch Berichte über okkulte Phänomene wie Telepathie und Magnetismus sowie Beiträge zu den „Okkulten Wissenschaften" wie Astrologie und Magie. Sie zählte auch namhafte Wissenschaftler wie Alfred Russel Wallace und Eduard von Hartmann sowie andere bedeutende Personen wie Leo Tolstoi oder den Sozialdemokraten Kurt Eisner zu ihren Autoren. Über die Arbeit der Psychologischen Gesellschaft berichtete neben okkulten Magazinen wie der Sphinx auch die Mainstream-Presse wie etwa Die Gegenwart.

Innerhalb der Psychologischen Gesellschaft kam es bald zu Differenzen zwischen den beiden wichtigsten Mitarbeitern, Albert von Schrenck-Notzing und Carl du Prel. Der Philosoph du Prel wollte mit der Begründung einer „Transzendentalen Psychologie" ein Gegengewicht zu dem herrschenden Materialismus schaffen und sah in den Experimenten der Gesellschaft einen wichtigen Beitrag hierzu, indem er hoffte, durch sie den Materialismus empirisch widerlegen zu können. Dagegen verfolgte der Psychiater Schrenck-Notzing das eher pragmatische und umgekehrt ausgerichtete Ziel, gewisse rätselhafte Phänomene, die er etwa durch Hypnose hervorrufen konnte, aus dem Bereich des Mystischen in den der „offiziellen Wissenschaft" einzubringen. 1889 kam es zum Bruch, indem sich unter der Leitung du Prels eine Gesellschaft für Experimentalpsychologie abspaltete, in der das Ziel einer Transzendentalen Psychologie weiter verfolgt wurde, während die verbleibende Muttergesellschaft unter Schrenck-Notzing der Richtung folgte, aus der die Parapsychologie hervorging.

Die von du Prel und Hübbe-Schleiden vertretene Zielsetzung, das Spirituelle zum Gegenstand wissenschaftlicher Forschung zu machen, war ab etwa 1890 ein zentrales Thema der deutschen okkultistischen Bewegung. Im Verlauf der 1890er Jahre verlagerte sich das Interesse aber von der wissenschaftlichen Erforschung zur subjektiven Erfahrung. Okkultismus wurde zunehmend als eine Angelegenheit der persönlichen Entwicklung verstanden, bei der den „okkulten Künsten" eine Schlüsselrolle zukam und die dem Zeitgeist des Fin de siècle entsprechend mit der Entwicklung alternativer Lebensstile verbunden war. Inzwischen handelte es sich um eine Massenbewegung mit vielen lokalen und überregionalen Gesellschaften, mit zahlreichen Buchverlagen, welche unter anderem okkultistische Literatur herausbrachten, und mit etlichen eigenen Zeitschriften, von denen neben der Sphinx (1886-1896) die von Franz Hartmann herausgegebenen Lotusblüthen (1892-1900) und Paul Zillmanns [Neue] Metaphysische Rundschau (1896-1918) die bedeutendsten waren. Führende Vertreter des auf die eigene spirituelle Entwicklung und Erfahrung ausgerichteten Okkultismus waren die Theosophen Franz Hartmann und Rudolf Steiner, der 1902 die Leitung der neu gegründeten Deutschen Sektion der Theosophischen Gesellschaft übernahm und später die Anthroposophie begründete.

Während die Theosophen auf der Grundlage der spirituellen Entwicklung des Einzelnen weltweit die Schaffung einer „allumfassenden Bruderschaft der Menschheit" anstrebten, entwickelte sich speziell im deutschsprachigen Raum im frühen 20. Jahrhundert mit der Ariosophie eine Bewegung, welche okkultistische Elemente mit Rassismus und

Nationalismus verband. Die Ariosophen, deren bedeutendste Repräsentanten Guido von List und Jörg Lanz von Liebenfels waren, propagierten eine rassisch reine „arische" Gesellschaft und übernahmen selektiv gewisse Vorstellungen aus der Theosophie, darunter die Lehre von den Wurzelrassen. Innerhalb der Okkultismus-Bewegung war die Ariosophie jedoch nur eine Randerscheinung, während umgekehrt okkultistische Themen etwa in den Publikationen des Lanz von Liebenfels nur einen recht geringen Raum einnahmen.

In den ersten Jahrzehnten des 20. Jahrhunderts konnte sich der Okkultismus in fast allen seinen Spielarten in Deutschland recht frei entfalten und erfreute sich wachsender Beliebtheit. Es gab zwar Gegner wie die Katholische Kirche, und speziell in Bayern gab es einen „Gaukelei"-Paragraphen im Strafgesetzbuch, der eine Handhabe bot, etwa Handleser und Astrologen strafrechtlich zu verfolgen, aber insgesamt wuchs die Akzeptanz für „das Okkulte". Auch einige führende Nationalsozialisten waren an okkulten Themen interessiert. So nahm Rudolf Heß regelmäßig die Dienste von Astrologen, Magnetheilern und Hellsehern in Anspruch. Heinrich Himmler förderte den Ariosophen Karl Maria Wiligut als seinen „privaten Magier" und Hellseher. Dieser hatte eine eigene Variante eines Geschichtsmythos von übermenschlichen arischen Vorfahren entwickelt. Wiligut wurde Leiter der Abteilung Vor- und Frühgeschichte der SS und trug zum Ausbau der Wewelsburg als SS-Zeremonienstätte bei. 1939 wurde er jedoch – unter anderem wegen des Bekanntwerdens einer früheren Schizophrenie – aus der SS ausgeschlossen. Für

Adolf Hitler waren dagegen Okkultisten bereits in Mein Kampf (1925/26) ein Haufen von Wirrköpfen. Nach der Machtergreifung der Nationalsozialisten 1933 wurden okkultistische Vereinigungen als „staatsfeindliche Sekten" eingestuft. Die wichtigsten Anklagepunkte waren, dass Okkultisten den für den Nationalsozialismus zentral bedeutenden Rassismus ablehnten und speziell die Theosophen sogar eine „allumfassende Bruderschaft der Menschheit" propagierten, und dass sie, ähnlich wie die Freimaurer, angeblich eine „gefährliche" Beeinflussung der Volksmassen betrieben. Ab 1935 ist eine strafrechtliche Verfolgung okkultistischer Aktivitäten dokumentiert, und 1937 wurden durch einen Erlass des Innenministeriums alle Freimaurerlogen, theosophischen Vereine und verwandten Gruppierungen verboten. Die Situation verschärfte sich weiter, nachdem im Mai 1941 Hitlers Stellvertreter Rudolf Heß auf eigene Faust nach Großbritannien geflogen war, um Friedensverhandlungen anzuregen. In einer umgehend durch den Propagandaminister Joseph Goebbels gestarteten Kampagne wurde Heß als Geisteskranker bezeichnet, der aufgrund des Einflusses von Astrologen, Mesmeristen und anderer Okkultisten unter Halluzinationen leide. Es folgten umfassende Polizeiaktionen gegen Astrologen, Spiritisten, Anthroposophen und alle Anhänger ähnlicher Richtungen einschließlich der völkischen Ariosophen mit der Anordnung, diese Personen zur Zwangsarbeit zu verurteilen oder in Konzentrationslager einzuliefern und ihre Publikationen und sonstige Materialien zu beschlagnahmen.

Das Ziel dieser Aktion gegen Geheimlehren und sogenannte Geheimwissenschaften war die vollständige und dauerhafte Ausschaltung dieser Personen und ihrer Organisationen. So notierte Goebbels in seinem Tagebuch: „Diese [sic!] ganze obskure Schwindel wird nun endgültig ausgerottet. Die Wundermänner, Heß' Lieblinge, werden hinter Schloss und Riegel gesetzt." Von Hitler wird berichtet, dass er namentlich Astrologen eine starke Mitschuld an Heß' Aktion zusprach und äußerte: „Es ist daher Zeit, mit diesem Sterndeuterunfug radikal aufzuräumen." Inwiefern das tatsächlich erreicht wurde, ist jedoch unklar. Goebbels notierte nach der Aktion: „Alle Astrologen, Magnetopathen, Anthroposophen etc. verhaftet und ihre gesamte Tätigkeit lahmgelegt. Damit ist diesem Schwindel endgültig ein Ende gemacht." Diese Einschätzung wurde in der Fachliteratur weitgehend übernommen. Dagegen wird in einer neueren Untersuchung von Uwe Schellinger & al. darauf hingewiesen, dass in den Anweisungen Ausnahmeregelungen für Wehrmachtsangehörige, führende Parteimitglieder und leitende Staatsbeamte vorgesehen waren, und die Durchführung von Experimenten mit Pendeln zur Ortung feindlicher Schiffe bei der Marine noch im Jahr 1942 dokumentiert.

Okkultismus im Kontext der Moderne

Traditionell wird der Okkultismus als Gegenbewegung zur Moderne, als Abkehr von der Vernunft und als Rückfall in vor-moderne Ansichten interpretiert. Besonders drastisch hat das Theodor W. Adorno 1951 in Minima Moralia formuliert, indem er von einer „Rückbildung des Bewusstseins" und von einer „Metaphysik der dummen Kerle" sprach. Auch James Webb, der 1971 mit The Flight from Reason als

Erster eine Untersuchung des Okkultismus in kulturgeschichtlicher Perspektive vorlegte, betonte noch den Aspekt der Gegenbewegung, der „Flucht vor der Vernunft". Demgegenüber wird in neuerer Literatur der Ansatz vertreten, den Okkultismus als Bestandteil der Moderne selbst aufzufassen. So weist Antoine Faivre in Esoterik im Überblick (2001) darauf hin, dass die Okkultisten des späten 19. und frühen 20. Jahrhunderts sich im Allgemeinen weder gegen den wissenschaftlichen Fortschritt noch gegen die Modernität wendeten, und er schlägt vor, den Okkultismus jener Zeit als Äußerung der „mit sich selbst konfrontierten Moderne" anzusehen. Speziell für den deutschsprachigen Raum führt das Corinna Treitel in A Science for the Soul (2004) aus, und in ähnlicher Weise Alex Owen in The Place of Enchantment (2004) für Großbritannien.

Wirkung

Kunst

Okkultistische Überzeugungen und Praktiken hatten großen Einfluss auf die zeitgenössische (moderne) Kunst. Schriftsteller wie Rainer Maria Rilke, Gustav Meyrink und Thomas Mann griffen okkultistische Ideen und Erfahrungen auf. In Kinofilme wie Das Cabinet des Dr. Caligari (1919) und Der Golem, wie er in die Welt kam (1920) flossen okkultistische Motive ein. An der Produktion des Vampirfilm-Klassikers Nosferatu – Eine Symphonie des Grauens (1922) waren zwei überzeugte Okkultisten, Friedrich Wilhelm Murnau und Albin Grau, maßgeblich beteiligt. Vom Okkultismus beeinflusste Maler waren Wassily Kandinsky, Max Ernst, Piet Mondrian, Paul Klee, Hans Arp und andere. Kandinskys bahnbrechender Schrift Über das Geistige in der Kunst (1911) war eine intensive Auseinandersetzung mit okkultistischen Werken Zöllners, du Prels und Aksakows sowie mit Artikeln in der Sphinx vorausgegangen. Corinna Treitel bezeichnet daher in ihrer Studie A Science for the Soul (2004) den Okkultismus und die neue Ästhetik der Moderne als zwei Facetten desselben Phänomens: des Aufkommens einer neuen Sensibilität auf der Grundlage intuitiver Erfahrung.

Medizin

Im Bereich der Alternativmedizin wurden vielfach Praktiken aus dem Bereich des Okkultismus eingesetzt, so dass man von einer „Okkulten Medizin" sprechen konnte. Beispiele dieser okkultistischen Praktiken sind Hellsehen, Pendeln, Graphologie, Irisdiagnostik, spiritistischer Mediumismus und Astrologie.

Kriminalistik

Vor allem in den 1920er Jahren wurden die vermeintlichen Fähigkeiten von Hellsehern und Telepathen in Deutschland vielfach auch bei der Aufklärung von Verbrechen in Anspruch genommen, und zwar sowohl von privaten Auftraggebern wie auch in direkter Kooperation mit der Polizei. Berühmte Vertreter dieses kriminalistischen Mediumismus' waren Else Günther-Geffers und August Christian Drost. Die Inanspruchnahme solcher Personen durch staatliche Organe war allerdings umstritten, und einige von ihnen wurden als Betrüger überführt, während etwa Drost und Günther-Geffers zwar wegen Betrugs angeklagt, aber für unschuldig befunden wurden.

Für Betrüger, die sich okkulter Methoden bedienen oder die „okkulte, abergläubische Einstellung der von ihr ausgegangenen Personenkreise" zu ihren Zwecken ausnützen, führte der Jurist Herbert Schäfer den Begriff des Okkulttäters ein, wobei er zwischen dem an die Richtigkeit seiner Behauptungen glaubenden „echten" und dem den „fremden Aberglauben" bei „vorhandener besserer Einsicht" ausnützenden „unechten" Okkulttäter unterscheidet. Diesen Tätertyp habe es „seiner Grundstruktur nach schon immer gegeben", sein „eigentliches Betätigungsfeld" habe ihm aber erst der Siegeszug des Rationalismus bereitet; erst seit dieser Zeit sei er für die kriminologische Forschung als Tätertyp, der sich von anderen durch seine besondere geistige Einstellung unterscheide, interessant und zugänglich. Schäfer beschränkte sich bei seinen Untersuchungen auf den Raum der Bundesrepublik Deutschland und drei Typen des Okkulttäters: den in der Öffentlichkeit wenig bekannten und hauptsächlich auf dem Land tätigen Hexenbanner, dessen „heimtückisches Wirken" bestimmten Dorfbewohnern schade, den großes Aufsehen erregenden magischen Heiler, dessen Tätigkeiten der Gesundheit seiner Anhänger schadeten, und den Erdentstrahler, der sich als Forscher tarne und mit seinen Entstrahlungs- und Abschirmgeräten die Gesundheit und das Vermögen technisch faszinierter Abergläubischer erheblich gefährde.

Militär

Im Kriegsjahr 1942 führte die deutsche Marine Experimente mit Pendeln durch, um deren Eignung für die Ortung feindlicher Schiffe zu prüfen. Vorausgegangen war eine auffällige Häufung von Verlusten deutscher U-Boote, und es gab Hinweise, wonach die britische Marine in der Lage sei, mit Hilfe von Pendeln U-Boote zu orten. Die Experimente lieferten jedoch keinerlei verwertbare Ergebnisse und wurden anscheinend nach weniger als einem Jahr wieder eingestellt. Die ungewöhnlichen Erfolge der britischen Marine fanden später eine andere Erklärung: Es war den Briten zeitweilig gelungen, den deutschen Funkverkehr zu entschlüsseln (siehe Enigma).

Rezeption

Verschwörungstheorien

Zur Rezeption des Okkultismus gehört ein umfangreiches verschwörungstheoretisches Schrifttum, das sich ab den 1960er Jahren entfaltete, sich in Anfängen aber bis in die späten 1930er Jahre zurückverfolgen lässt und bedeutende okkulte Einflüsse auf den Nationalsozialismus und insbesondere auf Adolf Hitler postuliert, die dessen Aufstieg und Macht erklären sollen. Nach der Einschätzung Hans Thomas Hakls war der wichtigste Ursprung dieser Legenden das Buch Hitler m'a dit des emigrierten Ex-Nationalsozialisten Hermann Rauschning, das 1939 in Paris und kurz darauf auch in einer englischen (Hitler Speaks, 1939) und in einer deutschen Ausgabe (Gespräche mit Hitler, 1940) erschien. Rauschning behauptete, zahlreiche Gespräche mit Hitler geführt zu haben, die aufgrund neuerer Forschungen heute jedoch als größtenteils oder vollständig frei erfunden gelten. Auf der Grundlage dieser angeblich intimen Kenntnis Hitlers schrieb er, dieser stehe unter dem Einfluss dunkler und zerstörerischer magischer Kräfte. Rauschnings Behauptungen fanden in Frankreich weite Verbreitung, insbesondere durch den Rundfunk, der, wie Hakl schreibt, „bis zur Invasion durch die deutschen Truppen praktisch täglich längere Auszüge aus dem Buch" sendete. Ebenfalls 1939 in Paris erschien das Buch Hitler et les Forces Occultes von Edouard Saby, in dem Hitler als Magier und Eingeweihter bezeichnet wird, der unter dem Einfluss okkulter Geheimgesellschaften stehe. Saby erhob den Anspruch, erstmals „das okkulte Wirken Adolf Hitlers" darzustellen. Ähnliche Schriften, in denen Hitler mit Okkultismus und Satanismus in Verbindung gebracht und so der militärische Gegner dämonisiert wurde, erschienen um 1940 auch in Großbritannien.

Einen regelrechten Boom derartiger Publikationen über einen angeblichen „Nazi-Okkultismus" löste 1960 das Buch Le matin des magiciens (deutsch: Aufbruch ins dritte Jahrtausend, 1962) von Louis Pauwels und Jacques Bergier aus. Darin wurde behauptet, die Nationalsozialisten hätten den Kontakt mit einer geheimnisvollen unterirdischen Zivilisation gesucht, die über eine ungeheuer mächtige Energie namens „Vril" verfüge, mit deren Hilfe man die Welt grundlegend verändern könne. (Vril und die unterirdische Zivilisation sind Motive aus Edward Bulwer-Lyttons fiktionaler Schrift The Coming Race von 1871.) Zu diesem Zweck sei in Berlin eine „Vril-Gesellschaft" eingerichtet worden, und das Ziel dieser Anstrengungen sei die Schaffung einer neuen Menschenrasse gewesen. Eine noch wichtigere Rolle schrieben Pauwels und Bergier der Thule-Gesellschaft zu, die im Geheimen die eigentlich lenkende Kraft des Dritten Reiches gewesen sei und deren angebliche Mitglieder Dietrich Eckart und Karl Haushofer Hitler durch die Übermittlung geheimen Wissens beeinflusst hätten. (Eine Thule-Gesellschaft hat es, anders als die fiktive Vril-Gesellschaft, tatsächlich gegeben, aber sie existierte nur von 1918 bis etwa 1925, und weder Eckart noch Haushofer zählten zu ihren Mitgliedern.)

In Bevor Hitler kam (1964) baute Dietrich Bronder diese Fiktion weiter aus, indem er Elemente aus Blavatskys Theosophie aufgriff. Demnach sei Haushofer in tibetanische Geheimlehren eingeweiht gewesen, und die Thule-Gesellschaft habe Kontakte mit einem geheimen Klosterorden in Tibet gepflegt. Trevor Ravenscroft schilderte in The Spear of Destiny (1972, deutsch: Der Speer des Schicksals), dass Hitler schon in seiner Wiener Zeit ein eifriger Student des Okkultismus gewesen sei und geplant habe, die in der dortigen Hofburg aufbewahrte Heilige Lanze in Besitz zu nehmen, um ihre vermeintlichen magischen Kräfte zur Erlangung der Weltherrschaft zu nutzen. Später sei er von Eckart und Haushofer in schwarzmagische Rituale eingeweiht und zum Werkzeug böser Mächte gemacht worden.

Rechtsextremismus

Neben der Flut verschwörungstheoretischer Schriften, in denen Hitler und der Nationalsozialismus durch fiktive Verbindungen mit Okkultismus und Satanismus dämonisiert wurden und die während des Krieges zum Teil auch von der alliierten Propaganda herangezogen wurden, gab es in der Nachkriegszeit vereinzelt auch Autoren, welche diesen „Okkultmythos" aufgriffen, um ihn zur Propagierung rechtsextremer Ansichten und Ziele zu nutzen, so etwa Wilhelm Landig, Savitri Devi und Miguel Serrano.

Astralleib

Astralleib oder Astralkörper (von lateinisch astralis „sternartig") ist ein Begriff zur Bezeichnung einer unsichtbaren, wolkenartigen „Hülle", die nach manchen religiösen und okkulten Lehren den Menschen bzw. dessen Seele umgibt und den Tod des materiellen Körpers überdauert. Die Existenz eines Astralleibs wird vor allem in der modernen Theosophie, der Anthroposophie und der neueren Esoterik angenommen. Vom Astralleib wird in manchen Lehren, insbesondere der Anthroposophie, der Ätherleib unterschieden. Das Konzept des Astralleibs findet sich bereits im antiken Platonismus, wo von einem „Seelenfahrzeug" wie auch von einem „Gewand" oder einer „Hülle" der Seele die Rede ist; diese Begriffe werden synonym verwendet. Die Bezeichnung des Seelenfahrzeugs als „sternartig" (altgriechisch astroeidés) taucht erstmals beim spätantiken Neuplatoniker Proklos auf. In der Renaissance wird das aus antiker Literatur bekannte Seelenfahrzeug auch als „siderischer Leib" (Sternenleib) bezeichnet; daraus ist der Ausdruck „Astralleib" entstanden. Ähnliche Vorstellungen bestehen im Hinduismus und im Jainismus, wo ebenfalls von „Hüllen" die Rede ist.

Antike

Den Ausgangspunkt für die Vorstellungen vom Fahrzeug oder Wagen (griechisch óchēma) der Seele bilden einige Stellen in Dialogen Platons. Im Timaios wird berichtet, der Demiurg habe jeder Seele einen Stern zugeteilt und den Seelen, nachdem er sie gleichsam auf Fahrzeuge gesetzt habe, die Natur des Kosmos gezeigt. Timaios-Kommentatoren verstanden unter den „Fahrzeugen" nicht die jeweiligen Sterne der Seelen, sondern den Seelen zugeteilte Vehikel, auf denen diese aus dem Himmelsbereich in die irdische Welt hinabsteigen. Weitere einschlägige Stellen finden sich in den Dialogen Phaidros, Phaidon und Nomoi. Im

Phaidros werden die Seelen der Götter und der Menschen mit Wagenlenkern verglichen. Die menschliche Vernunftseele (logistikón) lenkt den Wagen; die beiden Pferde, die ihn ziehen, stehen für das Gemüt und die Begierde. Im Phaidon besteigen bestimmte Seelen Verstorbener ihre Fahrzeuge – gemeint sind offenbar Boote – und fahren damit zu einem See im Totenreich. In den Nomoi wird die Hypothese erwogen, dass die Seele der Sonne über einen feurigen oder luftartigen Körper verfügt, von dem aus sie ihr Gestirn bewegt.

Aus Platons Verbindung der Seelen mit den Sternen zogen antike Platoniker Konsequenzen, wobei sie auch aristotelisches Gedankengut berücksichtigten. Schon im 4. Jahrhundert v. Chr. lehrte der stark aristotelisch beeinflusste Platoniker Herakleides Pontikos, die Substanz der Seelen sei mit derjenigen der Gestirne identisch. Demgemäß bezeichnete er die Seelen als lichtartig und ging davon aus, dass sie im Bereich des Fixsternhimmels beheimatet sind. Im späteren Platonismus wurde dann die platonische Vorstellung des Seelenwagens mit der aristotelischen Lehre vom Äther (der Substanz der Sterne als fünftem Element) und vom Pneuma kombiniert. Das Pneuma ist bei Aristoteles die physische, durch die Fortpflanzung übermittelte Trägersubstanz der immateriellen Seele, die dem Stoff der Gestirne „analog" ist. Diese Annahme verband Aristoteles zwar nicht mit der religiösen Vorstellung, dass die Sterne die Wohnsitze der Seelen seien, doch bot seine Äußerung zur Analogie zwischen Sternen und Pneuma manchen Platon-Kommentatoren Anlass, das Pneuma mit dem Seelenfahrzeug zu identifizieren. Im spätantiken Neuplatonismus war diese Gleichsetzung geläufig.

Auf solche Überlegungen geht in der römischen Kaiserzeit der Arzt Galenos ein, der wohl an Herakleides Pontikos anknüpft. Nach einer der von ihm angeführten Hypothesen ist die Seele selbst ein lichtartiger und ätherischer Körper, nach einer anderen ist sie unkörperlich, besitzt aber einen derartigen Körper als „erstes Fahrzeug" und tritt durch ihn mit dem sichtbaren, physischen Körper in Verbindung. Auch die Mittelplatoniker nehmen einen Seelenwagen an. Sie sind jedoch hinsichtlich der Frage nach seiner Vergänglichkeit uneinig; Albinos und Attikos halten ihn für vergänglich. Für den Mittelplatoniker Numenios lässt sich erschließen, dass er einen feinstofflichen Seelenwagen annahm.

Im Neuplatonismus werden die einschlägigen Aussagen Platons kombiniert und zu einer Lehre verarbeitet, der zufolge die Seelen sowohl im Himmel als auch bei ihrem Abstieg zur Erde mit ihren Fahrzeugen verbunden sind. Plotin, der Begründer dieser philosophischen Richtung, verwendet den Begriff „Fahrzeug" nicht, akzeptiert aber die Vorstellung. Er meint, dass die Seelen bei ihrem Abstieg aus der geistigen Welt in den Bereich des Werdens und Vergehens schon im Himmel einen „ersten Körper" annehmen. Wenn sie dann in immer dichtere Sphären gelangen, hüllen sie sich in weitere Körper von zunehmend physischer, materieller Beschaffenheit ein. Das Pneuma, das die Seele umgibt, stellt Plotin sich als fein, leichtbeweglich und wohl kugelförmig vor, also von ähnlicher Beschaffenheit wie die Gestirne. Es bleibt mit der Seele nach deren Trennung vom Leib verbunden; seine Verunreinigung oder „Beschwerung" während des irdischen Lebens verursacht die

Seelenwanderung (Reinkarnation). Im Himmel dient der Pneuma-Leib der Seele als Wahrnehmungsorgan. Die späteren Neuplatoniker Porphyrios und Iamblichos bauen das Konzept auf unterschiedliche Weise aus. Porphyrios hält den Seelenwagen für eine feinstoffliche Substanz, die beim Abstieg durch die Gestirnsphären erworben wird und sich dabei zunehmend verdunkelt und materialisiert; ihre Beschaffenheit ist bei den einzelnen Individuen sehr unterschiedlich. Nach dem Tod des physischen Körpers bleibt der Seelenwagen zunächst erhalten; wenn die Seele dann durch die Gestirnsphären zum Himmel emporsteigt, löst er sich allmählich auf. Iamblichos hingegen meint, der Seelenwagen sei vom Demiurgen geschaffen, immateriell und unvergänglich; er bleibe bestehen, nachdem sich die in die geistige Welt zurückgekehrte rationale Seele von ihm und von der irrationalen Seele, deren Träger er sei, getrennt habe. Für einen künftigen erneuten Abstieg der Seele werde das Fahrzeug wieder benötigt. Nach der Lehre des Iamblichos haben auch die Himmelsgötter solche Fahrzeuge. Der aus Äther bestehende menschliche Seelenwagen bedarf der Reinigung, damit die Seele in ihre Heimat zurückkehren kann.

Später kombinieren die Neuplatoniker Syrianos und Proklos Teile dieser Konzepte, indem sie den Seelen je zwei Seelenwagen zuweisen (bzw. drei, insoweit der sichtbare Körper ebenfalls als Seelenfahrzeug gilt). Bei Proklos (5. Jahrhundert) erscheint die neuplatonische Lehre von den Seelenfahrzeugen in ihrer am differenziertesten ausgearbeiteten Gestalt. Nach seiner Auffassung ist der höhere, vom Demiurgen erschaffene Seelenwagen immateriell, unvergänglich, licht- oder sternartig und mit der

Seele zusammengewachsen (symphyés), also unauflöslich mit ihr verknüpft. Der niedere, pneumatische Seelenwagen (pneumatikón óchēma) hingegen besteht aus den vier Elementen der physischen Materie und ist vergänglich. Er wird beim Abstieg der Seele durch die Gestirnsphären erzeugt und löst sich später auf ihrem Rückweg nach oben wieder auf. Im Unterschied zu den menschlichen Seelen haben die göttlichen nur das höhere Fahrzeug. Damaskios, der letzte Leiter der neuplatonischen Schule in Athen, hält weitgehend an der Lehre des Proklos fest, geht aber davon aus, dass die Seele sich vom höheren Seelenwagen trennt, wenn sie die „überhimmlische" Welt betritt. Im 6. Jahrhundert kehrt Damaskios' Schüler Simplikios zum älteren Modell mit nur einem Seelenwagen zurück. Ein anderer Neuplatoniker des 6. Jahrhunderts, Olympiodoros, hält den Seelenwagen für eiförmig – eine Vorstellung, die in der modernen Theosophie wiederkehrt.

Auch der Verfasser der chaldäischen Orakel nimmt einen Seelenwagen an, der sich beim Abstieg der Seele von der himmlischen Region zur Erde bildet, indem die Seele sich mit Material aus den von ihr durchquerten Bereichen umkleidet. Wenn die Seele den Rückweg in ihre göttliche Heimat antreten will, muss sie zuvor ihr Fahrzeug, das sie dabei benötigt, „stärken". Diesem Zweck dienen Reinigungsrituale im Rahmen der Theurgie.

In der Hermetik ist von unkörperlichen Hüllen die Rede, welche die Seele umgeben und ihre Wahrnehmungsfähigkeit beschränken, sowie vom Pneuma als dem Gefährt der Seele. Da der vergängliche Körper eine unmittelbare Anwesenheit des göttlichen, unsterblichen Geistes nicht aushalten könnte, umkleidet der Geist sich mit der Seele wie mit einem Umhang, während die ebenfalls göttliche Seele das Pneuma als Hülle verwendet. Generell werden in den antiken Quellen die Metaphern von der „Hülle" oder dem „Gewand" der Seele und von ihrem „Fahrzeug" oft synonym verwendet.

Der Peripatetiker Alexander von Aphrodisias kritisiert die Vorstellung des Seelenfahrzeugs.

Nach Clemens von Alexandria nahmen der Gnostiker Basilides und seine Anhänger ein für die Affekte zuständiges Organ an, welches sie als „angewachsene Seele" oder „anhängendes Pneuma" bezeichneten. Im antiken Christentum finden sich bei Hippolyt von Rom und Origenes ähnliche Auffassungen wie in der gnostischen und hermetischen Überlieferung. Origenes nutzt das Konzept als Erklärung für die Erscheinungen von Toten. Augustinus nimmt einen Seelenwagen nur für Engel und Dämonen an, die ihn nutzen, wenn sie den Menschen erscheinen.

Mittelalter

Die spätantiken, im Mittelalter sehr populären Autoren Macrobius und Boethius greifen den Gedanken des Seelenwagens bzw. der Hülle oder des Gewandes (amictus) der Seele auf und übermitteln ihn den lateinischsprachigen Gelehrten des Mittelalters. Im Byzantinischen Reich befassen sich Michael Psellos und Nikephoros Gregoras mit der einschlägigen neuplatonischen Literatur. Dante versieht die Seelen der Verstorbenen mit einer „Gestaltungskraft" (virtù informativa), die sie umstrahlt und eine schattenhafte „neue Form" hervorbringt, einen Scheinleib, der sich in der umgebenden Luft ausprägt und Sinnesorgane aufweist.

Frühe Neuzeit
In der Renaissance greift der Humanist Marsilio Ficino die spätantike Konzeption zweier Seelenwagen auf. Bei ihm verbindet der höhere, unsterbliche, aus der Substanz der Sterne bestehende Seelenwagen (vehiculum aethereum) die rationale Seele mit ihrem Körper. Dieser Seelenwagen ist der Sitz des Vorstellungsvermögens (phantasia). Er ist von Natur aus rund, nimmt aber für die Dauer des irdischen Lebens menschliche Gestalt an. Der höhere Seelenwagen ist mit der Seele untrennbar verbunden und wird von ihr permanent belebt. Daneben weist die Seele, während sie sich im Körper befindet, einen zweiten, luftartigen Seelenwagen auf, den spiritus, der für den Empfang der Sinneseindrücke sorgt. Der materielle, aus den vier Elementen zusammengesetzte Körper ist ein drittes Fahrzeug der Seele.
Ähnliche Ideen entwickeln Paracelsus und kabbalistische Autoren sowie Agrippa von Nettesheim, der von einem ätherischen Seelenwagen spricht. Vor allem Paracelsus wird für die spätere Rezeption des Konzepts wegweisend. Er übernimmt die antike Idee des Seelenfahrzeugs, das auch als die Seele einhüllendes Pneuma gedacht wird, und führt dafür die Bezeichnung „siderischer Körper" (Verdeutschung des lateinischen Adjektivs sidereus, zu sidus „Stern") ein, von der später der moderne Ausdruck „Astralleib" abgeleitet wird. Für Paracelsus ist der siderische Körper der Vermittler zwischen Körper und Seele. Er sei der Träger der „natürlichen Weisheit", aber auch der Affekte. Beides habe Gott den Sternen verliehen; von den Sternen seien diese Gaben zur menschlichen Seele gelangt. Auch

Intuition, Träume und Visionen verdanke der Mensch seinem Sternenleib.

Auch in der Medizin der Renaissance wird das Konzept des Astralleibs aufgegriffen. Der Arzt Jean François Fernel beschreibt in seiner Physiologia (1542), einem medizinischen Standard-Handbuch seiner Zeit, die neuplatonische Vorstellung von einem „sternähnlichen Körper" (corpore ... astro simili). Er übernimmt sie nicht im buchstäblichen Sinn, sondern entwickelt sein eigenes, von biologischen und medizinischen Fragestellungen geprägtes Konzept. Dabei geht es ihm unter anderem um die Erklärung von Fortpflanzungs- und Wachstumsvorgängen, für die er Einflüsse aus der Sternenwelt annimmt.

Im 17. Jahrhundert wendet sich Ralph Cudworth, der zur damals einflussreichen Gruppe der Cambridger Platoniker gehört, gegen den Dualismus von René Descartes, der nichts als die ausgedehnte Materie und die Geistseele für existierend hält. Cudworth vertritt mit Berufung auf die antiken Neuplatoniker die Auffassung, zwischen diesen beiden Bereichen sei eine vermittelnde Instanz erforderlich; diese Aufgabe erfülle der feinstoffliche Seelenwagen. Im 18. Jahrhundert findet sich bei Joseph Priestley eine ähnliche Vorstellung.

Moderne

Im deutschen Idealismus nimmt Johann Heinrich Jung-Stilling wiederum ein Seelenvehikel an, einen feinstofflichen Ätherleib, der zwischen dem physischen Leib und dem absolut immateriellen Geist vermittle. Auch Goethe, Hugo von Hofmannsthal und Friedrich Groos sind von der Vorstellung des Seelenfahrzeugs beeinflusst. Die Idee einer zwischen der geistigen Welt und der physischen Natur vermittelnden Instanz findet sich auch bei Immanuel Hermann Fichte. Schelling meint, der Körper weise eine während des Lebens verborgene geistige, unsterbliche Seite auf, seine „geistige Gestalt", die im Tod von der Grobstofflichkeit befreit werde und dann als „feinerer Leib" fortbestehe. Einen solchen geistigen Aspekt spricht er nicht nur dem Menschen, sondern der gesamten Natur zu; so durchdringen sich bei ihm Ideales und Reales wechselseitig.

Bereits in der ersten Hälfte des 19. Jahrhunderts wird der Ausdruck „Astralleib" verwendet, meist mit explizitem Bezug auf Paracelsus, etwa bei Joseph Ennemoser und Franz von Baader.

Bei der sogenannten Astralwanderung handelt es sich um die Theorie, dass der Astralleib den Körper zeitweise verlassen kann.

Theosophie und Anthroposophie

Die Theosophin Helena Petrovna Blavatsky verwendete 1888 in ihrer Geheimlehre (The Secret Doctrine) den Begriff „Astralleib". In Anknüpfung an die theosophische Terminologie und an Paracelsus benutzte auch Rudolf Steiner schon 1904, als er noch der Theosophischen Gesellschaft angehörte, diesen Ausdruck. Später baute er im Rahmen der von ihm begründeten Anthroposophie seine Lehre vom Astralleib aus.

Steiner bezeichnet den Astralleib auch als Trieb- und Empfindungsleib und sieht in ihm eines von vier grundlegenden Wesensgliedern des Menschen. Der Astralleib sei der eigentliche Seelenleib des Menschen, die Substanz, aus der die menschliche Seele gewoben sei. Er soll der Träger des Bewusstseins, der Triebe und Empfindungen und des Egoismus sein. Während alle Lebewesen mit

materiellen Körpern, also auch Pflanzen, einen Ätherleib aufweisen, besitzen nur Menschen und Tiere einen Astralleib und damit ein Gefühlsleben. In seiner Eigenschaft als Bewusstseinsträger wird der Astralleib in der anthroposophischen Literatur auch als „Bewusstseinsleib" bezeichnet, der die Außenwelt wie ein Spiegel in das innere Erleben projiziere. Die Begriffe „Leib" und „Substanz" seien nicht im physisch-materiellen Sinn aufzufassen, sondern als Hinweise auf eine Eigenständigkeit des menschlichen Seelenwesens gemeint. Als eigenständige Wesenheit werde der Astralleib erst mit der Geschlechtsreife um das 14. Lebensjahr geboren; bis dahin sei er noch in eine viel weitere Astralsphäre eingebettet. Ebenso wie der Mensch durch seinen physischen Leib in der physischen Umwelt lebt, so lebe er durch seinen Seelenleib in einer seelischen Umgebung. Allerdings habe der moderne Mensch davon kein klares Bewusstsein, da ihm die dafür erforderlichen seelischen Wahrnehmungsorgane fehlten. Diese könnten aber durch entsprechende Seelenübungen entwickelt werden. Damit werde der Mensch zu einem bewussten Mitbewohner der Seelenwelt.
Im Astralleib bilden sich nach Steiners Ausführungen mikrokosmisch die großen makrokosmischen Gesetzmäßigkeiten ab. Damit ist ein Bezug zur Sternenwelt gegeben, was den Namen „Astralleib" rechtfertigt.
Hinduismus
Die Vorstellung eines feinstofflichen, also quasi materiellen, aber unsichtbaren Körpers als Träger der individuellen Identität über den Tod hinaus taucht schon im Rigveda auf. Dort wird dafür der Begriff tanū verwendet. Er bezeichnet oft die Person (das

Selbst) und wird auch wie ein Reflexivpronomen verwendet. Daneben steht tanū aber auch für den physischen Körper eines Menschen. An manchen Stellen des Rigveda ist offenbar eine Art feinstoffliche Schablone für den sichtbaren Körper gemeint. In dieser Bedeutung bezeichnet der Begriff tanū auch einen feinstofflichen Körper, der dem verstorbenen Individuum im Himmel seine spezifische Gestalt verleiht. Der Verstorbene „vereint" sich im Jenseits mit seinem feinstofflichen Körper, der durch seine Opferhandlungen während seines irdischen Daseins erzeugt oder zumindest gestärkt wurde. Der Begriff śarīra (Körper) hingegen bezieht sich im Rigveda immer auf den physischen Körper.

In der dualistischen Sāṁkhya-Lehre wird die veränderliche Einzelseele, die durch den Kreislauf der Wiedergeburten (saṁsāra) wandert, als Aspekt der materiellen Welt (prakṛti) aufgefasst. Ihr steht die ewige, ebenfalls individuelle, aber am Kreislauf unbeteiligte Seele (puruṣa) gegenüber. Die dem Kreislauf unterworfene Seele wird als feinstofflicher Körper betrachtet. Dieser ständigem Wandel unterliegende Körper wird sūkṣma śarīra („feinstofflicher Körper") oder liṅga śarīra („Merkmalkörper") genannt, während der grobstoffliche Körper sthūla śarīra heißt.

Etwas anders ist die Terminologie im Vedanta und im Yoga. Dort ist die ewige und unveränderliche Seele nicht ein nur betrachtender unbeteiligter Zuschauer, sondern steht selbst im Mittelpunkt des jeweiligen individuellen Kreislaufgeschehens. Sie ist während ihrer Teilnahme am Kreislauf vom grobstofflichen Körper und mehreren feinstofflichen Körpern als Hüllen umgeben. Eine solche Hülle wird kośa genannt. Dieses Konzept – wenn auch noch ohne den Begriff kośa – taucht schon in der Taittirīya Upaniṣad auf. Dort wird eine Fünfteilung dargelegt. Auch in der späteren Literatur der verschiedenen Schulen des Vedanta, des Yoga und des Tantra werden gewöhnlich fünf Hüllen unterschieden. Der physische Körper bildet die äußerste Hülle, er ist die „aus Nahrung gemachte Hülle" (anna-maya kośa). Es folgen drei feinstoffliche Hüllen, die von außen nach innen feiner werden: ganz außen die „aus Prana (Lebenshauch, Vitalkräfte) bestehende Hülle" (prāṇa-maya kośa), dann die „Hülle der Gemütswelt" (mano-maya kośa), dann die „Hülle des Bewusstseins (oder Verstehens)" (vijñāna-maya kośa). Zuinnerst befindet sich die „Hülle der Glückseligkeit" (ānanda-maya kośa).

Eine Hauptfunktion des feinstofflichen Hüllenbereichs besteht darin, die Kontinuität von einer Inkarnation zur nächsten herzustellen, also Anlagen, Wünsche und Neigungen und die Folgen von Handlungen (Karma) von einem Leben zum nächsten zu tragen und so den Kreislauf in Gang zu halten. Die jeweilige Beschaffenheit der feinstofflichen Körper prägt somit die physischen und psychischen Eigenschaften, die für das Lebewesen in der neuen Inkarnation charakteristisch sind.

Die Angaben über die Unterteilung und die Funktionen der Hüllen schwanken. In späten Vedanta-Texten wird ein „Kausalkörper" (kāraṇa śarīra „ursächlicher Körper") angenommen, der mit der „Hülle der Glückseligkeit" identifiziert wird. Ihm kommt eine samenhafte Qualität zu. Der Kausalkörper gilt als der Sitz von Kräften, die der Unwissenheit zugeschrieben werden und die Ursache der Wiedergeburt sind. Somit bewirkt der

Kausalkörper nach dieser Vedanta-Tradition das Umherirren im Diesseits. Erst wenn nach den anderen Hüllen auch diese zerrissen wird, kann das Lebewesen zur Erkenntnis der Realität gelangen und aus dem Kreislauf der Geburten und Tode ausscheiden.

Übereinstimmung besteht darüber, dass sich die mentale Auswertung der Sinneswahrnehmungen sowie die Willens- und die Denkaktivität einer am Kreislauf teilnehmenden Seele auf der feinstofflichen Ebene in den Hüllen abspielen. Hierzu gehört die gesamte seelische Innenwelt der Formen, Erfahrungen, Vorstellungen, Ideen, Gedanken und Gefühle. Als dafür zuständige Instanzen innerhalb des feinstofflichen Bereichs werden genannt: Intellekt oder Unterscheidungs- und Urteilsfähigkeit (buddhi), Ichbewusstsein (ahaṁkāra) und der Übermittler von Eindrücken und Erfahrungen (manas); die verschiedenen philosophischen Schulen verwenden diese Begriffe mit etwas unterschiedlichen Bedeutungen.

Jainismus

Im Jainismus werden ebenfalls fünf Körper oder Hüllen angenommen. Ihre Namen und Funktionen sind jedoch anders als im Hinduismus. Die Bezeichnung ist nicht kośa, sondern śarīra. Die äußerste Hülle ist der grobstoffliche irdische Leib (audārika śarīra). Es folgen die vier feinstofflichen Leiber, zunächst der „Verwandlungsleib" (vaikriya śarīra), über den Götter und Dämonen sowie bestimmte Tiere verfügen; Menschen können ihn durch asketische Übungen erlangen. Der Besitzer eines solchen Leibes kann dessen Größe und Gestalt nach seinem Willen verändern. Daran schließt sich der „Versetzungsleib" (āhāraka śarīra) an, den

Asketen vorübergehend erschaffen, um in ihm den physischen Körper zeitweilig zu verlassen. Es folgt der unzerstörbare „feurige Leib" (taijasa śarīra), der aus Feueratomen besteht, zur Verdauung dient und die drei äußeren Leiber mit Energie versorgt; Asketen können damit auch Objekte verbrennen. Zuinnerst ist kārmana śarīra, der „Karma-Leib", in den die Karma-Substanz aufgenommen wird. Wegen der ständig wechselnden Karma-Einflüsse unterliegt dieser Leib starkem und unablässigem Wandel.

Die Feinheit der Leiber, aber auch ihre Dichte (Anzahl der Materieteilchen) nimmt von außen nach innen zu. Jedes Wesen, das sich im Kreislauf der Reinkarnationen befindet, hat zu jedem Zeitpunkt die beiden innersten dieser Leiber, den feurigen und den Karma-Leib. Diese beiden Körper weisen keine Lust- oder Schmerzwahrnehmungen auf; sie können durch alles hindurchgehen, ohne auf Widerstand zu stoßen. Über die anderen feinstofflichen Leiber verfügen nur bestimmte asketische Individuen, die sie erwerben.

Literatur

Allgemeines

Jens Halfwassen: Seelenwagen. In: Historisches Wörterbuch der Philosophie. Band 9, Basel 1995, Sp. 111–117

Antike

John F. Finamore: Iamblichus and the Theory of the Vehicle of the Soul. Scholars Press, Chico 1985, ISBN 0-89130-883-0

Jens Halfwassen: Bemerkungen zum Ursprung der Lehre vom Seelenwagen. In: Jahrbuch für

Religionswissenschaft und Theologie der Religionen, Band 2 (1994), ISSN 0945-8891, S. 114–128

Indien

Noble Ross Reat: The Origins of Indian Psychology. Asian Humanities Press, Berkeley 1990, ISBN 0-89581-923-6
Benjamin Walker: Hindu World. An Encyclopedic Survey of Hinduism. Band 1, London 1968, S. 162–164 (Artikel Body)

Außerkörperliche Erfahrung
Außerkörperliche Erfahrung (AKE), englisch Out-of-Body-Experience (OBE, bzw. OOBE), auch Astralwanderung, ist ein Erlebnis, bei dem der Betroffene die Empfindung hat, sich außerhalb des eigenen Körpers zu befinden und sich selbst zu betrachten oder sich vom Körper unabhängig von Raum und Zeit zu entfernen, ohne dabei eine geistige Verbindung zum Körper zu verlieren. Der häufig genutzte Begriff Seelenreise oder Seelenwanderung wird sowohl für als Reisen empfundene AKE-Erlebnisse verwendet als auch für den Kreislauf der Wiedergeburten der Seele in den indischen Religionen.
AKE-Erlebnisse sind von unterschiedlicher Länge und Intensität außerhalb eines Gefühls für Raum und Zeitdauer. Typisch sind Gefühle von Loslösung vom (kranken) Körper, Vollständigkeit (inklusive eigentlich amputierter Körperteile), Schmerzlosigkeit, umfassende Beweglichkeit durch schwereloses Schweben und Vorwärtsgleiten, Unsichtbarkeit und veränderte

Wahrnehmungszustände wie eine „360°-Umsicht" und „geistiges Erfühlenkönnen" von Gegenständen, aber keinerlei körperliches Erfühlen, dafür müheloses Durchdringenkönnen von Türen, Gegenständen, Lebewesen, Mauern oder der Zimmerdecke.

Geschätzt rund ein Fünftel der Weltbevölkerung hat schon ein AKE-Erlebnis gehabt (Beleg siehe unten). Das AKE-Phänomen tritt dabei im Tiefschlaf auf oder beim Einschlafen oder bei Übermüdung, beim Meditieren, bei Migräne, epileptischen Anfällen und vaskulären Hirnschädigungen. Das AKE-Phänomen wird oft von Menschen geschildert, die sich in außergewöhnlichen Bewusstseinszuständen, beispielsweise unter Hypnose, in Trance oder Ekstase oder Todesnähe befanden (siehe dazu die ausführliche Besprechung von AKE im Artikel Nahtod-Erfahrung). Außerkörperliche Erfahrungen wurden ferner auch unter Drogeneinfluss beobachtet, etwa beim Konsum von Cannabis, LSD, Ketamin, Psilocybin oder Meskalin.

Manche Menschen können AKE auch willentlich herbeiführen. Im Internet und in Buchform finden sich zahlreiche Beschreibungen von AKE-Erfahrungen und Hilfsmittel und Techniken, diese herbeizuführen.

Historie

Das Phänomen der Seelenwanderung ist zwar bereits seit Pythagoras und Platon und dem Neuplatonismus sowie Plinius dem Älteren bekannt und manifestierte sich in verschiedenen Glaubensströmungen (vgl. Theurgie und Chaldäische Orakel und Erlösung), wurde aber intensiver erst ab Zeitalter der Aufklärung und vermehrt im neunzehnten Jahrhundert diskutiert.

Vor allem das Interesse an esoterischem Okkultismus, bei dem besondere Medien in Séancen Verbindung zu „übernatürlichen Wesen" wie Verstorbenen im Jenseits aufnahmen oder dabei selbst auf Seelenreise gingen, nährten fortwährend das Interesse am Thema.

Wegbereiter der Erforschung
Robert A. Monroe (1915–1995)
1971 publizierte der US-Amerikaner Robert A. Monroe sein erstes Buch „Journeys Out Of The Body" (in deutsch erschienen unter dem Titel Der Mann mit den zwei Leben – Reisen außerhalb des Körpers. Er schildert darin (gottgläubig aber konfessionslos) seine AKE-Erlebnisse und seine Forschungen dazu, diese künstlich herbeizuführen. Nach seiner Darstellung trennt sich die Seele resp. der Astralkörper eines jeden Menschen und auch von Tieren während des REM-Schlafes vom Körper, „lernt" währenddessen auf höheren Bewußtseinsebenen, kann örtlich und zeitlich unbegrenzt reisen und kehrt wieder zum schlafenden Körper zurück, bloß verhindert ein Schutzmechanismus das Erinnern daran. Die „Geistwesen", denen er bei seinen zahlreichen Astralreisen begegnete, erklärten ihm die Begriffe der Astralwelt (engl. „astral plane") bzw. Feinstofflichkeit, des Samsara, der Reinkarnation und die Methoden zum Erreichen des Nirwana, die auch Glaubensinhalt der Weltreligionen Hinduismus und Buddhismus (u.a.m.) und Bestandteil der Theosophie sind. Der Sinn des Lebens wäre danach, ähnlich wie im Buddhismus gelehrt, das Sammeln von Emotionen gleich welcher Art als „geistige Nahrung" und das Sammeln von Erfahrung in dieser Welt. Nach dem Tod trennt sich die Seele endgültig

vom Körper und gelangt, sofern es das Karma erfordert, bei einer Reinkarnation in einem neuen Körper wieder auf die Welt, um sich weiterzuentwickeln. Erinnerungen an frühere Existenzen werden dabei nicht mitgenommen. Da, nach Monroes Wiedergabe, auch negativ empfundene Emotionen wie Leid und Schmerzen für die Seelenentwicklung nützlich wären führt ein Suizid zu einem Defizit an Erfahrungen, was eine weitere Neugeburt nötig macht, um die fehlenden Erfahrungen zu erhalten und daher der Suizid das Problem nicht löst. Was aber keine Aufforderung darstellt, Anderen Schmerzen zuzufügen oder negative Emotionen zu verschaffen, da so ein Verhalten — ähnlich einer „Sünde" — die Seele in ihrer Entwicklung bremst.

Monroe entwickelte und verbreitete im von ihm gegründeten „The Monroe Institute (TMI)" die wissenschaftlich umstrittene Hemi-Sync-Methode, mit der er Tiefenentspannung (Einzelnachweise dazu siehe Hemisphärensynchronisation) und erinnerbare AKE-Erlebnisse für jedermann versprach. TMI ist bei der internationalen „Association for Transpersonal Psychology" gelistet.

Robert A. Monroe arbeitete mit vielen Wissenschaftern und Forschern auf diesem Gebiet zusammen, zum Beispiel Charles Tart (Psychologe, Parapsychologie, Transpersonale Psychologie), mit den Physikern Russell Targ und Hal Puthoff (forschten am Gebiet der Fernwahrnehmung), Stanley Krippner (Psychologe, Traumforscher, AKE-Forscher), Stanislav Grof (Psychiater, Transpersonale Psychologie), Edgar Mitchell (Techniker, Astronaut, PSI-Forscher), und Elisabeth Kübler-Ross (siehe unten).

Raymond Moody (* 1944)
In der Folge wurde im westlichen Kulturkreis die Diskussion über AKE insbesondere durch das 1975 erschienene Buch Life After Life (Leben nach dem Tod) des amerikanischen Arztes Raymond Moody angefacht, der darin zahlreiche Berichte seiner Patienten verarbeitet hat und eine umfassende Verbreitung des Phänomens postulierte. Fachwissenschaftler reagierten auf das Buch überwiegend skeptisch. Allerdings stützten in den nächsten Jahren die Ergebnisse mehrerer Untersuchungen Moodys Verbreitungsthese.

Elisabeth Kübler-Ross (1926–2004)
Die angesehene Psychiaterin und Sterbeforscherin Kübler-Ross forschte intensiv zum Thema AKE, speziell (aber nicht nur) in der Ausprägung der Nahtod-Erfahrungen, die sie in ihren zahlreichen Büchern (in fünfundzwanzig Sprachen übersetzt, davon etliche Werke in Deutsch erschienen) ansprach. Zitat: „Der Tod ist ganz einfach das Heraustreten aus dem physischen Körper, und zwar in gleicher Weise, wie ein Schmetterling aus seinem Kokon heraustritt."

Carlos Castaneda (1925 oder 1931 – 1998)
Der US-amerikanische Anthropologe, Psychologe und Schriftsteller Carlos Castaneda betrieb Studien über die Indianer Mexikos und deren Gebrauch von Heilkräutern und Heiligen Pflanzen (z.B. Peyote). Dabei weihte ihn ein Yaqui-Indianer bzw. Schamane names Don Juan Matus in dessen Geheimwissen ein und lehrte ihm Bewusstseinserweiterung durch Rauschmittel-induzierte „Astralreisen". Castaneda bietet einen gänzlich anderen Zugang zu diesen esoterischen Ideen, seine Werke wurden später von

der aufkommenden New-Age-Bewegung aufgegriffen und spielten darin eine wichtige Rolle.

Kulturelle Verbreitung

Eine wissenschaftliche Untersuchung von mehr als 50 Kulturkreisen aus dem Jahr 1979 belegt, dass in den meisten die Vorstellung existiert, der Geist oder die Seele könne den Körper verlassen. Auch die Struktur von außerkörperlichen Erfahrungen ähnelt sich weltweit. Allerdings ist die Interpretation dieser Erfahrungen wesentlich vom jeweiligen religiösen Umfeld abhängig.

Der Wissenschaftler Kenneth Ring befragte Ende der 1970er Jahre 102 Personen, die bereits einmal an der Schwelle zum Tod standen. Von ihnen hatten etwa 50 Prozent Erlebnisse, die in den Katalog von Nahtod-Erfahrungen fallen: Das Gefühl von „Frieden", Loslösen vom eigenen Körper, Eintauchen in die Dunkelheit oder einen Tunnel, Sehen eines Lichtes und Eindringen in die Helligkeit.

Verschiedene internationale Umfragen ergaben, dass zwischen 8 und 50 Prozent der Befragten in ihrem Leben außerkörperliche Erfahrungen erlebten. Zu den Gruppen mit dem höchsten Anteil gehörten auffälligerweise regelmäßige Cannabiskonsumenten.

Die Psychologin und AKE-Expertin Susan Blackmore schätzte 1982 nach Auswertung der vorliegenden Untersuchungen, dass etwa 15–20 Prozent der Weltbevölkerung schon einmal in ihrem Leben eine entsprechende Erfahrung gemacht haben.

Den Begriff Seelenreise findet man auch kulturell im Zusammenhang mit Eschatologie, Leben nach dem Tod und dem Auferstehungsgedanken.

Erklärungsmodelle

Die Einbettung des AKE-Phänomens in mythische und religiöse Bezugssysteme führte in der Vergangenheit dazu, dass AKE überwiegend in spirituellen Zusammenhängen – etwa bei der Frage von Reinkarnation, also einer möglichen Wiedergeburt der Seele, dem ewigen Leben, Bilokation, Levitation und dämonischer Beeinflussung – behandelt wurde. Ferner werden AKE-Phänomene in der Literatur zur Sterbeforschung beschrieben. Außerkörperlichkeit bzw. die Erfahrungen darüber sind aber — vergleichbar wie Parapsychologie oder andere Grenzwissenschaften — aus naheliegenden Gründen vom rational messenden und bewertenden Wissenschaftsbetrieb (aber auch von der „Gegenseite") nicht ausreichend erklärbar und nur in Theorien abbildbar, woraus sich kontroversielle Meinungen ergeben.

Einordnung des Phänomens

Außerhalb der Religionswissenschaft und der vergleichenden Kulturforschung werden AKE-ähnliche Erlebnisse aber bereits länger in der psychiatrischen und psychologischen Forschung als Autoskopie und Doppelgänger-Phänomen diskutiert. Erst in den letzten Jahrzehnten ist das AKE-Phänomen unter verschiedenen anderen wissenschaftlichen Gesichtspunkten untersucht worden, so denen der Neurowissenschaften und der Physiologie. Insbesondere empirisch arbeitende Wissenschaftler weisen allerdings darauf hin, dass alle Phänomene aus dem Bereich der Nahtod-Erfahrungen aufgrund der subjektiven Eindrücke nur schwer objektivierbar und daher wissenschaftlich nur eingeschränkt auswertbar sind.

Wissenschaftlich werden außerkörperliche Erfahrungen mehrheitlich als Illusionen, Flugträume, luzide Träume oder Halluzinationen erklärt. Diesem Erklärungsmuster zufolge sind die Erfahrungen Folge einer (wie auch immer gearteten) psychischen oder physiologischen Desorganisation des menschlichen Gehirns. Danach ist die AKE eine Fehlinterpretation kognitiver Prozesse, die in Form einer Nervenreaktion auf reale Reize (bzw. Restreize im Sterbezustand) zu als real empfundenen Erlebnissen und wiedererlebten Erinnerungen führt. Außerkörperliche Erfahrungen sind im ICD 10 nicht als psychische Störung resp. als Hinweis für eine solche klassifiziert. Einige Erkrankungen, beispielsweise Schizophrenie, scheinen das Auftreten von AKE zu begünstigen.

Unterschiedlich sind je nach Fachrichtung die Terminologie und Erklärungsansätze für diesen Vorgang:

Verhaltenswissenschaftliche Modelle

Verhaltenswissenschaftlich wird AKE einem psychologischen Ansatz zufolge als das Resultat eines gestörten speziellen Erinnerungs- bzw. Gedächtnismodells eingeordnet, das in der Vogelperspektive konstruiert ist, wofür Untersuchungen Belege liefern.

Forschergruppen aus der Schweiz und Schweden haben ferner 2007 experimentell belegt, dass sich AKE-artige Phänomene durch einfache technische Versuchsanordnungen mittels einer Videobrille künstlich induzieren lassen. Auch das verweist auf die Störung eines Wahrnehmungsmodells als Ursache der Erlebnisse.

Naturwissenschaftliche Modelle

Neurologisch wird das Phänomen als Dissoziation zwischen Ich und Körper beschrieben, welche aufgrund eines Integrationsmangels von propriozeptiven, taktilen und visuellen Informationen des Körpers in Zusammenhang mit einer zusätzlichen vestibulären Dysfunktion entsteht. Die Bedeutung der multisensorischen Mechanismen für die Entstehung von AKE wurde in den vergangenen Jahren durch verschiedene neurobiologische und hirnphysiologische Studien belegt, die mit Hilfe künstlicher Stimulation zur Klärung der Abläufe und der dabei beteiligten Hirnstrukturen beigetragen haben. Dabei wurden eine Reihe teilweise korrespondierender, teilweise konkurrierender Einzelerklärungen geliefert:

Untersuchungen wiesen AKE bei der Stimulation des an der Großhirnrinde befindlichen Gyrus angularis nach.

Auch ein Stimulus des Schläfenlappens ruft Forschungen zufolge AKE hervor. Beteiligt an diesen Vorgängen sind einer Untersuchung nach auch andere mit dem Gedächtnisprozess beteiligte Strukturen im limbischen System, so der Mandelkern und der Hippocampus. Dieser These zufolge führt der Stress im Todesprozess zur Freisetzung von Neuropeptiden und Neurotransmittern, insbesondere von Endorphinen, die auch das oft im Nahtod-Zusammenhang zu beobachtende Glücksgefühl hervorrufen.

Die auf Stimulus einzelner Gehirnzellen zielende Experimente von Michael Persinger („God Helmet"-Versuche) sollen belegen, dass mit von außen angelegten magnetischen Feldern (TMS) am Schläfenlappen AKEs künstlich hervorgerufen werden können, insbesondere bei Patienten mit

Zeichen einer Schläfenlappenepilepsie. Einige der Versuche hielten unabhängigen Wiederholungsstudien nicht stand (Placeboeffekt) und sind seitdem umstritten.

Analog zu AKE bei Drogengebrauch wird ferner vermutet, eine DMT-Ausschüttung im Gehirn des Sterbenden könne die Erlebnisse erzeugen.
Eine andere Untersuchung ergab, dass auch das Anästhetikum Ketamin diese Erscheinungen in Gang setzen kann.
Eine neue Untersuchung an der Universität Maribor (Slowenien) lieferte Hinweise auf einen Zusammenhang von Nahtoderfahrungen und einem erhöhten Kohlenstoffdioxid-Anteil im Blut. Die Studie beruht allerdings mit 11 Personen auf einer sehr schmalen Probandenbasis.
Relativ neue, größer angelegte Studien zu Nahtoderfahrungen, die von dem holländischen klinisch arbeitenden Kardiologen Pim van Lommel durchgeführt wurden, scheinen die bisherigen neurobiologischen oder neurochemischen Annahmen nicht zu unterstützen.
Andere Erklärungsversuche
Eine Theorie hält AKE in Todesnähe für ein Wiederaufleben des Geborenwerdens. Dagegen spricht der Ablauf des Geburtsvorgangs, der rein technisch keine vergleichbaren Erlebnisse liefert, sowie ein wissenschaftlicher Vergleich von AKE-Erfahrungen bei Normal- und Kaiserschnittgeburten, bei dem keine signifikanten Unterschiede zwischen den Gruppen feststellbar waren.
Spirituelle, transzendente und metaphysische Deutungssysteme aus der christlichen Mystik, der zeitgenössischen Esoterik oder aus den

Überlieferungen esoterischer Schulen verschiedener Kulturkreise wie höhere Schwingungslevel, feinstoffliche Ebenen, Seelenreisen oder Astralprojektion werden mangels intersubjektiv erbringbarer Nachweise von Naturwissenschaftlern abgelehnt.

In der Parapsychologie wird AKE akzeptiert und wie Hellseherei oder Telepathie als außersinnliche Wahrnehmung und energetisches Phänomen eingeordnet. Auch hier fehlen naturwissenschaftlich verifizierbare Belege. In dieser Richtung interpretierbare Wahrnehmungstests, etwa der von C.T. Tart, können aufgrund von Mängeln bei der Versuchsdurchführung nur unter starken Vorbehalten zur Stützung der These hinzu gezogen werden. Allerdings zeigen Untersuchungen, dass Personen mit angeblichen telepathischen Erfahrungen auch einen höheren Anteil von AKE-Erlebnissen haben. Dies lässt den vorsichtigen Schluss zu, dass eine Tendenz zur Phantasieproduktion außerkörperliche Erfahrungen begünstigt.

Individuelle Verarbeitung

Außerkörperliche Erfahrungen werden in der Regel subjektiv als völlig reale Vorgänge erlebt und in der Rückschau zumeist idealisiert. Bei einem Teil der Betroffenen haben sie erhebliche psychologische Veränderungen zur Folge. Für einige der Personen liefern sie den Beweis für ein Leben nach dem Tod. Bei einer Teilgruppe führen sie zu als positiv empfundenen tiefgreifenden Persönlichkeitsveränderungen, beispielsweise einem geringeren Interesse an materiellen Werten und einer gestiegenen Empathie für andere Menschen und deren Bedürfnisse.

Ursache dafür ist nach Meinung von Psychologen, dass die Nahtod-Erfahrung dem Menschen einen kleinen Einblick in das „Wesen seines Geistes" gibt: Im Normalfall erlebt der Mensch sein bewusstes Selbst als in seinem Körper verankert und durch ihn begrenzt. Diese Einheit von Körper und Selbst kann in bestimmten Ausnahmesituationen vorübergehend aufgeweicht werden. Die Betroffenen erleben dann den schwer fassbaren Prozess der Ablösung vom Ich-Modell und den Übergang zum Zustand des Nichtseins.

Angebliche Sichtbarmachung mit Hilfe des Kirlian-Effektes

Der russische Physiker Konstantin Korotkow entwickelte eine Videokamera zur Abbildung der von der Kirlian-Fotografie bekannten Koronaentladungen. Mithilfe dieses Verfahrens soll das Ablösen der Seele aus einem Körper beobachtbar sein.

Borley Rectory

Das Borley-Pfarrhaus (Borley Rectory) war ein spätviktorianisches Herrenhaus in Borley, einem Ort am Fluss Stour, an der Grenze von Essex und Suffolk. Es galt bis zu seiner Zerstörung durch einen Brand im Jahre 1939 als das „am meisten von Geistern heimgesuchte Haus Englands". Der angebliche jahrzehntelange Spuk wurde in den 1930er-Jahren durch den umstrittenen Parapsychologen Harry Price bekannt gemacht, der später in den Verdacht geriet, viele der Poltergeist-Phänomene in dem Haus selbst inszeniert zu haben. Das Gelände der einstigen Pfarrei besitzt bis heute Lokalkolorit für selbsternannte Geisterjäger, Esoteriker und Parawissenschaftler.

Geschichte

Der dunkle, verschachtelte Backsteinbau im Pugin-Stil mit 23 Zimmern wurde 1863 im Auftrag des Pfarrers Reverend Henry Dawson Ellis Bull angeblich auf den Fundamenten eines alten Mönchsklosters erbaut. Das von hohen Bäumen umgebene Gelände galt bei den Einwohnern bereits seit Jahrhunderten als ein unheilvoller Ort, an dem, einer Legende zufolge, im 14. Jahrhundert ein Mönch eine verbotene Liebesbeziehung mit einer Nonne aus dem Nachbarkloster hatte. Das tragische Paar wurde daraufhin zum Tode verurteilt. Der Mönch soll, unterschiedlichen Überlieferungen zufolge, entweder geköpft oder gehängt und die Nonne lebendig in das Kellergewölbe des Klosters eingemauert worden sein. Der Geist der Nonne soll daraufhin in der Nähe ihrer Grabstelle erschienen sein, um fortan auf dem so genannten „Nonnenpfad" zwischen den beiden Klöstern hin und her zu wandeln. Außerdem machten immer wieder Sichtungen einer Geisterkutsche und die beunruhigende Erscheinung eines kopflosen Mannes in der Gegend von Borley die Runde.

Als die Pfarrei auf dem Nonnenpfad errichtet wurde, sollen diese Geistererscheinungen zugenommen haben. Reverend Bull und dessen 15-köpfige Familie berichteten bald von den unterschiedlichsten mysteriösen Vorfällen. So sollen die Bewohner abends durch ein Fenster von einer „traurig dreinblickenden Geisternonne" beobachtet worden sein, worauf der entnervte Reverend das Fenster zumauern ließ. Danach verschlimmerten sich die rätselhaften Vorgänge in dem Haus dramatisch: Gegenstände sollen von unsichtbarer Hand durch die Räume geworfen worden sein, man berichtete von klopfenden und scharrenden Geräuschen unbekannter Herkunft, und manchmal sollen auf unerklärliche Weise Glocken geläutet haben. Zwei Töchter des Reverend berichteten von einer Schattengestalt, die sie im Garten des Pfarrhauses auf dem Nonnenpfad gesehen haben wollen. Eine Tochter soll unsanft durch einen Schlag ins Gesicht geweckt worden sein; eine andere wollte nachts neben ihrem Bett die Gestalt eines dunklen Mannes mit großem Hut ausgemacht haben.

Als Henry Bull 1892 starb, trat sein Sohn Harry die Nachfolge des Vaters an. Die seltsamen Aktivitäten in dem Haus hielten indes unverändert an, sodass sich die Bediensteten bald weigerten, das Anwesen zu betreten. Überdies wurde die Gruselgeschichte, mit Aberglauben angereichert, im Laufe der Zeit immer detailreicher ausgeschmückt. Schließlich hatte das Pfarrhaus einen so schlechten Ruf, dass sich nach Reverend Harry Bulls Tod im Jahr 1927 zwölf Geistliche weigerten, das Pfarramt zu übernehmen.

1928 zog der Reverend Guy Eric Smith mit seiner Frau in das Haus ein. Obwohl das Ehepaar dem Spuk skeptisch gegenüber stand, wurde es ebenfalls bald mit seltsamen Dingen konfrontiert. Bereits einen Tag nach dem Einzug entdeckte Mrs. Smith in einem Geschirrschrank den in braunes Packpapier verpackten Schädel einer Frau. Des Weiteren berichteten die Smiths von einer dunklen Pferdekutsche, die nachts um das Haus fuhr, von Lichterscheinungen in den Fenstern, unerklärlichen Schritten in leeren Räumen und dem Läuten der Bedienstetenglocke, obwohl diese kaputt war. Das beunruhigte Ehepaar wandte sich mit der merkwürdigen Geschichte schließlich an den Daily Mirror. Die Zeitung schickte im Juni 1929 einen

Reporter nach Borley, der daraufhin eine Serie von Artikeln über das mysteriöse Pfarrhaus veröffentlichte.

Ein Fall für Harry Price

Schließlich wurde der selbsternannte Geisterjäger Harry Price auf den Fall, der ihn berühmt machen sollte, aufmerksam. Price besuchte das Spukhaus am 12. Juni 1929 zum ersten Mal. Unmittelbar mit seinem Eintreffen nahm der Spuk die Qualität eines lautstarken Poltergeistes an: Es kam zu Klopfgeräuschen, Schlüssel fielen aus den Schlüssellöchern, Steine und andere Gegenstände, wie beispielsweise eine Vase, wurden durch den Raum geworfen und eine Fensterscheibe brach. Als Price das Anwesen verließ, nahm der Spuk ein abruptes Ende. In den folgenden Wochen besuchte Price das Borley-Pfarrhaus noch mehrmals, und jedes Mal ereigneten sich ähnliche Phänomene. Schließlich zogen die Smiths entnervt aus. Mrs. Smith verdächtigte Harry Price später, den vermeintlichen Poltergeist inszeniert zu haben. Als Nachfolger fand sich der Pfarrer Lionel Algernon Foyster, ein Verwandter des ursprünglichen Eigentümers. Foyster zog im Oktober 1930 mit seiner Frau Marianne und der Adoptivtochter Adelaide in das Pfarrhaus. Unmittelbar mit dem Einzug der Foysters begann der Spuk von neuem, das Klingeln setzte wieder ein, Flaschen wurden geworfen, Gegenstände bewegten sich oder verschwanden auf rätselhafte Weise, um woanders wieder aufzutauchen, und die Tochter Adelaide soll „von etwas Schrecklichem" bedroht worden sein. Reverend Foyster vollzog daraufhin zwei Exorzismen, die erfolglos waren. Bei einem Versuch, die Geister auszutreiben, sei er von einem Stein getroffen worden. Schließlich wandten sich die

Foysters mit den neuen Vorfällen an Harry Price, der ihnen umgehend seine Aufwartung machte. Der Spuk konzentrierte sich nunmehr augenscheinlich auf Marianne Foyster. Diese schilderte, dass sie von einer unsichtbaren Kraft Schläge ins Gesicht bekommen habe und nachts aus ihrem Bett geworfen worden sei. Besonders Interesse fanden bei Price die an eine Wand gekritzelten Botschaften an Marianne, in denen sie der mutmaßliche Geist um Hilfe anflehte. Die Korrespondenz wurde mit Fotografien dokumentiert.

Mittlerweile waren weitere Parawissenschaftler auf den Borley-Spuk aufmerksam geworden und übereinstimmend zu dem Ergebnis gekommen, dass der Spuk bewusst oder unbewusst von Marianne Foyster erzeugt wurde. Marianne Foyster sagte, sie habe zeitweilig ihren eigenen Ehemann im Verdacht gehabt, den Spuk in Zusammenarbeit mit einem der Parawissenschaftler zu erzeugen. Später gab sie zu, selbst einige Phänomene erzeugt zu haben, um von ihrer Liebschaft mit einem Untermieter abzulenken. Mit Lionel Foysters Tod zog Marianne aus, und das Borley-Haus stand leer.

Im Mai 1937 mietete Harry Price das Pfarrhaus an. Mit einer Annonce in der Times machte er sich auf die Suche nach „verantwortungsvollen Personen mit Muße und Intelligenz, unerschrocken, kritisch und vorurteilsfrei", die als Beobachter eine Zeit im Pfarrhaus von Borley verbringen und übernatürliche Vorkommnisse aufzeichnen sollten. Aus über zweihundert Bewerbern stellte Price ein Team aus 40 Personen, größtenteils Studenten, zusammen. Eine Oxford-Studentin wollte beobachtet haben, wie sich Gegenstände im Haus bewegten. Ein Mitarbeiter der BBC wurde in einem verschlossenen Raum von einem Stück Seife am Kopf getroffen und ein anderer Beobachter bemerkte, wie die Zimmertemperatur ohne plausiblen Grund um mehrere Grade sank. Übereinstimmend berichteten alle Personen von unerklärlichen Geräuschen im Haus.

Im März 1938 veranstaltete Helen Glanville, die Tochter eines Mitarbeiters von Harry Price, eine Séance mit einer Planchette, bei der sich zwei Geister gemeldet haben sollen. Der erste Geist war der einer jungen, französischen Nonne, die sich „Marie Lairre" nannte. Marie Lairre stammte aus einem Kloster bei Le Havre und sollte mit einem Waldgrafen in Borley verheiratet werden. Dieser erwürgte sie 1667 auf dem Gelände des späteren Pfarrhauses und verscharrte ihre Leiche an einer Stelle, an der sich später der Keller des Hauses befand. Einige Botschaften aus der Séance stimmten zudem mit den früheren Aussagen der Bull-Töchter überein. Price identifizierte Marie Lairre schließlich als den Geist, der seit Jahrhunderten auf dem Borley Grundstück umherwandert und der die ominösen Hilferufe an die Wand gekritzelt haben soll.

Der zweite Geist soll sich als „Sunex Amures" zu erkennen gegeben und angekündigt haben, dass er das Borley Pfarrhaus an diesem Abend um 9 Uhr in Flammen aufgehen lassen würde und dass dabei die Gebeine einer ermordeten Person freigelegt würden. Die Prophezeiung von Sunex Amures traf jedoch nicht an diesem Abend, dem 27. März 1938, sondern erst ein Jahr später, am 27. März 1939 ein. An diesem Abend war der neue Mieter des Pfarrhauses, ein Captain W.H. Gregson, damit beschäftigt, Bücher in ein Regal einzusortieren, wobei eine Petroleumlampe umkippte und das gesamte Gebäude in Brand steckte. Das Haus brannte in dieser Nacht bis auf die

Grundmauer nieder. Augenzeugen wollen geisterhafte Gestalten in den Flammen gesehen haben. Captain Gregson wurde später der Brandstiftung bezichtigt. 1943 unternahm Harry Price einige Ausgrabungen im Keller des Hauses, bei denen er die mutmaßlichen Knochen einer jungen Frau fand, sowie eine Medaille, die den Heiligen Ignatius zeigt. Weitere Grabungen, förderten nichts Weiteres zutage. In der Hoffnung, der Geist würde endlich Ruhe finden, wurden die Gebeine im Nachbardorf Liston in einer christlichen Zeremonie beerdigt, nachdem sich der Pastor in Borley geweigert hatte – und um damit der örtlichen Meinung zu folgen –, dass es sich bei dem Fund nur um Schweineknochen gehandelt habe.
Spuk oder Betrug, Nachwirkungen
Harry Price starb 1948. Nach seinem Tod erlitt sein Ruf empfindlichen Schaden, als drei Mitglieder der Londoner Society for Psychical Research (SPR), frühere loyale Assistenten von Price, den Borley-Fall noch einmal kritisch aufrollten. In ihrem so genannten Borley-Report bemerkten sie Unstimmigkeiten in Price' Aufzeichnungen und gelangten zu dem Schluss, dass die meisten „paranormalen Vorgänge" in Borley entweder vorgetäuscht oder durch natürliche Dinge, wie beispielsweise Ratten, verursacht wurden und dass die seltsamen Geräusche auf die besondere Akustik des Hauses zurückzuführen seien. Besonders Price' Glaubwürdigkeit wurde von den Forschern in Frage gestellt, dabei zitierten sie den Daily Mail-Reporter Charles Sutton, der Price nach dessen Tod des Betrugs beschuldigte: „Vieles geschah in dieser Nacht, die ich mit Harry Price und einem seiner Kollegen in dem berühmten Borley-Pfarrhaus

verbrachte. So schlug mir ein großer Kieselstein an den Kopf. Nach etlichen geräuschvollen ‚Phänomenen' packte ich Harry und fand seine Tasche voll mit Klötzen und Kieselsteinen […] nach einem Gespräch mit einem Anwalt wurde mein Artikel gestrichen."

Die Life-Reporterin Cynthia Ledsham berichtete von einem Fototermin in Borley 1944, als das Pfarrhaus gerade abgerissen wurde. Dabei machte der Fotograf die Aufnahme eines Ziegelsteins , der scheinbar durch die Luft flog. Price verkündete, dies sei „das erste Foto eines Poltergeist-Geschosses, das jemals gemacht wurde". Später stellte sich heraus, dass der fliegende Ziegelstein lediglich von einem mit dem Abriss beschäftigten Bauarbeiter geworfen wurde. Nach genaueren Recherchen befand sich die Pfarrei überhaupt nicht auf den Resten eines ehemaligen Klosters, selbst die umhergeisternde Nonne sei von einem der Dienstmädchen gespielt worden. Überdies stellte sich heraus, dass das Ehepaar Foyster früher in Amherst, Nova Scotia gelebt hatte, einem Ort, der im 19. Jahrhundert durch ein gut dokumentiertes Poltergeist-Phänomen bekannt wurde, das auffällige Parallelen zum Borley-Fall aufweist. Selbst das Geistergekritzel an den Wänden stammte vermutlich von der dreijährigen Tochter Adelaide. In seinem 1948 veröffentlichten Buch Search for Harry Price bezeichnete der Autor Trevor Hall den Geisterjäger als „publikationssüchtigen Scharlatan und skrupellosen Lügner".

Zusammenfassend fanden die Mitglieder der SPR keinen eindeutigen Beweis für irgendwelche paranormalen Aktivitäten in Borley. Sie veröffentlichen ihre Untersuchungsergebnisse 1956 in dem Buch The Haunting of Borley Rectory, worauf Robert Hastings, ein anderes Mitglied der SPR, wiederum den Report anzweifelte, ohne jedoch selbst zu einem befriedigenden Ergebnis zu gelangen. Der Streit über die Authentizität des Borley-Falles beschäftigte die SPR bis in die 1980er-Jahre. Letztlich kam die Society zu dem Schluss, dass vermutlich kein Wort, das Harry Price jemals über das Borley-Pfarrhaus geschrieben hatte, wahr ist.

„Die Witwe von Borley"
Das Leben der Marianne Foyster, 1899 als Mary Anne Shaw geboren, wurde von zahlreichen dubiosen Umständen begleitet. Im Jahre 1933 brachte sie einen Jungen namens John zur Welt, der nur viereinhalb Monate nach der Geburt verstarb. Das Kind stammte vermutlich von dem Untermieter, mit dem sie eine Affäre hatte. Sie gab den Jungen als Sohn des betagten Reverends aus. Später adoptierte sie weitere Kinder. Mutmaßlich aus finanzieller Not rettete sie sich über die Jahre in mehrere Ehen mit wesentlich älteren, bisweilen geistig instabilen Männern, denen sie Schwangerschaften vortäuschte, um Ehegelübde zu erreichen. Sie führte mutmaßliche Doppelehen, die ihr jedoch nicht eindeutig nachgewiesen wurden, fälschte ihre eigenen Papiere und „verjüngte" sich dabei um 10 Jahre. Im Laufe der Zeit erhielt sie von der einschlägigen Presse den zweifelhaften Ruf als „Witwe von Borley". Mit dem Erscheinen von Harry Price' ersten Buch über den Borley-Fall, in dem Marianne Foyster als „talentiertes Medium" beschrieben wird, zog sie, vermutlich aus Angst als Schwindlerin entlarvt zu werden, aus England fort. 1945 ehelichte sie den US-Air-Force-Piloten Robert O'Neil, mit dem sie 1946 nach Minnesota zog. Dort arbeitete sie einige Zeit als Lehrerin. Das Paar adoptierte ein weiteres Kind. 1958 ließ sie sich von

O'Neil scheiden und ging wieder nach England zurück. Dort wurde der noch immer mit dem Borley-Fall befasste Parapsychologe Trevor Hall auf Marianne Foyster (O'Neil) und deren zweifelhaften Lebenslauf aufmerksam. Mit Hilfe eines Privatdetektivs versuchte er, Marianne unter Druck zu setzen und sie für die Borley-Phänomene sowie den Tod des Reverend Foyster verantwortlich zu machen. Ihr gelang es jedoch sämtliche Anschuldigungen zu entkräften. Bald darauf verließ sie England endgültig und verlebte die folgenden Jahre im amerikanischen Fargo. 1963 zog sie nach La Crosse in Wisconsin, wo sie sich bis in die 1980er als hoch geschätzte Sozialarbeiterin engagierte. Marianne Shaw Foyster (beziehungsweise d'Arles, Fisher, von Kiergraff, Monk oder O'Neil – je nach Ehemann) starb im Dezember 1992 ohne jemals eine plausible Erklärung zu ihrer Rolle im Borley-Fall abgegeben zu haben. Der Autor Robert Wood, der sie interviewte, widmete ihr die 1992 erschienene Biografie The Widow of Borley, in er sich um eine „möglichst objektive Darstellung ihrer Person" bemühte.

Literatur

Harry Price: The End of Borley Rectory. Harrap & Co. Ltd., 1946; Nachdruck bei Read Press, 2006, ISBN 1-4067-2212-X

Harry Price: The Most Haunted House in England; Nachdruck bei Time Life Books, 2003, ISBN 0-8094-8058-1

Richard Morris: Harry Price – The Psychic Detective. Sutton Publishing, 2007, ISBN 0-7509-4271-1

Paul Adams, Peter Underwood, Eddie Brazil: The Borley Rectory Companion – The Complete Guide to

'The Most Haunted House in England'. The History Press, 2009, ISBN 978-0-7509-5067-1
Robert Wood: The Widow of Borley. Gerald Duckworth & Co, London 1992, ISBN 0-7156-2419-9
Bridey Murphy
Der Fall Bridey Murphy hat in den 1950er Jahren weltweit großes Aufsehen erregt. Der US-amerikanische Geschäftsmann Morey Bernstein, der sich privat mit Hypnose beschäftigte, führte in Pueblo (Colorado) insgesamt acht Hypnose-Sitzungen mit der (von Indianern abstammenden) Hausfrau Virginia Tighe durch.
Bei der dritten bis achten Sitzung (vom 29. November 1952 bis zum 1. Oktober 1953) beschrieb Tighe ein Vorleben als Bridey (eigentlich Bridget Kathleen) Murphy, Tochter von Duncan und Kathleen Murphy, die am 20. Dezember 1798 in Cork (Irland) geboren worden sei. 1818 habe sie Sean Brian Joseph McCarthy (* 1796) geheiratet und sei sie mit ihm nach Belfast gezogen, wo sie 1864 nach einem Treppensturz gestorben sei. Den hypnotischen Regressionen ließ sich eine große Anzahl von Detailinformationen entnehmen, die (wie spätere Nachforschungen William J. Barkers in Irland ergaben) vielfach bestätigt werden konnten. Hingegen ließen sich Bridey Murphy selbst und die meisten der von ihr genannten Personen nicht explizit nachweisen.
Zusätzlich erinnerte sich Tighe auch noch an eine kurze Inkarnation in Nieuw Amsterdam (der Name New Yorks bis 1664). Sie machte darüber jedoch keine Angaben, die man hätte überprüfen können.
Virginia Tighe (* 27. April 1923 in Madison, Wisconsin, † 12. Juli 1995 nahe Denver, Colorado) erwarb ihren Familiennamen durch ihre zweite Ehe

mit Hugh Bryan Tighe. Ihr Geburtsname war Burns, bis sie im Alter von drei Jahren durch Adoption den Namen Grung bekam. Bernstein verwendete in seinem Buch das Pseudonym Ruth Simmons (geb. Mills).

Kritik

Der erste gedruckte Bericht zum Fall Bridey Murphy erschien am 12., 19. und 26. September 1954 im Empire Magazine. Die Publikation des Buchs The Search for Bridey Murphy durch Bernstein im Jahre 1956 löste erstmals weltweite Diskussionen über die Frage der Reinkarnation aus. Eine journalistische Kampagne der Boulevardzeitung Chicago American gegen die (in anderen Blättern viel publizierte) Story bewirkte, dass der Fall bald allgemein als im Sinne der Kryptomnesie-Hypothese aufgeklärt galt. Als Quelle von Vorspiegelungen des Bewusstseins über ein früheres Leben in Irland wird eine ehemalige irische Nachbarin von Virginia Tighe, Mrs. Corkell, genannt, deren Geburtsname Bridie Murphy gewesen sein soll. Ihre Angaben über Kontakte mit Mrs. Tighe in deren Kindheit wurden durch Mrs. Tighe dementiert. Mrs. Corkell verweigerte William J. Barker ein Interview und wurde von diesem schließlich als die Mutter eines Redakteurs des 'Chicago American's identifiziert.

Das Buch

Bernsteins Buch erlebte zahlreiche Auflagen. Seit der Ausgabe von 1965 trägt es den Untertitel With new material by William J. Barker. Die erste deutsche Übersetzung erschien 1957 unter dem Titel Der Fall Bridey Murphy. Dokument einer Wiedergeburt (ein späterer Übersetzungstitel lautet Protokoll einer Wiedergeburt). Außerdem gibt es Übersetzungen ins Dänische, Finnische, Französische, Hebräische,

Italienische, Japanische, Koreanische, Niederländische, Portugiesische, Schwedische und Spanische.

Verfilmung

1966 wurde The Search for Bridey Murphy in den USA unter der Regie von Noel Langley verfilmt. Bernstein wird darin von Louis Hayward gespielt, Virginia Tighe (als Ruth Simmons) von Teresa Wright. Zu den Darstellern gehört auch William J. Barker.

Mirin Dajo

Mirin Dajo, mit bürgerlichem Namen Arnold Henskes (* 6. August 1912 in Rotterdam (Niederlande); † 26. Mai 1948 in Winterthur) war für seine Vorführungen bekannt, bei denen er spitze Gegenstände durch seinen Körper stoßen ließ.

Dajo selbst kommentierte seine Taten mit den Worten: „Sehen Sie, ich bin unverwundbar, und dass ich unverwundbar bin, weiß ich seit zwei Jahren. Allerdings habe ich schon lange Zeit vorher auf dieses Ziel hin trainiert. Aber vor zwei Jahren bog sich eine allzu elastische Waffe bei einem Lungendurchstich ab und fuhr mir quer durch das Herz. Seither habe ich die absolute Gewissheit, dass ich unverwundbar bin."

Angeblich bewies er seine Unverwundbarkeit bei Vorführungen und Untersuchungen in Anwesenheit von Medizinern. Wiedergefundene Originalkameraaufnahmen vom September 1947, die auch im Internet veröffentlicht wurden, veranschaulichen, dass Mirin Dajo das Durchstoßen von Stellen seines Körpers mittels eines Floretts ohne erkennbare Schmerzregung hinnahm. Dajo starb im Alter von 35 Jahren, laut dem Schweizer Journalisten Luc Bürgin an den Folgen einer Infektionskrankheit, nach Ansicht des Leichenbeschauers hingegen an einer Aortenruptur.

Das Wunder Mirin Dajo TV-Beitrag in der Sendung Einstein vom 23. April 2009
Netzdokumente über ein Buch des „Fall Henske" von Luc Bürgin
Ausführlicher Artikel von Rudolf Passian
Ausführliches Video einer Vorführung vor Medizinern in Basel mit Originalkameraaufnahmen aus dem Jahre 1947
Natalja Nikolajewna Djomkina
Natalja Nikolajewna Djomkina (eigentlich: russisch Наталья Николаевна Дёмкина, auch bekannt als Natasha Demkina; * 1987 in Saransk, Sowjetunion) ist eine Frau mit angeblich parapsychologischen Fähigkeiten.
Überblick
Sie erlangte Bekanntheit als das „Röntgen-Mädchen" (russ. „Dewotschka Rentgen"). Nach eigenen Angaben beherrscht sie den sogenannten zweiten Blick, welcher ihr ermöglichen soll, menschliche Innereien zu erkennen. Nach Angaben der Massenmedien lägen ihre Diagnosen genauer als die der Ärzte mit medizinischen Gerätschaften. Während eines Experimentes am 1. Mai 2004, welches vom populären Wissenschaftssender Discovery Channel ausgestrahlt wurde, gelang es ihr nicht, ihre Fähigkeiten genau unter Beweis zu stellen. Nach Nataljas eigener Stellungnahme sollen dabei Nachteile im Voraus inszeniert worden sein.
Das Phänomen
Nach Angaben Nataljas und ihrer Eltern begannen die ungewöhnlichen Fähigkeiten der Tochter im Alter von zehn. Anfangs durchblickte Natalja

Freunde und Bekannte, größere Aufmerksamkeit bekam das Phänomen jedoch im Winter 2003/2004, als darüber im Fernsehen berichtet wurde. Zu dieser Zeit befand sich Natalja im letzten Schuljahr. Im Januar 2004 besuchte Natalja (gemeinsam mit ihrer Mutter), auf Einladung der englischen Presse, London, wo sie während einer Live-Sendung ihre Fähigkeiten unter Beweis stellte. So nahm sie ebenso an einem Versuch teil, welcher von der Boulevardpresse The SUN organisiert worden war. Als „experimentelles Material" meldete sich die Journalistin Bryony Wordan, die multiple Frakturen bei einem Verkehrsunfall erlitten hatte.

Untersuchung durch Tests

Im März 2004 wurde der amerikanische Sender Discovery Channel (spezialisiert auf Populärwissenschafts- und Bildungsprogramme) auf das Mädchen aufmerksam. Diesmal setzten sich keine Journalisten, sondern das Committee for Skeptical Inquiry (CSI) sowie die Commission for Scientific Medicine and Mental Health mit dem Experiment auseinander. Bei der Vorbereitung der Experimente beteiligten sich die Forscher Professor Dr. Ray Hyman der Universität von Oregon (USA), der Professor für Psychologie an der Hetfordshire-Universität Dr. Richard Wiesman (Großbritannien) und Andrew Skolnick, welcher seit mehr als zehn Jahren als Journalist tätig und Herausgeber des Journal of the American Medical Association war.

Das Experiment wurde wie folgt organisiert: Natalja sollte sich sieben Freiwillige ansehen, von denen sechs auf Röntgenaufnahmen sichtbare Anomalien aufwiesen (einer der Beteiligten besaß diese nicht), und auf speziellen Karten mit der Beschreibung der Leiden in englischer und russischer Sprache die

Nummer des Experiment-Teilnehmers notieren, welcher die darauf abgebildeten Leiden aufwies. Nach dem Experiment ergaben sich fünf richtige Ergebnisse von sieben. So wollte die Kommission sich auf weitere Studien um das Phänomen Natalja begeben. Die experimentellen Umstände waren mit Natalja und ihrer Mutter bereits zuvor vereinbart worden. Sie stimmten dem vollkommen zu. Die Freiwilligen besaßen weitere Besonderheiten: entfernter Appendix bei Blinddarmentzündung, entfernter Unterteil der Speiseröhre, metallisch-chirurgische Clips (Klammern) auf dem Brustkorb nach einer Herzoperation, ein künstliches Hüftgelenk, entfernter Oberlappen der linken Lunge und Metallblech, welches den Defekt des Schädelknochens abdeckte.

Als Resultat des Experiments lieferte Natalja korrekte Antworten in vier Fällen, obwohl sie sich nach Angaben ihrer Mutter niemals irre. So wurde das Ergebnis, bei dem die Wahrscheinlichkeit zu Erraten 1,8 % betrug, als unbefriedigend eingestuft. Zudem dauerte die Diagnosestellung vier Stunden, obwohl sie zuvor behauptet hatte, dass sie eine Diagnose in wenigen Minuten stellen könne. Der Test wurde in sechs Runden durchgeführt. Vor jedem Versuch erklärte Natalja ausführlich (die Texte auf Russisch und Englisch sowie Abbildungen benutzend), welchen Defekten Aufmerksamkeit geschenkt werden müsse. Der größte Fehler der Testperson war, dass sie nicht in der Lage war, die große Metallplatte im Schädel eines Freiwilligen zu identifizieren. Auch wurden mehrere Verstöße gegen die Prüfung zur Kenntnis genommen. Beispielsweise tauchte Natascha bei einem Test vor der festgelegten Zeit auf und sah, wie zwei der Freiwilligen sich über einen langen Treppenschacht zum Gebäude, in dem der Test stattfinden sollte, begaben. So hatte sie die Möglichkeit, ihre physische Verfassung zu beurteilen. Im Raum der Testverläufe war, entgegen dem ursprünglichen Protokoll, Nataljas Mutter anwesend. Die Freundin Nataljas, die als Dolmetscherin auftrat, bekam und versendete im Zeitraum der Studie immer wieder SMS-Nachrichten. Die Organisatoren des Experiments gaben in ihrem Bericht an, dass alle korrekt erratenen Fälle zu denen gehören, deren scheinbarer Zustand sich eher am Gesundheitszustand zeigt. Beispielsweise war der gesunde Freiwillige der jüngste und augenscheinlich gesündeste in der Gruppe, die Person, die eine Herzoperation hinter sich hatte, war eine der ältesten und am gebrechlichsten aussehenden. Zudem wählte Natalja fehlerhaft für die Kategorie „Person mit Schädeloperation" einen Freiwilligen, der zum Test mit einer Baseball-Kappe erschienen war. Trotz der Verstöße führte die Kommission das Testverfahren dennoch durch, das darauf beruhte, dass der Zweck der Untersuchung nicht auf der Freilegung von Nataljas Fähigkeiten basierte. Die Ergebnisse sollten zeigen, ob die Fähigkeiten des Röntgen-Mädchens weiterer Studien würdig seien.

Nataschas Reaktion

Das „Röntgen-Mädchen" selbst war mit den Schlussfolgerungen der Kommission nicht einverstanden. Sie wies darauf hin, dass sie keinerlei Erfahrung beim Empfang mehrerer Patienten gleichzeitig habe. Auch sprach sie von feindseliger psychologischer Atmosphäre, die während des Experimentes herrschte. Im Jahre 2004 absolvierte Natascha die Schule mit bestandenem einheitlichen

Staatsexamen mit 96 Punkten (russ. Единый государственный экзамен, ЕГЭ; Jediny gossudarstwenny eksamen, Je.G.E) und wurde Studentin der Medizinischen Fakultät der Moskauer Staatsuniversität für Medizin und Zahnmedizin (russ. Московский государственный медико-стоматологический университет).

Ektoplasma (Parapsychologie)
Der Begriff Ektoplasma wurde von Charles R. Richet in die Parapsychologie übernommen und soll einen Stoff bezeichnen, der angeblich bei einem Medium aus den Körperöffnungen tritt. Ektoplasma soll grau-weiß oder rosa, schaumig oder leichte Fäden ziehend sein. Laut Berichten von Charles Robert Richet und anderen Wissenschaftlern der damaligen Zeit könne es aber auch bei vollständigeren Materialisationen fester werden. Ektoplasma (später auch Teleplasma genannt) sei sehr lichtempfindlich und somit unter normalen Bedingungen kaum sichtbar, nur in dunklen oder mit Rotlicht beleuchteten Räumen. Skeptiker betrachten Ektoplasma eher als „lichtscheu" – sie meinen, es handle sich um Gaze, die nur im Dunklen als Ektoplasma verwendet werden könne, weil sie bei Licht als Gaze erkennbar sei.
Allgemein bekannt wurde der Begriff durch die Verwendung in der Filmkomödie Ghostbusters – Die Geisterjäger.
Verwendung in Kunst und Kultur
Der Begriff wird in Filmen und Serien verarbeitet:
Im Film Das Haus der Dämonen - Das Medium Jonah praktiziert mithilfe von Ektoplasma geisterbeschwörende Zeremonien.

In dem Film Ghostbusters – Die Geisterjäger bestehen die Geister aus Ektoplasma.

Im Film Scoop sagt der Charakter Sid in einer Szene, er lasse sich nichts vorschreiben von „einem Haufen Ektoplasma" und bezieht sich dabei auf eine Geistererscheinung.

In der Mystery-Serie Supernatural wird Ektoplasma als schwarze Masse dargestellt, die von äußerst wütenden Geistern ausgeschieden wird.

In der Comic-Verfilmung Hellboy 2 besteht Johann Krauss, einer der Hauptcharaktere, aus Ektoplasma. Dank Spezialanzug verfügt er über eine menschenähnliche Erscheinung.

Bei der Zeichentrickserie Danny Phantom bezeichnet das Ektoplasma den Schleim der erzeugt wird, wenn Geister in die Menschenwelt eintauchen.

In dem Roman „Die Mächte des Feuers" von Markus Heitz wird der Stoff bei der Weissagung eines Mediums verwendet.

In einer Folge der britischen Komik-Fernsehserie At Last the 1948 Show wird ein Herr namens „B. J. Ectoplasm" erwähnt.

In der Cartoonserie Teenage Mutant Ninja Turtles setzen Karai und der Foot Clan spezielle Mystiktech-Waffen gegen den Tengu Shredder ein, die gleichfalls mit Ektoplasma betrieben werden.

Auch in Computerspielen kommt er zum Einsatz:

Im Computerspiel Guild Wars stellt es in Form einer Ektoplasmakugel ein seltenes Handwerksmaterial dar.

In den Teilen der Spielereihe The Elder Scrolls wird es als Item von „getöteten" Geistern fallen gelassen.

Im Addon der Wirtschaftssimulation Die Gilde als Zwischenprodukt der Betriebe des „Friedhofwächters".

Im Harry-Potter-Spiel „Die Kammer des Schreckens" stellt es ein nur mit Magie bekämpfbares Hindernis dar.
Sonstiges:
„Refried Ectoplasm", eine Langspielplatte der englisch-französischen Band Stereolab, erschienen 1995.
Im Sammelkartenspiel Yu-Gi-Oh! gibt es eine Karte, deren japanischer Name „Ektoplasma" lautet. Um Kritik von Okkultismus-Gegnern zu vermeiden, wurde sie für den westlichen Markt in „Ektoplasmer" umbenannt.

Feinstofflichkeit

Eintrag in der Encyclopedia of Claims, Frauds, and Hoaxes of the Occult and Supernatural (engl.)
Ernährung nach den 5 Elementen
Die Ernährung nach den 5 Elementen ist die Übertragung von Teilen der Traditionellen Chinesischen Medizin (TCM), auf die in westlichen Ländern übliche Ernährung. Sie basiert auf der Lehre der fünf Elemente: Holz, Feuer, Erde, Metall und Wasser.
Grundlage der Ernährungslehre sind wie in der TCM insgesamt die Vorstellungen von Yin und Yang. Besteht im Körper ein harmonisches Gleichgewicht dieser Energien, ist der Mensch gesund. Die Ernährung dient dazu, diese Harmonie zu fördern und zu erhalten.
Die chinesische Ernährungslehre teilt auch Lebensmittel nach Yin und Yang ein, wobei Yin für

Kälte und Yang für Wärme steht. Diese Einteilung ist nicht zu verwechseln mit der tatsächlichen Temperatur der Speisen: Yin-Lebensmittel sind zum Beispiel viele Obstsorten, Gurken, Tomaten, grüner Tee und Milch. Als Yang gelten unter anderem Trockenobst, Fenchel, Lauch, Gewürze, Fleisch und Fisch. Es gibt auch eine Gruppe neutraler Nahrungsmittel wie Kohl, Möhren, Hülsenfrüchte oder Getreide.

Parallel werden die Lebensmittel auch noch in fünf Gruppen nach den Elementen eingeteilt:

Dem Element Holz entspricht der saure Geschmack. Hierzu gehören zum Beispiel Essig, Orangen, Tomaten, Weizen und Huhn.

Dem Element Feuer wird der bittere Geschmack zugeordnet. Entsprechende Lebensmittel sind etwa Rote Bete, Rucola, Roggen und Schafskäse.

Dem Element Erde entspricht der süße Geschmack und Lebensmittel wie Kartoffeln, Mais, Butter, Eier, Rindfleisch und Karotten.

Zum Element Metall gehört der scharfe Geschmack und Nahrungsmittel wie Zwiebeln, Senf und Gänsebraten.

Dem Element Wasser wird der salzige Geschmack zugeordnet. Entsprechende Lebensmittel sind Salz, Fisch, Hülsenfrüchte, Oliven und Wasser.

Sowohl zu viel Yin als auch zu viel Yang im Körper erzeugen nach der Lehre der TCM Krankheiten oder Befindlichkeitsstörungen. Da der Anteil der Energien bei jedem Menschen individuell ist, kann die für ihn richtige Ernährung nach den 5 Elementen nur nach einer vorherigen Feststellung der Yin- und Yang-Anteile festgelegt werden, um keine unerwünschten Wirkungen hervorzurufen. Zu viel Yin wird dann durch ein Schwergewicht der Yang-Lebensmittel ausgeglichen, zu viel Yang durch Yin-Zufuhr. Die Basis der Mahlzeiten bilden jedoch neutrale Nahrungsmittel.

Die „echte" chinesische Ernährungslehre kennt sogar fünf Abstufungen, nämlich heiß, warm, neutral, erfrischend und kalt. Außerdem geht sie davon aus, dass die „richtigen" Nahrungsmittel in der Region wachsen, in der der Mensch lebt. Die Ernährungsempfehlungen für Europäer sind allein deshalb andere als für Asiaten. Rohkost wird hauptsächlich Leistungssportlern und körperlich hart arbeitenden Personen empfohlen, ansonsten wird gekochte Kost bevorzugt, da zur Verdauung von Rohkost mehr Energie verbraucht wird. Die Ernährungsempfehlungen richten sich auch nach der jeweiligen Jahreszeit. Kalte Lebensmittel sollen überwiegend im Sommer bzw. der warmen Jahreszeit gegessen werden, warme Lebensmittel dagegen im Winter bzw. der kalten Jahreszeit. Die Qualität der Speisen lässt sich aber durch die Zubereitungsart beeinflussen: Yinisierend wirken Blanchieren und Kochen in viel Wasser, „yangisierend" sind Grillen, Braten und langsames Kochen.

Jede Mahlzeit soll möglichst alle fünf Geschmacksrichtungen (sauer, bitter, süß, scharf, salzig) und auch alle fünf Farben (grün, rot, gelb, weiß und blau/schwarz) enthalten. Vegetariern wird empfohlen, möglichst viel gekochte Speisen zu essen, um genügend Energie zu bekommen. Industriell stark verarbeitete Lebensmittel und Tiefkühlkost werden abgelehnt, ebenso die "Zubereitung" im Mikrowellenofen. Eine besondere Form der Kochkunst ist das „Kochen im Elementezyklus", bei dem beginnend mit dem Element Feuer die jeweiligen Zutaten nach und nach zugegeben werden, wobei kein Element ausgelassen werden darf. Für Kinder werden vor allem Lebensmittel des Erdelements empfohlen.

Kritik

Die Einteilung in Yin und Yang, sowie die Einteilung nach der Fünf-Elemente-Lehre sind nicht wissenschaftlich begründet, sondern von der daoistischen Weltanschauung geprägt.

Weiters wird der esoterische Energiebegriff verwendet um den Energiegehalt von Lebensmitteln zu bewerten. Dies steht einer objektiven Bewertung der Nährstoffqualität eines Lebensmittel entgegen. Beispielsweise können Nährstoffe durch starke Erwärmung zerstört und damit die biologische Wertigkeit eines Lebensmittels verringert werden.

Auch für die grundsätzliche Ablehnung, ein Lebensmittel in einem Mikrowellenofen zu erwärmen, gibt es keine wissenschaftlich belegbare Begründung. Vor allem ist dies auch widersprüchlich, da andere Methoden wie Kochen, Braten oder Grillen – bei denen die Speisen auf viel höhere Temperaturen erhitzt werden – ausdrücklich empfohlen werden. Dieser Widerspruch wird damit begründet, dass die Strahlung der Mikrowelle vom "Schwingungsmuster" her ähnlich zu Krebszellen sei und somit angenommen wird, dass Mikrowellenstrahlung Krebs erzeugt.

Positiv kann dem gegenübergestellt werden, dass die Verwendung von frischen und möglichst unterschiedlichen Zutaten (Farbe, Geschmack) tatsächlich zu einer Verbesserung der Nährstoffaufnahme führt. Da konkrete Mengenangaben fehlen und subjektiv bestimmt werden kann es dennoch zu einer Fehlernährung kommen.

Literatur

Kathrin Ingrid Leitner: Ernährungsphysiologische Bewertung und die Bedeutung alternativer Ernährungsformen (5 – Elemente Ernährung, Ayurveda) in der Diätetik. Universität Wien, 29. Januar 2010, abgerufen am 15. August 2011 (PDF).

Weiterfuehrende Texte

Ernährung des Menschen

Fernwahrnehmung

Als Fernwahrnehmung (engl. Remote Viewing oder Remote Perception) wird das angebliche Erlangen von Informationen über einen Ort oder eine Szene („Ziel" oder „Target") bezeichnet, von denen der Wahrnehmende (Perzipient) räumlich getrennt ist. Versuche zur Fernwahrnehmung werden zum Bereich der Parapsychologie gezählt.

Technik und Studien

Die Technik des Remote Viewing basiert darauf, dass der Viewer (Seher) durch eine außersinnliche Technik versucht, Objekte oder Vorgänge wahrzunehmen, die er mit seinen gebräuchlichen fünf Sinnen nicht erfassen kann. Das zu erfassende Ziel (target) kann räumlich und/oder zeitlich entfernt liegen oder unsichtbar in einem verschlossenen Umschlag z. B. als Bild vorhanden sein. Zu Beginn einer Remote-Viewing-Sitzung (session) weiß der Viewer nicht, was er „sehen" bzw. wahrnehmen soll (blind session). Somit wird das Ergebnis einer Session nicht von den Phantasien und den Gedächtnisinhalten des Viewers beeinflusst.

Studien des PEAR Institute (Princeton Engineering Anomalies Research Lab) in Zusammenarbeit des IGPP (Institut für Grenzgebiete der Psychologie und

Psychohygiene) ergaben, dass so genannte Psi-Effekte nicht beliebig reproduzierbar beziehungsweise praktisch anwendbar sind.

Geschichte

Es gab immer wieder Berichte über Menschen, die angeblich Geschehnisse in der Ferne richtig angaben. Dabei mögen die Perzipienten (etwa Emanuel Swedenborg) persönlich involviert gewesen sein oder durch Bande der Verwandtschaft telepathisch vom Tod eines Verwandten Kenntnis bekommen haben (die sogenannten „Crisis apparitions", die sich durch körperliche Symptome oder Halluzinationen äußern können). Erste Free-Response-Versuche unternahmen A. W. Thaw (1892), Upton Sinclair (1930; zusammen mit seiner Frau, die sich in einem Nebenzimmer auf Objekte konzentrierte, worauf Sinclair seine Eindrücke aufzeichnete) und René Warcollier (1938).

Systematisch wurde die Fernwahrnehmung indessen erst von den US-Amerikanern untersucht. 1970 startete das Stanford Research Institute (SRI) in Menlo Park (Bundesstaat Kalifornien), das der Universität Stanford angeschlossen war, Versuche mit einem Team angeblich begabter Medien. Gegründet hatte das Projekt der amerikanische Physiker Harold Puthoff, dem sich sein Kollege Russell Targ anschloss. Aus den Versuchen entstand das sogenannte Coordinate Remote Viewing, das zusammen mit den daraus entstandenen Variationen im Deutschen heute generell als "Remote Viewing" bezeichnet wird.

Von 1973 bis 1988 wurde intensiv experimentiert. Dann übernahm (1990) die Science Applications International Corporation (SAIC) in Palo Alto

(Kalifornien) das Programm. Deren Leiter war Edwin May.
Seit 1970 wurde das Remote-Viewing-Projekt von amerikanischen Bundesbehörden – darunter die Armee, die Marine, die NASA und der Geheimdienst CIA – finanziell unterstützt, da man Anfang der siebziger Jahre eine „Psi-Lücke" (Psychic gap) gegenüber der Sowjetunion festzustellen glaubte. Die aus sechs Medien bestehende Gruppe arbeitete isoliert an militärischen Projekten. Sie versuchte z. B. Atomraketen, geheime Militärgelände und unterirdische Stationen zu entdecken. Ende der siebziger Jahre sprang die Defense Intelligence Agency (DIA) für die CIA ein und gab dem Projekt den Codenamen Stargate. 1989 wurde das Programm zunächst für geheim erklärt, bis man ihm 1995 die Unterstützung entzog. In 24 Jahren hatte die Regierung die Aktivitäten der kleinen Gruppe mit insgesamt 20 Millionen Dollar unterstützt. Die offizielle Begründung für die Einstellung von Stargate lautete, die Arbeit der Gruppe habe nicht viel gebracht.

Auch an der Princeton-Universität wurden Fernwahrnehmungsexperimente betrieben, mit der Spielart „präkognitiv". Robert Jahn leitete das PEAR (Princeton Engineering Anomalies Research) und legte 1987 in den USA mit dem Buch „Margins of Reality" einen theoretisch fundierten Bericht vor. Eine weitere Grundlage waren die Ganzfeld-Versuche von Charles Honorton aus Edinburgh. Bei diesen Versuchen sollten sensorisch abgeschirmte Versuchspersonen im Labor aufskizzieren, was sie von dem gesehen hatten, was Agenten in einem Nebenraum an Videoclips oder Bildern betrachteten.

Dies war einer der erfolgreichsten Versuchsansätze der Parapsychologie der vergangenen Jahrzehnte.
Auch das Freiburger „Institut für Grenzgebiete der Psychologie und Psychohygiene" stellte einen Versuch an, bei dem der Agent (Elmar Gruber) sich in Rom aufhielt und die Perzipientin (Marilyn Schlitz) in Minnesota ihre Eindrücke niederschrieb. Der Bericht über die erfolgreichen Versuche wurde im Dezember 1980 veröffentlicht.
Damit ein Fernwahrnehmungs-Versuch nicht nur ein Gesellschaftsspiel bleibt, müssen strenge Kriterien eingehalten werden. Es darf zwischen Perzipient und Agent keine Verbindung geben; das Target (Ziel) muss vor dem Versuch zufällig, am besten durch einen Computer, ausgewählt werden; die Skizzen und Schilderungen des Perzipienten müssen nach einem festgelegten Schlüssel von einem Richter (besser: mehreren Richtern), der weder Ziel noch die Beteiligten kennt, bewertet werden. Beim Freiburger Versuch wurde die Übereinstimmung mit einer Zahl zwischen 1 (sehr niedrig) und 10 (perfekt oder ein „Hit") angegeben. Die Princeton-Versuche arbeiten mit einer viel detaillierteren Versuchsanordnung.
Bei einem normalen Versuch wird das Ziel nach dem Zufallsprinzip ausgewählt, der Agent reist dorthin, schaut sich 10 bis 15 Minuten dort um und kann sich auf die Konturen des Ortes konzentrieren oder auch an den Perzipienten denken, der Kilometer entfernt in einem abgeschirmten Raum sitzt und zur selben Zeit in ein Mikrofon spricht, was er wahrnimmt. Auch macht er Skizzen. Dies spielt sich zu einer festgelegten Zeit ab, denn der Perzipient kann sich womöglich tausend Kilometer entfernt befinden.
Mediale Rezeption

In der Komödie Männer, die auf Ziegen starren aus dem Jahr 2009 wird der Versuch einer experimentellen Psi-Spezialeinheit der US Army, Remote Viewing zu erforschen und einzusetzen, dargestellt.

Princeton Engineering Anomalies Research - Remote Perception@ princeton.edu
Remote Viewing Studie des Verteidigungsministerium des Vereinigten Königreichs
Fox-Schwestern
Die Fox-Schwestern, Leah, Margaret (Maggie) und Catherine (Kate) Fox, waren US-amerikanische Geisterbeschwörerinnen. Sie behaupteten, Verstorbene als Medien in Séancen zu Klopfzeichen aus dem Jenseits anregen zu können. Schließlich stellte sich heraus, dass sie das Klopfen mit ihren Zehengelenken erzeugten. Dabei brachten sie dennoch eine moderne religiös-spiritistische Bewegung auf den Weg.
Seit 1847 soll in dem Haus der Familie Fox in Hydesville ein sporadisches Klopfen zu hören gewesen sein. Durch eine Art Morsecode wollten die Schwestern in Erfahrung gebracht haben, dass in ihrem Haus einst ein fahrender Händler ermordet worden war, dessen Geist nun kommunizierte. Dies erregte jedoch zunächst keine überregionale Beachtung. 1849 begannen die Fox-Schwestern jedoch mit Auftritten in Rochester (New York). Schließlich erlangten sie Berühmtheit, bereisten Europa und hatten zahlreiche Nachahmer. Margaret Fox hatte dabei eine Liaison mit Elisha Kent Kane.

1888 gaben Kate und Margaret Fox den Schwindel öffentlich zu, sie hatten die Klopfzeichen mit ihren Zehengelenken gemacht.

Literatur

Marcus Hahn, Erhard Schüttpelz (Hrsg.):"Trancemedien und neue Medien um 1900" Transcript/Medienumbrüche Band 39

Earl Wesley Fernell: The Unhappy Medium: Spiritualism and the Life of Margaret Fox. University of Texas Press, Austin, 1964.

Geisterhaus Hohensyburg

Als Geisterhaus Hohensyburg oder Spukhaus Hohensyburg (teils auch Geisterhaus Syburg oder Spukhaus Syburg) wurde ein leerstehendes und teilweise zerstörtes Wohnhaus bezeichnet, das sich in der Nähe der Burgruine Hohensyburg und unmittelbar bei Dortmund-Syburg auf einem großen Grundstück befand. Das aus dem 19. Jahrhundert stammende Gebäude war seit Ende der 1970er-Jahre unbewohnt, verfiel im Laufe der Zeit und wurde schließlich 2009 abgerissen. Es galt vor allem in Internetforen in den 1990er- und 2000er-Jahren als „eines der bekanntesten Geister- und Spukhäuser in Nordrhein-Westfalen bzw. Deutschland" und wurde oft sowie insbesondere auch an Halloween von Jugendlichen und jungen Erwachsenen als „Horror- und Kultstandort" zu illegalen nächtlichen Treffen besucht.

Geschichte

Geschichte des Hauses

Das Wohnhaus mit einer Nutzfläche von etwa 120 Quadratmetern wurde 1880 aus gemauertem Ruhrsandstein erstellt. Es befand sich auf einem etwa 20.000 Quadratmeter großen, teils bewaldeten Grundstück und war im Außenbereich zwischen dem

Dortmunder Stadtteil Syburg und dessen östlichem Bezirk Buchholz an der Kückshauser Straße gelegen. Das Haus gehörte der Bauernfamilie Scholle; die Bäuerin starb später an Altersschwäche und ihr Mann wurde betrunken auf der Straße von einem Bus erfasst.
Seit etwa 1979 stand das Gebäude leer, da den neuen Besitzern, die aus Hagen stammten, das Grundstück zu groß und die Pflege zu aufwändig war. Um das Haus gegen Einbrecher zu schützen, wurde es vom neuen Besitzer „verriegelt". Unter anderem wurden die Eingänge zugemauert und Gitter vor den Fenstern angebracht. Andererseits erhielt das leerstehende Gebäude um 1991 noch einen neuen Stromanschluss, als ein Nachbargrundstück mit elektrischem Strom versorgt wurde.
Geister- und Spukhaus
Über das alleinliegende und verlassene Haus entstand eine Vielzahl von Gerüchten, Legenden und Geistergeschichten, die insbesondere durch zahlreiche Internetforen verbreitet wurden. So verzeichnete beispielsweise das Internet-Diskussionsforum Allmystery von August 2004 bis Oktober 2011 mehr als 2.000 Beiträge zum „Geisterhaus Dortmund-Syburg". Unter anderem sollen dort ein Pfarrer seine Familie gemeuchelt, Nonnen dem Satan gehuldigt, ein kopfloser Reiter auf dem Gelände sein Unwesen getrieben und drei kleine Jungen qualvoll den Tod gefunden haben. Um Mitternacht soll Blut von den Wänden gelaufen sein und in einem zurückgelassenen Schrank im Dachgeschoss ein blutiges Kleid gehangen haben. Nach anderen Berichten sollen Kameras in der Nähe des Hauses nicht mehr funktioniert haben sowie aus Löchern im Boden ein beißender Gestank

gekommen und auf dem Grundstück zugemauerte Stollen aus dem früheren Ruhrsandstein-Abbau vorhanden sein.

Diese Legenden machten das „Geisterhaus" bald zu einem beliebten Treffpunkt für „Fans des Übersinnlichen" und zugleich zu einer Belastung für die Anwohner. Immer wieder verschafften sich „Anhänger des Paranormalen, aber auch abenteuerlustige Jugendliche" und junge Erwachsene Zugang zum Grundstück sowie teils durch gewaltsamen Einbruch Zutritt zum Haus. Sie hielten dort spiritistische Sitzungen ab und feierten okkulte Messen, oder betranken sich einfach. Im Laufe der Jahre bescherten die illegalen nächtlichen Treffen der örtlichen Polizei von der zuständigen Polizeiwache in Dortmund-Hörde rund 300 Einsätze und den Anwohnern manche schlaflose Nacht. Besonders zu Halloween entwickelte die „unheimliche Ruine eine enorme Anziehungskraft auf Grusel-Freunde", die in der Halloween-Nacht vom 31. Oktober zum 1. November das „Geisterhaus" regelmäßig aufsuchten.

Im Fernsehen wurde das „Dortmunder Spukhaus" unter anderem in einer Anfang 2007 von RTL II ausgestrahlten Sondersendung der Mystery-Fernsehserie X-Factor behandelt, in der Moderator Jonathan Frakes außer Legenden aus der Geschichte der Burg Hohensyburg auch eine angeblich auf dem Grundstück liegende und als „Nazigold-Versteck" dienende „Bunkeranlage" sowie angebliche „geheime Freimaurer-Inschriften an der Hauseingangstür" ins Spiel brachte. In einer Folge des Wissenschafts-Fernsehmagazins Welt der Wunder vom September 2008 wurde das „Spukhaus in Hohensyburg" zu den zehn „gruseligsten Orten in

Europa" gerechnet. Im Juli 2009 tauchte in einem Chat-Forum sogar ein gefälschter Zeitungsartikel der Westfälischen Rundschau (WR) mit der Schlagzeile „Junger Mann in Syburg spurlos verschwunden" auf. Von der Rundschau, die den zunehmenden „Gruseltourismus" und die häufigen Belästigungen der Nachbarschaft in Syburg beklagte, wurde die Fälschung reklamiert und daraufhin vom Forumsbetreiber entfernt.

Abbruch der Ruine (2009)

2007 war der Verfall des Gebäudes soweit vorangeschritten, dass das Zusammenbrechen des Hauses befürchtet wurde. Kommunalpolitiker aus dem Stadtteil Syburg setzten sich für den Abbruch des Hauses ein und forderten die städtischen Behörden zur Prüfung der Rechtslage gegenüber dem Eigentümer auf. Im Oktober 2009 wurde das „Geisterhaus" dann auf Druck der Stadt Dortmund abgerissen, da die Gebäudereste einsturzgefährdet waren.

Der „Gruseltourismus" (WR) fand damit zwar ein Ende, aber in unzähligen Beiträgen, Videofilmen und Fotografien bei Internetforen und auf Video- und Bilder-Portalen etc. leben die Legenden fort.

Literatur

Fabian Vierbacher: Die „moderne" Sage im Internet. GRIN Verlag, München 2008, ISBN 978-3-638-95622-2, S. 38, 40, 105–108 (zugleich Examensarbeit im Fachbereich Ethnologie/Volkskunde an der LMU München 2007; online bei Google Bücher).

Radio

Stephanie Feck: Nachruf auf das Dortmunder Spukhaus. Beitrag im Hochschulradio eldoradio*, Dortmund, vom 2. November 2009 (Podcast, 3:02 Minuten).

Geisterjagd

Als Geisterjagd bezeichnet man die Untersuchung einer Örtlichkeit zum Zwecke des Nachweises paranormaler Aktivität.

Typischerweise wird in kleinen Geisterjäger-Teams versucht, Hinweise auf paranormale Aktivitäten zu sammeln. Geisterjäger sammeln Daten mit wissenschaftlichen Methoden, indem sie verschiedene Ausrüstungsgegenstände wie Videokameras, Fotoapparate, Audiorecorder und diverse Messgeräte wie Magnetometer, Geigerzähler und Thermometer einsetzen.

Der Begriff Paranormale Untersuchung wurde 1977 von Walter von Lucadou und Klaus Kornwachs in ihrem Aufsatz Beitrag zur systemtheoretischen Untersuchung paranormaler Phänomene geprägt.

Kritiker der Geisterjagd bemängeln häufig, dass kaum wissenschaftlich überprüfbare und reproduzierbare Beweise für die Existenz von Geistern gesammelt würden, obwohl dieses Thema die Menschheit seit Jahrhunderten beschäftige.

Ursprung und Entstehungsgeschichte

Von Plinius dem Jüngeren ist die erste Untersuchung (100 n. Chr.) überliefert , die man als Paranormale Untersuchung oder Geisterjagd beschreiben könnte. Er beschreibt die Untersuchung eines Spukhauses im antiken Athen durch den Philosophen Athenodoros Kananites.

1862 wurde in London der Ghost Club gegründet, der als die erste Institution gilt, die paranormale Phänomene untersuchte. Berühmte Mitglieder waren unter anderem Charles Dickens, Sir William Crookes, Sir William Fletcher Barrett und Harry Price.

Zwischen 1880 und 1890 schlugen der Philosoph und Begründer der American Psychological Association William James vor, wissenschaftliche Methoden zur Erforschung paranormaler Fragestellungen einzusetzen. Er fand Verbündete in England wie beispielsweise Alfred Russel Wallace, den Philosophen Henry Sidgwick und Edmund Gurney. Gemeinsam gründeten sie die Society for Psychical Research, um Beweise für Erscheinungen, Spuk und ähnliche Phänomene zu finden. Die Mitglieder der Society sammelten Fallstudien, beobachteten Seancen, entwarfen Tests zur Überprüfung von Wahrsagern und führten den Census of Hallucinations ein, eine Statistik, in der die Anzahl der geisterhafte Erscheinungen von Personen am Tage ihres Todes gezählt wurden.

Ähnliche Untersuchungen wurden von Harry Price mit dem Londoner Laboratory of Psychical Research ab 1920 durchgeführt, die 1950 und 1960 durch die Amerikaner Hans Holzer und Ed und Lorraine Warren fortgesetzt wurden.

In Deutschland versuchte unter anderm Johann Wolfgang von Goethe, sich von der Existenz von Geistern und Spuk zu überzeugen , und er verarbeitete seine Erlebnisse im Faust (4160f.) in der Walpurgisnacht: „Das Teufelspack, es fragt nach keiner Regel. Wir sind so klug, und dennoch spukt's in Tegel."

Wissenschaftliches Interesse erregte die umfangreiche Fallsammlung von Fanny Moser , die sie dem Institut für Grenzgebiete der Psychologie und Psychohygiene (IGPP) in Freiburg unter Hans Bender hinterließ.

Aktuell ist der deutsche Parapsychologe Walter von Lucadou als Geisterjäger tätig.

Aktuelle Entwicklung

Durch das Internet und Filme wie Das Spukhaus und Reality-TV-Shows wie Ghost Hunters und Most Haunted ist derzeit ein Boom auf dem Gebiet der Geisterjagd zu verzeichnen. Weltweit agieren Teams von Enthusiasten und Hobbyforschern, die in ihrer Freizeit Spukgerüchten nachgehen und ihre Dienste Betroffenen anbieten.

Wissenschaftlich geht man davon aus, dass die berichteten Spukerscheinungen durch natürliche Ursachen erklärt werden können.

Kritik

Da sehr viele Enthusiasten und selbsternannte Medien als Geisterjäger auftreten, die ihre Untersuchungsergebnisse auf einschlägigen Webseiten veröffentlichen, bemängeln Kritiker, dass viele als Beweise angeführten Daten durch unsachgemäßen oder zweckfremden Einsatz der Messgeräte und durch falsche Interpretation der Ergebnisse hinfällig seien. Außerdem steht zu befürchten, dass Mitglieder von Geisterjäger-Gruppen sich qualifizierter darstellen als sie sind.

Kritiker wie John Potts empfehlen, in der Fachwelt die Ergebnisse der Amateur-Gruppen nicht ernstzunehmen, da diese eine Beweisführung auf Basis nicht bewiesener Annahmen versuchen, was jeder wissenschaftlichen Grundlage entbehrt.

Wissenschaftliche Beratungsstellen

Institut für Grenzgebiete der Psychologie und Psychohygiene

Gesellschaft zur wissenschaftlichen Untersuchung von Parawissenschaften

Parapsychologische Beratungsstelle

Uri Geller

Uri Geller (hebräisch אורי גלר, eigentlich György Gellér ; * 20. Dezember 1946 in Tel Aviv, damals Britisches Mandatsgebiet Palästina) ist ein israelischer, in Reading (England) lebender Bühnenmagier, der von sich behauptet, übersinnliche Kräfte zu besitzen.

Leben

Uri Geller wurde als Sohn von Jitzchak und Margarete Gellér geborene Freud, in Tel Aviv geboren. Seine Eltern sind ungarisch-österreichischer Herkunft. Er gibt an, im Alter von fünf Jahren ein Schlüsselerlebnis gehabt zu haben, als ihn in einem Garten ein extrem heller Lichtblitz kurzzeitig zu Boden geworfen habe. Kurz darauf habe es zum Mittagessen Suppe gegeben, wobei sich sein Löffel verbogen habe und anschließend gebrochen sei.

Als Fallschirmjäger kämpfte er 1967 im Sechstagekrieg, wo er verwundet wurde. Anschließend arbeitete er als Fotomodell. 1969 begann er dann, seine angebliche Fähigkeit, Löffel zu manipulieren, zu vermarkten. Entdeckt wurde Geller von dem wohlhabenden New Yorker Parapsychologen Andrija Puharich (1918–1995), seinem späteren Biographen.

Nach eigenen Angaben litt Geller in den 1970er-Jahren an Bulimie und Panikattacken. John Lennon soll ihm damals geholfen und Lennons Frau Yoko Ono ihm dazu geraten haben, nach Japan zu gehen, woraufhin er mit seiner Familie ein Jahr dort verbrachte. Geller lebt heute in der Nähe von London in einer 23-Zimmer-Villa, die dem Weißen Haus ähnelt. Nach eigenen Angaben hat er etwa 50 Millionen Dollar Vermögen. Seit 1991 ist er mit

Hannah verheiratet und hat zwei Kinder, Daniel und Natalie.

Karriere als Bühnenmagier

Geller erregte in den 1970er-Jahren erstmals Aufsehen mit seinen Fernsehauftritten, in denen er angeblich durch telepathische Kräfte versteckt gemalte Zeichnungen nachmalte, stehengebliebene Uhren zum Ticken brachte und Besteck verbog. Er sagt in Interviews gelegentlich, dass er glaubt, seine Kräfte von Außerirdischen vom Planeten „Hoova" , von Gott oder von anderen höheren Mächten erhalten zu haben. In Deutschland sorgte sein Fernsehauftritt am 17. Januar 1974 in der Wim-Thoelke-Show Drei mal Neun und in der Schweiz in einer von Werner Vetterli moderierten Sendung für ein „Geller-Fieber". Nach vielen Jahren der TV-Abstinenz hatte Geller 2004 in Deutschland mit der Sendung Die Uri-Geller-Show ein Comeback. RTL hatte damit einen Marktanteil von 25,5 Prozent in der werberelevanten Zielgruppe. Das entsprach fast sechs Millionen Zuschauern. Am 8. Januar 2008 lief die Reihe The next Uri Geller auf ProSieben an, bei der Uri Geller als Gastgeber fungierte (siehe unten).

Mittlerweile sieht er seine Verbindung zu den Außerirdischen anders. Dies habe ihm ein Wissenschaftler der CIA damals eingeredet. An Aliens und Ufos glaube er aber weiterhin.

Vorhersagen von Uri Geller

Anfang 1970 sagte Geller voraus, dass der ägyptische Präsident Gamal Abdel Nasser noch lange leben und König Hussein von Jordanien bald einem Attentat zum Opfer fallen werde. Nasser starb jedoch bereits acht Monate nach dieser Voraussage, während König Hussein noch weitere 29 Jahre lebte. Andere Quellen berichten dagegen, dass Geller auf der Bühne eine

Vision vom im Sterben liegenden Nasser gehabt hätte.

Auch prophezeite Geller den Sieg des Englischen Nationalteams bei der Fußball-EM 1996 im Halbfinale gegen Deutschland, das jedoch gegen Deutschland verlor. Dem Formel-1-Piloten David Coulthard sagte er einen nicht eingetretenen Erfolg voraus.

Rezeption

Geller selbst sagt aus, dass seine Vorführungen von Bühnenzauberern nachvollzogen werden können. Alle von Geller gezeigten Kunststücke gehören auch zum Repertoire von Bühnenmagiern.

Bei einem Fernsehauftritt im Jahre 1973 in der Tonight Show mit Johnny Carson war Geller während des Auftrittes jedoch nicht in der Lage, seine üblichen Tricks auszuführen. In den vergangenen 30 Jahren hat sich Geller oft über sein Versagen unter kontrollierten Bedingungen in der Tonight Show von 1973 geäußert. Er gibt jedoch nicht sich selbst die Schuld, sondern Carson.

Wissenschaftliche Untersuchungen

Anfänglich konnte Geller eine Reihe von Physikern und andere Wissenschaftler mit seinen Vorführungen beeindrucken und überzeugen. Beispielsweise wurde in dem angesehenen Magazin Nature 1974 ein Artikel der beiden Laser-Spezialisten Russell Targ und Harold Puthoff vom renommierten SRI International (SRI) über die hellseherischen Fähigkeiten von Geller veröffentlicht. Der Artikel wurde im Editorial als „schwach in Design und Ausführung", „beunruhigend unklar" bezüglich experimenteller Details, „unbehaglich was Vorkehrungen gegen fehlerhafte Schlussfolgerungen betrifft", bezeichnet. Den beiden Autoren wurde Naivität einiger

Methoden und „ein Mangel an Qualifikation" vorgeworfen. Der Artikel, wie auch seine Veröffentlichung, wurden sehr kontrovers diskutiert. Nature wollte den Artikel zunächst nicht veröffentlichen und schickte ihn an das SRI zurück. Da er jedoch von zwei Wissenschaftlern einer führenden Forschungseinrichtung verfasst worden war und der Inhalt einer wissenschaftlichen Untersuchung würdig erschien, entschloss man sich doch zur Veröffentlichung. Zudem wollten die Herausgeber anderen Forschungseinrichtungen die Möglichkeit geben, die Qualität des Institutes und deren Beitrag zur Parapsychologie zu beurteilen. Im Editorial der Ausgabe wurde außerdem auf eine gleichzeitige, sechzehnseitige Veröffentlichung des Physikers Joseph Hanlon im New Scientist hingewiesen, die eine zweimonatige Nachforschung über Geller und die SRI-Experimente zum Thema hat. Dieser Artikel würde die Positionen Gellers und der SRI-Forscher untergraben.

Der ehemalige US-Astronaut Edgar Mitchell, selbst bekannt dafür, parapsychologischen Phänomenen zugeneigt zu sein, schilderte als Augenzeuge die Untersuchungen am SRI wie folgt: „Hal (Puthoff) und Russ (Targ) waren so begierig darauf, Geller bei der Arbeit zu halten, dass sie sich von ihm in die Enge treiben ließen und schließlich auf jede seiner Launen eingingen. Wenn er drohte fortzugehen, gaben sie nach und taten alles, was er wollte. Natürlich verloren sie so die Kontrolle über die Situation, und das wurde von Mal zu Mal schlimmer."

In Nature veröffentlichten vier Jahre später zwei andere Wissenschaftler, wie Geller möglicherweise ihre Kollegen hereingelegt hat. Der Physiker und

Nobelpreisträger Richard Feynman traf Geller selbst und erklärte: „Nur weil ein guter Zauberer irgend etwas tut, sollte man nicht gleich zu dem Schluss kommen, es handele sich um ein reales Phänomen."
Geller lehnt seitdem wissenschaftliche Untersuchungen bezüglich seiner „übernatürlichen Kräfte" ab. Auch die Einladung zur „Eine-Million-Dollar-Herausforderung" von James Randi lehnte er ab.
Bereits Anfang 1974 lud Thomas von Randow, damals Wissenschaftsredakteur bei der Wochenzeitung Die Zeit, Geller zu einem psychokinetischen 100.000-DM-Experiment ein. Geller beantwortete die mehrfachen Anfragen Randows nicht. Als dieser ihn dann persönlich darauf ansprach, entgegnete Geller, dass, wenn er seine „psychokinetische Begabung demonstriert hätte, diese fortan nicht mehr geheimnisvoll und darum auch nicht mehr interessant gewesen" sei. „Man dürfe seinen Mitmenschen nicht alle Zweifel nehmen".
Bei dem Verbiegen der Löffel vermutete man anfänglich eine Präparierung von Gellers Fingern mit einer quecksilberhaltigen Verbindung, welche die Löffel durch Legierungsbildung zum Erweichen bringen würde. Später entdeckte man dann, dass dieser „Geller-Effekt" mit mehrfach vorgebogenen Löffeln erheblich einfacher zu erreichen ist, also auf einfacher Materialermüdung beruht.
Der Spiegel ließ Geller kurz nach seinem Fernsehauftritt bei der Wim-Thoelke-Show Drei mal Neun 1974 eine Gabel zerlegen. Ein anschließender Vergleich der Bundesanstalt für Materialforschung und -prüfung mit einer Gabel, die mit einer

Chemikalie präpariert war, ergab ein übereinstimmendes Ergebnis.

Gerichtsverfahren

Geller hat gegen Kritiker rechtliche Schritte unternommen. 1991 verklagte er James Randi auf 15 Millionen US-Dollar Schadenersatz, wegen eines in der Herald Tribune vom 9. April 1991 erschienenen Artikels von Randi. Dies war die dritte Klage von Geller gegen Randi. Die Klage wurde, wie alle vorausgegangenen und nachfolgenden, abgewiesen. In einem offenen Brief der Uri Geller Associates mit Sitz in Berkshire kündigte Geller an, dass er „Randi in jedem Land verklagen werde, in dem es ihm möglich sei, gegen die Lügen Randis vorzugehen". Was Randi über ihn verbreite, sei nicht die Wahrheit.

Seine Klage gegen Prometheus Books wurde verworfen, und Geller musste sogar Schadenersatz an den Verlag leisten. Auch die amerikanische Skeptikerorganisation CSI bekam Recht und nach einer außergerichtlichen Einigung 120.000 Dollar zugesprochen, wovon Uri Geller 40.000 Dollar aus eigener Tasche bezahlen musste.

Im November 2000 verklagte Geller in den USA das Unternehmen Nintendo. Auf einer von der Firma produzierten japanischen Pokémon-Sammelkarte war ein Monster namens Yun-gerā (auf Deutsch heißt das Pokémon „Kadabra") dargestellt, das in einer Hand einen verbogenen Löffel hält und laut Kartenbeschreibung „Alpha-Wellen" ausstrahlen kann. Auf Japanisch wird Yun-gerā als ユンゲラー geschrieben, wobei das zweite Zeichen ン n dem Zeichen リ ri ähnlich sieht und der Name somit an Yuri Gerā erinnert, die japanische Aussprache von Gellers Namen. Geller sah durch die Karte seine

Persönlichkeitsrechte verletzt. Die Klage wurde im November 2002 vom Bezirksgericht Los Angeles abgewiesen.

Aktuelle Medienpräsenz

Nach einem Auftritt im RTL-Fernsehmagazin Stern TV 2004 nahm Gellers Popularität in Deutschland kurzzeitig wieder zu und er trat daraufhin in weiteren Fernsehsendungen dort (mit einer eigens produzierten Uri-Geller-Show, moderiert von Günther Jauch) und in der Schweiz auf.

The next Uri Geller

Anfang 2007 präsentierte Geller im israelischen Fernsehen die live-Show The Successor (dt. „Der Nachfolger"), eine Casting Show für Mentalisten, die mit Einschaltquoten von über 50 % das erfolgreichste Programm der israelischen Fernsehgeschichte wurde. Das Format wurde Ende 2007 leicht geändert auch im US-Fernsehen als Phenomenon adaptiert.

Vom 8. Januar bis zum 26. Februar 2008 suchte Uri Geller auf dem deutschen Fernsehsender ProSieben einen „Nachfolger". Die Show lief unter dem Namen The next Uri Geller (dt. „Der nächste Uri Geller"). In Deutschland kam die erste Sendung auf insgesamt 3,85 Millionen Zuschauer, damals ein Marktanteil von 12,1 Prozent. Die Reaktionen der deutschsprachigen Presse auf die Sendung waren ausgesprochen negativ.

Die Show wurde auch für das niederländische, ungarische, türkische und russische Fernsehen produziert. Im Januar 2009 lief die zweite Staffel in Deutschland an. Die Sendung ist Mitte 2009 in Deutschland eingestellt worden.

Ufos und Aliens

Nach der für den Sender erfolgreichen Show The next Uri Geller sendete ProSieben am 16. November

2008 eine weitere Show mit ihm unter dem Titel Uri Geller live – Ufos & Aliens: Das unglaubliche TV-Experiment. In der erneut von Stefan Gödde moderierten und live ausgestrahlten Sendung sprachen die Gäste Erich von Däniken, Nina Hagen, Astronaut Edgar Mitchell (per Telefon zugeschaltet) und der Gewinner von The next Uri Geller, Vincent Raven, über ihre Erfahrungen mit Ufos und Aliens. Zudem wurden angeblich während der Sendung über ein Radioteleskop Nachrichten in das All geschickt und auf Antworten gewartet.

Die Sendung erreichte nur minimale Einschaltquoten und konnte sich mit 4,8 Prozent Marktanteil und 1,4 Millionen Zuschauern nicht gegen das Konkurrenzprogramm durchsetzen.

Kurioses

Eine Frau verklagte den im Fernsehen aufgetretenen Geller, weil er schuld an ihrer Schwangerschaft sei. Die Empfängnis sei auf einem Kaminvorleger, durch Verbiegung ihres Intrauterinpessars (IUD, „Spirale") ermöglicht worden.

Geomantie

Geomantie oder Geomantik (altgriechisch: γῆ [gɛː] „Erde" und μαντεία [mantaia] „Weissagung", also in etwa Weissagung aus der Erde) ist in der Esoterik eine Form des Hellsehens, bei der Markierungen und Muster in der Erde oder Sand, Steine und Boden zum Einsatz kommen. Man nimmt das arabische Nordafrika als Ursprungsort an. Im zwölften Jahrhundert gelangte die Geomantie durch lateinische Übersetzungen arabischer Werke nach Europa und wurde in der Zeit der Renaissance zu einer beliebten Methode der Wahrsagung. Heute ist die Geomantie im ursprünglichen Sinn in Europa fast verschwunden. Der Begriff wird für andere Methoden verwandt, zum Beispiel in Zusammenhang mit den sogenannten Ley-Linien, die eher dem chinesischen Feng Shui ähneln.

Geschichte

In Europa wurde die Geomantie im 12. Jahrhundert durch lateinische Übersetzungen arabischer Texte bekannt, so z. B. durch die Abhandlung Ars geomancie von Hugues de Santella. Ein weiteres bekanntes Werk ist De geomantia von Robert Fludd im Tractatus secundus. De naturae simia seu technica macrocosmi historia, Oppenheim 1618, Frankfurt 1624.

Durch Araber, die an der ganzen Küste Ostafrikas Handel trieben und ihren Glauben verbreiteten, kam die Geomantie nach Madagaskar, wo sie als Sikidiy Verbreitung fand und auch heute noch betrieben wird.

Sikidiy-Methode in Madagaskar

In Europa wurde Sikidiy nach der madagassischen Methode von dem französischen Kolonialbeamten Raymond Decary bekannt gemacht.

Eine Sikidiy-Übung beginnt mit einem Zufallsexperiment (der sogenannten Befragung des Schicksals), bei dem Samenkörner eines Fano-Baumes, einer Akazienart, verwendet werden. Unter dem Rezitieren von „Zauber"formeln nimmt der Wahrsager eine Hand voll Körner, deren Anzahl er nicht kennt, und legt sie als Haufen vor sich. Dann nimmt er davon immer zwei Körner weg, bis nur noch ein oder zwei Körner übrig bleiben. Diesen Vorgang wiederholt er 16 mal. Jedes Ziehungsergebnis (ein oder zwei Körner) wird in einer quadratischen Tabelle von vier mal vier Feldern abgelegt, der Muttermatrix (Renin-Tiskidy). Jede der vier Spalten (von rechts nach links) und der vier Zeilen (von oben nach unten) hat einen Namen. Spalten: bilady, fahatelo, maly, tale; Zeilen: fianahana, abily, alisay, fahavalo.

Aus der Muttermatrix werden durch Additionen acht weitere Figuren von je vier übereinander angeordneten Feldern errechnet. Diese acht Figuren werden unter der Muttermatrix angeordnet. In jedem Feld sind im Ergebnis wieder entweder ein oder zwei Körner. Die „Töchter" werden ermittelt, indem in einer festgelegten Reihenfolge je zwei Spalten oder zwei Linien addiert werden. Die Addition erfolgt modulo zwei,

das heißt ein Korn und ein Korn ergibt zwei Körner, ein Korn und zwei Körner ergeben ein Korn, (von den drei Körnern werden wieder zwei Körner abgezogen, wie bei der Befragung des Schicksals, es bleibt ein Korn)

zwei Körner und zwei Körner ergeben zwei Körner (von den vier Körnern werden wieder zwei Körner abgezogen, wie bei der Befragung des Schicksals, es bleiben zwei Körner).

Grundsätzlich unterscheiden die Wahrsager bei den acht Tochterfiguren, von denen jede einen Namen hat (von links nach rechts: fahasivy, ombiasy, haja, haky, asorita, saily, safary, kiba) zwischen Figuren mit einer geraden Anzahl von Körnern, den Prinzen (mpanjaka), und den Figuren mit ungerader Anzahl, den Sklaven (andevo). Jede der Prinzen-Figuren, wie auch jede der Sklavenfiguren hat ebenfalls einen eigenen Namen. Prinzen: z. B. 1 1 1 1 tareky, 1 1 2 2 alsady, Sklaven: z. B. 1 1 1 2 karija, 1 1 2 1 alimizanda
Die Regeln der Interpretation sind komplex, aber prinzipiell sind Prinzen stärkere Figuren als Sklaven.

Der Ratsuchende wird von der Spalte eins (bilady) der Muttermatrix repräsentiert. Bei der Frage nach einer Krankheit würde diese Spalte 1 bilady zur Tochter haja addiert. Ist die Figur 1, die für den Ratsuchenden steht, ein Sklave, die Figur, die für die Krankheit steht ein Prinz, dann schließt der Wahrsager daraus, dass die Krankheit schwer ist.
Darüber hinaus ist jede der 16 möglichen Sikidy-Figuren einer Himmelsrichtung zugeordnet. Dies schwankt regional etwas, aber bei den Atandroy im Süden der Insel, sind z. B. die Figuren renilaza, alibiavo, karija und adalo dem Norden zugeordnet. Auch die Himmelsrichtungen spielen bei der Interpretation eine große Rolle. Eine Interpretation besagt z. B. dass sich zwei Prinzen und zwei Sklaven aus der gleichen Himmelsrichtung nie schaden.
Als außergewöhnlich (toka oder into) gelten Figuren, bei denen eine Himmelsrichtung unter den 16 Tableaus nur einmal vorkommt. Manchmal streuen die Wahrsager auf ein solchermaßen ungewöhnliches Tableau ein weißes Pulver, das sie später zu einem als gefährlich geltenden Talisman verarbeiten.
Europäische Methode
Von Robert Fludd wurde eine Variante benutzt, dessen geomantisches System besteht aus 16 Figuren mit je vier Linien, die jeweils einen oder zwei Punkte haben können. Die Figuren haben alle eine Bezeichnung aus der ein Orakelspruch abgeleitet wurde.
Um auf das Orakel zu schlagen, wurde - entweder auf der Erde oder aber auch auf einem Blatt Papier - ein Raster gezeichnet, bei dem die verschiedenen Rechtecke jeweils einer Linie der Figuren entspricht. Ohne hinzuschauen zeichnete man nun mit einem Stock auf die Erde oder mit einem Schreibstift auf

das Papier eine zufällige Anzahl von Punkten. Danach zählte man die Punkte in den jeweiligen Rechtecken, wobei eine ungerade Zahl einem Punkt bei der Figur entsprach, eine gerade zwei Punkte. Für jedes Orakel brauchte man vier Figuren, aus denen man eine Weissagung herauslas.

Moderne Verwendung des Begriffes Geomantie

Die heutige europäische Geomantie ist eine unwissenschaftliche esoterische Lehre, die sich selbst als „ganzheitliche" Erfahrungswissenschaft versteht und versucht, die Identität eines Lebensraumes, eines Ortes oder einer Landschaft zu erfassen und diese durch Gestaltung, Kunst oder Raum- und Landschaftsplanung zu berücksichtigen und individuellen Ausdruck zu verleihen. Geomantie sei das Erkennen und Erspüren von guten Plätzen in Raum und Landschaft und damit die Grundlage für ein harmonisches und gesundes Wohnen und Leben. Die Aufgabe eines Geomanten bestehe darin, „baubiologisches Wissen" mit der geomantischen Kunst zu vereinen, Räume zu gestalten, den guten Ort zu erkennen und zu erspüren und mit den Menschen in Einklang zu bringen. Damit hat sie sich von dem ursprünglichen arabischen Wahrsagesystem entfernt und ähnelt eher dem chinesischen Feng Shui.

Nach der Ansicht der modernen esoterischen Geomantie ist die ganze Erde mit globalen Gitternetzsystemen überzogen. Genannt werden diese Gitternetzsysteme „Curry-Gitter", „Ley-Linien", „Hartmann-Gitter" oder „Benker-Linien". Diesem Gitter- und Liniensystem werden „energetische" Eigenschaften und damit biologische Wirkungen zugesprochen.

Die Vorstellungen der Geomantie zu den von ihr postulierten Energien sind wissenschaftlich nicht nachweisbar und haltbar. Die doppelblind durchgeführten, gut kontrollierten Versuche zur Radiästhesie, die die verschiedensten Behauptungen prüften, sind alle negativ ausgegangen. Gitter- und Liniensysteme und deren „Energieströme" wurden noch nie mit physikalischen Messinstrumenten nachgewiesen.

Literatur
Marcia Ascher: Mathematics Elsewhere. An Exploration of Ideas across Cultures. Princeton University Press, Princeton 2005, ISBN 0-691-07020-2.
Marc Chemelier, Denis Jacquet, Victor Randrianry, Marc Zabalia: Die Mathematik der Wahrsager von Madagaskar. In: Spektrum der Wissenschaft Spezial 2, 2006, (Ethnomathematik).
Lara Mallien, Johannes Heimrath (Hrsg.): Was ist Geomantie? Die neue Beziehung zu unserem Heimatplaneten. Drachen Verlag, Klein Jasedow 2008, ISBN 978-3-927369-18-4, (Edition Hagia Chora).
John Michell: Sonne, Mond & Steine. Ein kleiner geschichtlicher Abriss der Astro-Archäologie. Werner Pieper's MedienXperimente, Löhrbach 1989, ISBN 3-925817-56-5, (Der Grüne Zweig 156).
Werner Pieper (Hrsg.): Geomantie. Veränderte Neuauflage. Werner Pieper's MedienXperimente, Löhrbach 1993, ISBN 3-922708-47-1, (Der Grüne Zweig 47).

Gleichförmigkeit des Okkulten
Die Gleichförmigkeit des Okkulten ist ein von dem deutschen Parapsychologen Hans Bender eingeführter Begriff.

Mit dem Begriff wird die Beobachtung bezeichnet, dass von den wissenschaftlich nicht nachgewiesenen und von der Parapsychologie beschriebenen und untersuchten Phänomenen wie Telepathie, Hellsehen, Präkognition, Spuk und Psychokinese seit der Antike bis in die Gegenwart in allen Epochen und in den unterschiedlichsten Kulturen und Regionen der Erde berichtet wird. Auch Alter, Bildungsstand und sozialer Status einer Person scheinen dabei keine Rolle zu spielen.

Bender sah in dieser möglichen Gleichförmigkeit der historischen, kulturellen, geografischen und persönlichen Erfahrung einen wichtigen Beleg dafür, dass die parapsychischen Erscheinungen keine nur durch Mythos und Tradition entstandene und überlieferte Vorstellungen seien, denen keine objektive Wirklichkeit entspreche, sondern individuelle, tatsächliche Erfahrungen des Einzelnen, denen objektive, wenn auch unbekannte Eigenschaften der Realität zu Grunde liegen würden. Die Gleichförmigkeit des Okkulten gilt als wichtiges Argument nicht nur in der wissenschaftlichen Diskussion, sondern auch zur Rechtfertigung der Aufrechterhaltung parapsychologischer Forschung und der ihr dienenden Institutionen.

Global Consciousness Project
Das Global Consciousness Project (dt. „Globales Bewusstseinsprojekt", Abk. GCP) ist ein langfristig angelegtes wissenschaftliches Experiment, an dem sich weltweit rund 100 Forscher und Ingenieure beteiligen. Mit Hilfe einer in Princeton entwickelten Technologie und Zufallsgeneratoren werden seit 1998 von einem weltweiten Netzwerk Daten gesammelt, die die Existenz eines „globalen Bewusstseins"

belegen sollen. Nach der Theorie des GCP erzeugen Ereignisse wie etwa Terroranschläge, die starke Emotionen bei vielen Menschen auslösen, messbare Ausschläge von dazu geeigneten Instrumenten. Die Daten werden über das Internet zu einem Server in Princeton übertragen, wo sie archiviert und analysiert werden.

Methoden

Als Messgeräte dienen derzeit rund 50 weltweit verteilte Dioden, welche Weißes Rauschen erzeugen. Dieses Rauschen wird ausgewertet, und soll je nach Gemütslage der Menschen, die in der Umgebung leben, unterschiedliche Eigenschaften haben. So soll z. B. anhand von digitalisierten Rauschwerten der "Zustand" des "globalen Bewusstseins" ermittelt werden können.

Beispiel: Terroranschläge vom 11. September 2001

Auf der Webseite des Projektes sind zahlreiche Analysen von bedeutenden Ereignissen publiziert, die die Funktionsfähigkeit des "globalen Bewusstseins" deutlich machen sollen. Demnach wäre etwa bereits einige Stunden vor den Anschlägen am 11. September ein bemerkenswerter Ausschlag in den Messdaten zu verzeichnen gewesen. Bei einer Prüfung der Behauptungen kamen E. C. May und S. James P. Spottiswoode zu dem Schluss, dass die vermeintlichen Ausschläge ein Produkt willkürlicher Verfahrens- und Parameterwahl wären.

Kritik

Ein großes Manko dieses Feldversuchs sind die fehlenden echten Kontrollversuche. Für Kontrollzwecke werden keine echten Zufallsdaten aus den GCP-Netzwerk verwendet, sondern Pseudozufallsdaten. Das Global Consciousness Project präsentiert auf seiner Website zwar die

Ergebnisse und das Signifikanzniveau zu besonderen medialen Ereignissen. Aber es fehlen Vergleichsdaten aus anderen Zeitabschnitten, in denen es keine besonderen Ereignisse oder für die keine Vorhersagen gab. Erst ein Vergleich zwischen den "Ereignisdaten" und echten "Kontrolldaten" aus den Zufallsgeneratoren im "Leerlauf" würde ein Urteil darüber erlauben, ob die hier beobachteten Effekte wirklich auffällig sind.

Hexenexperiment
Das Hexenexperiment (oder auch Brockenexperiment) war ein wissenschaftlicher Versuch des britischen Parapsychologen Harry Price zum Nachweis des Hexentums. Price war Direktor des National Laboratory of Psychic Research, der nationalen Forschungsstätte für parapsychologische Untersuchungen in London. Es wurde damit zum ersten Mal ein großes Experiment gewagt, um den mystischen Glauben und die Schwarze Magie alter Sagen zu untersuchen und zu entkräften. Es fand zum 100. Todestages Johann Wolfgang von Goethes am Samstag, den 18. Juni 1932 auf dem Hexentanzplatz auf dem Brocken statt.
Der Brocken, der wahrscheinlich sagenumwobenste Berg Deutschlands, wurde spätestens mit Goethes Faust. Eine Tragödie als Hexentreffpunkt mystifiziert. Der im Volksmund auch Blocksberg genannte Berg war der einzig mögliche Ort, um das Hexenexperiment durchzuführen. : S. 338 Grundlage des Experiments war die Sage, in einer Vollmondnacht könnte ein Ziegenböcklein auf dem Brocken durch eine Jungfrau reinen Herzens in einen bildschönen Jüngling verwandelt werden. Price

bediente mit dem Bild der Brockenhexe gezielt den Volksglauben.

Umfeld

Die Intention dürfte Price durch die Transkription eines Manuskripts gekommen sein, die er im Herbst 1931 erhalten hatte. Diese Beschreibung enthielt nach seinen Worten eine handschriftliche Ausgabe magischer Formeln, die in einem der deutschen Museen aufbewahrt würde. Es stamme etwa aus dem fünfzehnten Jahrhundert und enthalte viele Rituale für die Praxis der transzendentalen Magie. Unter vielen Experimenten war ein sogenannter Bloksberg Tryst (übersetzt etwa: „Stelldichein am Brocken"), den er daraufhin anwenden wollte. : S. 335

Seinen Befürworter, Prof. Cyril Edwin Mitchinson Joad, assistierte Price. Auch Joad war an der Erforschung des Übernatürlichen interessiert, und zusammen mit Harry Price hatte er bereits eine Reihe von Geisterjagden durchgeführt. So war sein Beitritt zum „Ghost Club", bei dem Price dessen Präsident wurde, eine Selbstverständlichkeit. Er engagierte sich in psychischer Forschung und reiste 1932 mit Price in den Harz zum sogenannten „Bloksberg Tryst". Die Reise ist in Price' Aufzeichnungen ausführlich beschrieben. Sie kamen von Göttingen und erreichten am Freitag Werningerode, wo ihnen als Teil des bi-nationalen, gesellschaftlichen Rahmenprogramms eine „real live witch", also eine leibhaftige Hexe vorgestellt wurde, die sich dann aber als Laiendarstellerin des örtlichen Theaters entpuppte und so für allgemeine Heiterkeit sorgte. Den beiden Briten war ein sehr wohlwollender Ruf vorausgeeilt und am folgenden Nachmittag sollten sie sich in Halberstadt einfinden, um dort die Ehrung „freedom of the city"

entgegenzunehmen. Die Ehrung erfolgte durch den hemdsärmeligen Vertreter des Bürgermeisters würdevoll und schlicht zugleich und nach der Zeremonie fragten sie sich untereinander, welche Privilegien sie jetzt eigentlich erhalten hätten. : S. 342f.
Das Experiment wurde vom Harzer Verkehrsverband, dem Touristenverband des Harzes, ausdrücklich begrüßt und gefördert. Price schrieb in seinen Erinnerungen:

„In 1932 was celebrated throughout Germany the centenary of the immortal poet Goethe. The Harz Goethe Centenary Committee (the Harzer Verkehrsverband), hearing that I possessed a copy of the ritual of the Bloksberg Tryst, invited me to reproduce the experiment as part of the Goethejahr celebrations. I consented. Another reason why I decided to go - quiteexperim unofficially - was that I wished to emphasise the absolute futility of ancient magical ritual under twentieth-century conditions."

„1932 wurde in ganz Deutschland die Hundertjahrfeier des unsterblichen Dichters Goethe gefeiert. Als das Harz Goethe Centenary Committee (Harzer Verkehrsverband) hörte, dass ich eine Kopie von dem Ritual der Bloksberg Tryst besaß, lud es mich ein, das Experiment als Teil der Goethejahr-Feiern zu reproduzieren. Ich willigte ein. Ein weiterer Grund, warum ich beschlossen hatte zu gehen - ganz inoffiziell - war, dass ich die absolute Sinnlosigkeit des alten magischen Rituals unter den Bedingungen des 20. Jahrhunderts betonen wollte."

– Harry Price: The Bloksberg Tryst, S. 335

Das Experiment
Damit das Experiment gelingen konnte, mussten eine Reihe von Voraussetzungen erfüllt werden. Als geeignete Jungfrau wurde Fräulein Urta Bohn angesehen, die das Experiment ausführte. Urta Bohn war Tochter des Breslauer Rechtsanwalts Erich Bohn (1874-1948), der ebenfalls an der Thematik interessiert war.
Price hatte in der vorgeschriebenen Größe einen Magischen Kreis mit den üblichen Symbolen und einem Dreieck darin anlegen lassen, das in Richtung des Hexentanzplatzes zeigte. : S. 338 Es brannte ein Feuer aus Kiefernholz, eine Schüssel mit Weihrauch war aufgestellt. Es fehlte nur die Sicht auf den Vollmond. Price hoffte noch, dieser werde im Laufe des Rituals erscheinen, so, wie er die Hoffnung auf die Therianthropie selbst auch für ein Wunder gehalten hätte. Der Ziegenbock wurde mit Fledermausblut, Ruß, Honig und einer von Kirchenglocken abgeschabten Substanz eingerieben. Das Abgeschabte von Kirchenglocken hatte Price zuvor von einem freundlichen Glöckner aus dem Glockenturm einer Kirche in Sussex erhalten.
Wie es die Zauberformel verlangte, führte man den Bock an einer silbernen Kordel in den magischen Kreis. Nachdem er gesalbt worden war, warf man ihm ein weißes Laken über. Harry Price zählte mit seltsam monotoner Stimme und mit genau den richtigen Pausen von „Eins!" bis „Zehn".
Nach einschlägigen, gleichlautenden Augenzeugenberichten war die Zuschauerzahl, die an die Hundert reichte, atem- und regungslos. Man

hätte, wie Price später schrieb, eine Stecknadel fallen hören können. Viele dürfte ein Frösteln geschüttelt haben, aber nicht wegen des aufsteigenden Nebels. Und weiter: „Die reine Jungfer zog das weiße Laken herunter. Und da stand der Bock, nicht gerade in bester Verfassung mit all dem Blut und Honig und dem Abgeschabten von Kirchenglocken, und zitterte vor Kälte. Die Zuschauer klatschten herzlich Beifall, und die Forscher verkündeten, sie seien mit dem Ergebnis zufrieden. Sie hätten ohnehin nicht erwartet, dass der Zauber wirken werde. Es habe sich nur darum gehandelt, durch ein gewissenhaftes Experiment zu beweisen, dass an diesen ganzen Hexereigeschichten nichts dran sei."
„Das Fehlschlagen des Experiments kann nicht einem Irrtum bei seiner Durchführung zugeschrieben werden, denn die Wissenschaftler erfüllten alle Bedingungen, die in den deutschen Vorschriften für Magie für solche Zwecke enthalten sind. Die Vorschriften gehen übrigens auf Prozeduren zurück, die die fähigsten Hexen des Mittelalters anwendeten, um ans Ziel ihrer Wünsche zu gelangen".
Das von ihm zitierte „Hochdeutsche Schwarze Buch" war offensichtlich nicht existent; diese Irreführung passte in sein Schema der geringen Ernsthaftigkeit seines Vorgehens.
Rezeption
Price griff die Stimmung zu diesem Thema auf. Er nahm bewusst Bezug auf Goethe, der in seinem Werk „Faust I" Dantes Göttliche Komödie verweltlichte und ironisierte, so wie Price die Transformation ebenfalls ironisierte und der Lächerlichkeit preisgab. Nicht zuletzt das von Margaret Alice Murrays 1921 veröffentlichte Buch

Witch-Cult in Western Europe wird sein Missfallen ausgelöst haben. Auch andere Kritiker brandmarkten Murrays Werk mit Äußerungen wie „weder die Unterlagen, mit denen sie ihre Hypothese auswählt, noch die Methode ihrer Interpretation überzeugen". Trotz ihres streng-wissenschaftlichen Ansatzes fand die anerkannte Ägyptologin in Fachkreisen für diese Theorien keine Zustimmung. Das Scheitern des von Price durchgeführten Versuchs auf dem Brocken sollte die Thesen dieses Neopaganismus in Misskredit ziehen.

Das Hexenexperiment wurde von vielen Zeitungen rezipiert. So hoben sie auch hervor, dass dadurch die Freie Wissenschaft gefördert worden sei, weil „… Der wahre Wissenschaftler […] nach der Bedeutung aller Phänomene ohne Vorurteile" frage.

Literatur

Trevor Hall: Search for Harry Price. Gerald Duckworth and Company, Okt. 1978, ISBN 0-7156-1143-7

http://www.harrypricewebsite.co.uk/Famous%20Cases/brockenbyharryprice.htm
http://www.dcscience.net/LOB-THES.pdf
http://www.harrypricewebsite.co.uk/Gallery/Cases/brocken_experiment/cases_brocken_group.htm
http://einestages.spiegel.de/static/document/21478/hexenexperiment_auf_dem_brocken.html

Nina Kulagina

Die Russin Nina Kulagina (eigtl. Ninel Sergejewna Kulagina, russisch Нине́ль Серге́евна Кула́гина; * 30. Juli 1926; † 1990) ist in den 1960ern durch ihre angeblich psychokinetischen Fähigkeiten berühmt geworden.

In der Zeit des Kalten Krieges wurden einige Schwarzweiß-Stummfilme gedreht, in denen Kulagina diverse Objekte auf einem Tisch bewegen und verschieben konnte, ohne diese zu berühren. Darunter waren auch nichtmetallische Objekte und solche unter einer Glashaube sowie die Drehung der Magnetnadel eines Kompasses im Gehäuse. Es wurde berichtet, sie habe durch Konzentration ihrer Gedanken das Herz eines Frosches zum Stillstand gebracht. Ihr bekanntestes Experiment war, einen Tischtennisball an einer Feder erst nach unten und dann in eine Ecke rollen zu lassen.

Literatur

Gris, Henry; Dick, William: The New Soviet Psychic Discoveries. London, Souvenir Press, 1979.

Inglis, Brian: The Paranormal? An Encyclopedia of Psychic Phenomena. Granada publishing, 1985, S. 112.

Ostrander, Sheila; Schroeder, Lynn: Psychic Discoveries? The Iron Curtain Lifted. London, Souvenir Press, 1997 (1971).

Spencer, John & Anne: The Poltergeist Phenomenon. London, Headline 1997, S. 227 – 8.

in der deutschen und englischen Version der Internet Movie Database

The Psychic Powers of Nina Kulagina (englisch)

Unusual Powers of Mind Over Matter (englisch)

Levitation (Parapsychologie)

Levitation, eine Form der Psychokinese, ist die postulierte Fähigkeit des Menschen, ohne Hilfsmittel zu schweben.

Berichte über diese Fähigkeit gibt es gleichförmig in annähernd jeder Kultur und auch in heutigen

Medien. Ein wissenschaftlicher Nachweis für eine gelungene Levitation liegt nicht vor.

Levitation in der christlichen Überlieferung

Laut Bibel hatte auch Jesus die Fähigkeit zur Levitation. U.a. berichtet Matthäus, dass er auf dem Wasser wandelte (Mt 14,24-33 [3]). Andererseits wird die Levitation und besonders auch die Bilokation als Indiz für die dämonische Besessenheit einer Person betrachtet.

Die bekannteste Levitation wird dem in der Apostelgeschichte, Kapitel 8, Verse 9-25 [4], erwähnten Zauberer Simon Magus zugeschrieben, der im ersten Jahrhundert in Rom bei einem öffentlich mit Simon Petrus ausgetragenem Wunderwettbewerb geschwebt haben soll. Die zumeist apokryphen Quellen über diese Begebenheit wurden im 12. Jahrhundert in der Legenda Aurea zusammengefasst. Fortan wurden Flug und Fall des Heiden Simon Magus ein beliebtes Motiv in der mittelalterlichen Kunstgeschichte.

Über 230 Heiligen werden Levitationen zugesprochen. Die Heilige Theresa von Ávila erwähnt Levitationserlebnisse in ihrer Autobiographie.

Als der für Levitationen bekannteste Heilige gilt Franziskaner Joseph von Copertino (1603-1663), der aus bäuerlichen Verhältnissen stammte. Für über 100 Flüge fanden damalige Gelehrte Zeugen. Viele Persönlichkeiten hatten großes Interesse, selbst Augenzeuge dieses Wunders zu werden. Unter anderem haben Prinzessin Maria von Savoyen und König Johann II. Kasimir von Polen ihre Beobachtungen unter Eid bestätigt.

Weitere Personen, denen Levitation zugeschrieben wird, sind Apollonius von Tyana, Girolamo

Savonarola, Katharina von Siena, Petrus von Alcantara und Alphons von Liguori.

Esoterik

Eine Erweiterung der Technik der Transzendentalen Meditation, die auf den Yoga-Sutras von Patanjali basiert, soll eine Levitation sein. Die erste Stufe besteht darin, im Schneidersitz auf und ab zu hüpfen. Die zweite Stufe des Yogischen Fliegens soll angeblich eine echte Levitation sein. Nachprüfbar mehr als die erste Stufe wurde nie erreicht.

Gesellschaftliche Entwicklung

Die Blütezeit der Levitationslehre in Europa war im 15. Jahrhundert bis ins 18 Jh. Besonders in Großbritannien und Russland praktizierten Adelige auf ihren Schlössern Levitationsabende. Sie versuchten mit reiner Willenskraft mit ihrer Seele aus dem Körper zu gelangen, um frei umher zu schweben. John Buchan, schottischer Schriftsteller und Politiker (1875 – 1940) beschreibt in der Biografie (The Marquis of Montrose) die These des schottischen Lords Marquis of Montrose (1612 – 1650), der behauptete, dass es drei Arten der Levitation gäbe:

7. Die geistige Levitation (Spiritlevitation)

Mit den Gedanken begibt man sich auf Reisen. Es ist die schnellstmögliche Form von einem Ort an den anderen zu gelangen.

8. Die seelische Levitation (Soullevitation)

Mit geistiger Willenskraft tritt die Seele aus dem Körper und schwebt frei im Raum herum.

Das - angebliche - Phänomen ist heute als Out of body experience (OBE) oder Außerkörperliche Erfahrung (AKE) bekannt.

9. Die körperliche Levitation (Bodylevitation)

Der Körper entzieht sich der Anziehungskraft der Erde und beginnt frei zu schweben.
»Weltliche« Fälle
In neuerer Zeit erregte auch Daniel Dunglas Home (1833-1886) aus Currie nahe Edinburgh, Schottland; großes Aufsehen. Er zeigte seine unerklärlichen Kunststücke regelmäßig einem großen Publikum. Bekannte Persönlichkeiten und Skeptiker haben das beobachtet, darunter Napoleon III, Fürst Metternich, die britische Königin, Mark Twain, William Makepeace Thackeray, John Ruskin, Rosetti und Edward Bulwer-Lytton. Keiner der Versuche, ihm Betrug nachzuweisen, gelang. Der an Parapsychologie sehr interessierte William Crookes, Präsident der Royal Society, schrieb im damals wichtigsten Wissenschaftsblatt, dem "Quarterly Journal of Science" welch innerer Widerstreit in ihm herrscht zwischen seinem unumstößlichen Wissen und dem mit Augen und Händen Erlebten. In seiner spektakulärsten Vorführung soll Home in London aus einem Fenster im dritten Stockwerk und durch ein anderes wieder in dasselbe Haus geflogen sein. Skeptiker betrachten ihn dennoch als Betrüger und halten nicht viel von den Zeugnissen, weil die Ausbildung von Wissenschaftlern keinen Einfluss darauf habe, wie leicht sie hereinzulegen seien.

Artikel des "Skeptic's Dictionary zu "Levitation" (engl.)
Filmdokument einer angeblichen Levitation auf YouTube
Magie
Magie (von altgr. μαγεία mageía ‚Zauberei', ‚Blendwerk'), abgeleitet vom altiranischen Mager, bezeichnet die Beeinflussung von Ereignissen,

Lebewesen und Gegenständen auf außersinnliche Art und Weise. Dabei wendet der Magier zur Kommunikation mit übernatürlichen Wesen – Engeln, Naturgeistern oder Dämonen – bestimmte Rituale, Beschwörungen (etwa mittels Zaubersprüchen) oder Invokationen an.
Die Abgrenzung zum Schamanismus ist umstritten. Magische Vorstellungen, wie beim Mesmerismus haben die Entwicklung der modernen Medizin wesentlich befördert, magische Vorstellungen sind zudem nach Anthony Grafton eine wesentliche Voraussetzung der Moderne.

Religiöse Systeme und magische Praktiken
Religiöse Systeme, in denen heutzutage noch magische Praktiken erscheinen, sind z. B. hinduistisches und buddhistisches Tantra, Daoismus, Bön, Voodoo, Naturreligionen, Schamanismus, Huna, und der Neopaganismus.

Weiße Magie und Schwarze Magie
Zum volkstümlichen Verständnis der Magie gehören – in Abgrenzung zum Aberglauben – dem Wesen nach die bewusste Zauberhandlung und das magische Ritual. Grundlage der volkstümlichen Magie ist der Analogiezauber. Hier wird nach dem magischen Grundsatz vorgegangen, Gleiches mit Gleichem zu bewirken. So werden etwa Warzen in abnehmendem Mond besprochen, damit sie, wie der Mond, schwinden. Oder eine Puppe wird statt einer realen Person behandelt oder misshandelt. Der Hintergrund dieser Magie ist zudem der hermetische Grundsatz: „Wie oben, so unten; wie innen, so außen; wie im Großen, so im Kleinen." Damit ist gemeint, dass alle Wesen und Dinge über Sphären miteinander verbunden sind und durch Zauberhandlungen wechselseitig beeinflusst werden

können. Beim Analogiezauber geht man also davon aus, dass eine Einwirkung in der einen Sphäre gleiches in einer anderen Sphäre bewirken kann.

Mit Weiße Magie ist dabei eine Form der Magie gemeint, deren Ziele Schutz und Heilung sind. Dazu zählen insbesondere folgende Zauberpraktiken: Abwehr- und Schutzzauber, Gesund- oder Heilzauber, Fruchtbarkeitszauber, Glückszauber, Liebeszauber, Totenzauber, Wahrsagen, Wetterzauber, Widerzauber.

Dieser Magie steht die so genannte Schwarze Magie unterschiedlicher Schadenszauber und Verwünschungen gegenüber. Andere Formen der schwarzen Magie sind nicht auf Schaden ausgerichtet, sondern entsprechen dem Linkshändigen Pfad.

Unter Anderem durch die Wiccabewegung, einen neuheidnischen Hexenkult, fand die volkstümliche Weiße Magie wieder Zulauf. Hierdurch wurden auch in Vergessenheit geratene Rituale erneut belebt.

Anleitungen zu Praktiken der weißen wie der schwarzen Magie wurden einerseits sicherlich mündlich tradiert, vielfach aber auch schriftlich weitergegeben, wie die reichhaltige, bis in die Antike zurückreichende Überlieferung der Zauberbücher zeigt (Weiterfuehrende TexteListe magischer Schriften).

Sowohl im Bereich weißmagischer als auch im Bereich schwarzmagischer Praxis existierten historisch Steigerungen der magischen Rituale zu Techniken, die es ermöglichen sollten, sich mit göttlichen Wesen in Verbindung zu setzen oder sie sich zu Dienste zu machen; zum Beispiel die antike und spätantike Theurgie oder die Goëtie.

Geschichte der Magie

Antike

Die frühesten schriftlichen Quellen der Magie reichen bis in die Zeit der mesopotamischen, sumerischen und altägyptischen Hochkulturen zurück. Auch aus der Steinzeit wurden Hinterlassenschaften wie Höhlenmalereien, Artefakte oder Steinkreise der Megalithkulturen entdeckt, die als Hilfsmittel zur Durchführung magischer, dem Schamanismus heutiger Zeit nicht unähnlicher Handlungen und Zeremonien gedeutet werden.

Ähnlich weit reichen die magisch-mythologischen Überlieferungen insbesondere des nordisch-europäischen, römischen, griechischen und hebräischen Kulturkreises zurück.

Ein erster Gipfel rationaler Auseinandersetzung mit magischen Praktiken beginnt in der griechischen Antike. Der Bund der Pythagoreer bereitete hierfür den Boden. Denker wie Platon und Aristoteles unterzogen Theurgie und antike griechische Theologie bis in die Ethik hinein philosophischer Betrachtung.

Mittelalter

Magie im frühen Skandinavien

Im mittelalterlichen Schrifttum kommt auch die Magie an mehreren Stellen vor. "Seið" (f. und n.) ist der norrøne Ausdruck für Magie. Diese umfasst den magischen Angriff auf eine Person und die Wahrsagerei. Dem Begriff liegen bestimmte mythologische Vorstellungen zu Grunde und er ist in ein größeres religiöses System eingebunden, welches in den subarktischen Kulturen verbreitet war. Deshalb ist die Magie der Seiðkona (Zauberin) und der seiðrmenn (Magier) mit dem sibirischen Schamanismus eng verwandt.

Im skandinavischen Raum der Wikingerzeit wurde der Seiðmaðr verachtet und oft verfolgt. Dies ist darauf zurückzuführen, dass seið an den Kult der Göttin Freyja geknüpft und daher von Frauen ausgeübt wurde. In den eddischen Schimpfreden Lokis wirft dieser Odin vor:

En þik síða kóðo
Sámseyo í,
ok draptu á vétt sem völor,
vitka líki
fórtu verþjóð yfir,
ok hugða ek þat args aðal.
Von dir sagt man
du habest in Sámsey gezaubert
und mit einem Stab auf einen Deckel geschlagen,
Zauberern gleich
zogst du durchs Volk,
und das scheint mir weibisch.
Dabei ist das Wort "arg" in der letzten Zeile bedeutsam: Es bedeutet weibisches Auftreten, passive Homosexualität und rituelle Änderung des Geschlechts. Odin hat durchaus schamanistische Züge. Der Sohn Harald Hårfagres mit der Samin Snøfrid Svåsedotter namens Ragnvald war Seiðmaðr. Nach der Historia Norwegiae wurde er ertränkt, die für seiðmenn übliche Hinrichtungsart. Offenbar hielt sein Vater ihn für pervers. Nach Mircea Eliade war bei den sibirischen Schamanen die Veränderung des Geschlechts oder der Transvestitismus üblich. Dazu zwangen ihn die Geister.
Auch in den Isländersagas spielt die Magie hin und wieder eine Rolle. So tötet Kotkell, ein Einwanderer aus den Hebriden, in der Laxdæla saga Þórður, der

ihn wegen Zauberei vor das Allting geladen hatte, durch Zauberei:

Þórðr, der mit einem Schiff abgefahren war, kam bei dem Sturm um. Kotkel wurde später mit einigen Söhnen gesteinigt, ein anderer Sohn wurde ertränkt. Man zog gefangenen Zauberern sofort einen Sack über den Kopf, um den „bösen Blick" zu verhindern. Kotkels letzter Sohn Stigandi wurde schließlich auch gefangen. Der Sack hatte einen Riss, durch den er auf einen Wisenabhang schaute.
„Síðan lét Kotkell gera seiðhjall mikinn. Þau færðust þar á upp öll. Þau kváðu þar harðsnúin fræði. Þat váru galdrar. Því næst laust á hríð mikilli."

„Darauf ließ Kotkel ein großes Zaubergerüst errichten. Sie [er und seine Söhne] stiegen alle zusammen hinauf. Da ließen sie erklingen grimmig gefügte Weisen: Das waren Zaubersprüche. Sofort brach ein starkes Unwetter los."

– Laxdæla saga Kap. 35, übersetzt von Rudolf Meißner.

Auch er wurde gesteinigt.
„En því var líkast sem hvirfilvindr komi at. Sneri um jörðunni, svá at aldregi síðan kom þar gras upp. Þar heitir nú Brennu"

„Es war nun gerade so, als käme ein Wirbelwind darüber und kehrte den Boden um, so dass dort niemals mehr Gras gewachsen ist. Der Ort heißt nun Brenna."

– Laxdæla saga Kap. 38, übersetzt von Rudolf Meißner.

Magie auf dem christlichen Kontinent
Im Mittelalter unterscheidet Wilhelm von Auvergne erstmals eine göttliche magia naturalis von einer destruktiven teuflischen Magie.
Die Aufzeichnungen Abrahams von Worms von 1387 bekunden den ersten schriftlich überlieferten und vollständig erhaltenen Ritus eines jüdischen Mannes zur Bändigung dienstbarer Geister unter dem Patronat des heiligen Schutzengels. Mit überliefert wurde sein magischer Lebensweg, eine spätmittelalterliche Autobiographie. Der ethische Anspruch dieser Magie rückt den Text zur magia naturalis.
1496 beschrieb Giovanni Pico della Mirandola sein Verständnis des Phänomens Magie in Über die Würde des Menschen: „Wie der Landmann die Ulmen mit den Reben des Weinstocks, so vermählt der Magier die Erde mit dem Himmel, das heißt das Untere mit den Gaben und Kräften der Oberwelt."
Das unter dem Titel De Occulta Philosophia 1530 veröffentlichte Buch des humanistischen Theologen, Doktors der Rechte und der Medizin, Agrippa von Nettesheim, fußt auf den Schriften Giovanni Pico della Mirandolas und stellt die weltweit erste systematisch gegliederte theoretische und praktische Gesamtdarstellung der Magie dar.
Paracelsus, der Alchemist und Erneuerer der Naturheilkunde, lehnte die auf Aristoteles zurückgehende Scholastik und die damit verbundene streng überlieferte Medizin der Tradition Galenus ab. Mit unbändiger Wissbegierde lernte er Heilkunde

von Menschen aller Gesellschaftsschichten. Magie bedeutete für ihn Heilung: „Aber magische Operation, gleich wie die Wissenschaft der Kabbala, entspringt nicht aus Geistern oder Zauberei, sondern aus dem natürlichen Lauf der subtilen Natur." (Volumen medizinae Paramirum).

Als Wechselwirkungen des Christentums mit magischen Aktivisten kamen im Mittelalter spezifisch christianisierte Formen der Magie auf. Die Grimoires als Zauberbücher, welche Dämonologie oder Angelologie lehrten, verbreiteten magische Praktiken, die mit christlichen Elementen durchsetzt waren. So sollte der Magier Fasten, Beten und die Dreieinigkeit anrufen, damit er göttliche Macht erhielt, um Dämonen zu bezwingen.

Zur Zeit der Christianisierung waren es hauptsächlich Provinzialsynoden, die sich mit magischen Praktiken befassten. Dabei ging man selbstverständlich von der realen Wirkung der Magie aus. Aufschlussreich sind in diesem Zusammenhang die kirchlichen Gesetze, wie das Decretum Gratiani und die dazu verfassten Kommentare der Dekretisten, der Dekretalistik und die Bußsummen.

Malefizium

Im sechsten Kanon der Synode von Elvira (um 300) wurde bestimmt, dass jemand, der einen anderen durch einen Schadenszauber (maleficium) getötet habe, auch zur Todesstunde keine Kommunion erhalten dürfe, da er sein Verbrechen nicht ohne Verehrung von Dämonen habe ausführen können. Nach dem Umfang der Texte kann man davon ausgehen, dass die häufigste Anwendung darin bestand, beim Mann Impotenz zu bewirken (impotentia ex maleficio). Ein bekannter Fall ist das Gutachten des Erzbischofs Hinkmar von Reims über die Ehe des fränkischen Königs Lothar II., dessen Frau Theutberga ihm keine Kinder geboren hatte. Er kam zu dem Schluss, dass sehr wohl ein Malefizium die Ursache sein könne, dahinter aber ein unergründliches, aber niemals ungerechtes Urteil Gottes stehe. Seine auch in anderen Gutachten niedergelegten Ansichten über die Impotenz durch Schadenszauber beeinflusste die Dekretisten bei ihrer Kommentierung des Decretum Gratiani. Aber man glaubte auch an die Möglichkeit, durch Wetterzauber Schaden zu stiften, auch an Beschwörungen (incantationes), an das Loswerfen (sortilegium), an den „bösen Blick" (fascinatio). Als Methode ist zum Beispiel das Rückwärtssprechen von Gebeten bekannt. Magie konnte auch mit christlichen Riten verbunden werden. Der 7. Kanon der 13. Synode von Toledo (683) und der 5. Kanon der 17. Synode von Toledo (694) verboten das Totbeten durch Abhalten einer Totenmesse für noch lebende Personen. Dieses Verbot wurde auch in das Decretum Gratiani aufgenommen. Dass solche Totenmessen für Lebende stattfanden, ist bezeugt. Auch wurde die Herstellung antikonzeptioneller Tränke und Liebestränke als Malefizium verurteilt. Dabei wurden vorwiegend Strafen für Kleriker festgesetzt, was darauf schließen lässt, dass diese als Gebildete Zugang zu entsprechender Literatur hatten.

Dämonenpakt
Schon Augustinus verurteilte jegliche Magie, da diese immer auf einem Vertrag zwischen Menschen und Dämonen beruhten. Diesem Verdikt folgte auch das Decretum Gratiani. Diese Vorstellung vom Teufelspakt nahm in der hochscholastischen Dämonologie einen bedeutenden Platz ein. In den

kanonistischen Quellen wurde er aber kaum erwähnt. In den wenigen Stellen wurde lediglich der Text des Decretum Gratiani wiedergegeben, und nur der französische Glossenapparat Animal est Substantia bringt als Beispiel die Legende aus dem 9. Jahrhundert, wonach ein Theophilus Vicedominus einen solchen Pakt geschlossen habe, aber dann von der Jungfrau Maria erlöst worden sei. Die Dekretisten befassten sich mit dem Teufelsbund im Zusammenhang mit der Wahrsagerei und unterschieden zwischen der gelehrten Wahrsagerei, die auf Grund spezieller Kenntnisse Künftiges prognostizieren könne und von einigen für erlaubt angesehen wurde, und dem Furor, der Besessenheit, die auf Grund eines Teufelspaktes in die Zukunft blicken lasse und daher eine schwere Sünde sei. Auch die Bußsummen betonten, dass magische Praktiken nur mit Hilfe des Teufels möglich seien, was den Schluss zulässt, dass ein solches Verhalten in der Beichtpraxis eine Rolle spielte.

Wahrsagen

Die Synoden erließen viele Vorschriften gegen die „Wahrsagerei", so die Synode von Ancyra (314), von Agde (506), von Orléans (511), von Braga (572) und von Toledo (633) und andere. Dazu gehörte auch die Astrologie. Isidor von Sevilla unterschied in seiner Etymologiae zwischen einer astrologia naturalis, die zum Beispiel Wetterprognosen ermöglichte, und einer astrologia superstitiosa, die menschliches Verhalten voraussagte.

Die mittelalterliche Literatur befasste sich im Wesentlichen mit zwei Formen des Wahrsagens: 1. der Astrologie, 2. dem Loswerfen. Hinzu kam die Berücksichtigung bestimmter unheilbringender Tage.

Astrologie

Die Astrologie war den Christen durch das gesamte Mittelalter geläufig. Sie erlebte ihre Blütezeit im Hochmittelalter, als arabische und griechische Werke zu Astronomie und Astrologie allgemein zugänglich wurden. In der Renaissance übten die Hofastrologen eine große Wirkung auf die Beschlüsse der Regierenden aus, insbesondere auf die Bestimmung des richtigen Zeitpunktes für ihre Ausführung.

Man berief sich dabei unter anderem auf die Geschichte der drei Weisen aus dem Morgenland, die einem Stern nach Bethlehem gefolgt seien (Mt 2 [5]). Die kirchliche Kritik betonte dagegen, dass der Glaube an die Wirkung der Gestirne sowohl die Allmacht Gottes als auch den freien Willen des Menschen leugne.

Im Decretum Gratiani werden die Astrologie und auch die Astronomie (superstitiones divinationis) sowie andere Naturbeobachtungen zum Zwecke der Vorhersage (superstitiones observationis) als verbotene Magie verworfen. Die Dekretistik begann dann zu differenzieren. Es sei erlaubt, den Lauf der Dinge mit Hilfe der Gestirne zu deuten, genauso, wie man aus bestimmten Symptomen auf die Krankheit und ihren weiteren Verlauf schließe. Die reine Beobachtung der Gestirne ohne Absicht der Weissagung sei erlaubt. Papst Alexander III. schildert in einer Dekretale den Fall, dass ein Priester mit Hilfe eines Astrolabiums das gestohlene Gut einer Kirche aufspüren wollte, und verurteilt ihn zu einer Kirchenstrafe. Man ging davon aus, dass die Gestirne auf diese Welt Einfluss ausüben, lehnte aber jegliche Beeinflussung des menschlichen Willens durch die Gestirne ab.

Es gab auch gewisse Tage, denen magische Eigenschaften zugeschrieben wurden. Besonders geläufig waren die so genannten „Ägyptischen Tage", die für bestimmte Tätigkeiten (Reise, Heirat) besonders ungünstig waren. Es handelte sich um meistens 24, manchmal auch um 36 „verworfene Tage". Auch die Neujahrsprognose war weit verbreitet. Dabei wurde von der Wochentagsgottheit, auf die der Neujahrstag fiel, der Jahresverlauf etwa für die Ernte vorhergesagt. Ihre Beachtung wurde als Sünde untersagt. Die Bußsummen erlaubten die Beachtung von meteorologischen Vorzeichen für die Landwirtschaft, wenn dabei keine Dämonen angerufen würden. Thomas von Chobham nennt einige der abergläubischen Beobachtungen: das Niesen beim morgendlichen Aufstehen, das nächtliche Rufen des Kauzes oder nächtliches Hundegebell als Vorzeichen des Todes im Haus.

Loswerfen

Auch die Methode des Losens erfreute sich großer Beliebtheit. Besonders unter Klerikern war das Bibellosen gebräuchlich (sortes biblicae), indem man irgendeine Bibelseite aufschlug und die gefundene Textstelle auf seine Fragestellung hin interpretierte. Diese Methode wurde sogar kirchlich anerkannt. Das Losen wurde sogar bei Bischofswahlen in ritualisierter Form (Prognosticum) anerkannt. Die kirchlichen Verbote des Bibellosens (Bibliomantie) richteten sich nur gegen die Anwendung für profane Fragestellungen. Diese Art des Losens gab es in mehreren Varianten: Das Ziehen von beschrifteten Zetteln, manchmal auch mit Bibelsprüchen, der Gebrauch von Losbüchern mit Tabellen und dazugehörigen Lösungsschlüsseln. Ein solches Losbuch unter dem Namen Sortes Apostolorum ist schon für das Jahr 494 nachgewiesen. Papst Gelasius I. erwähnt ein „liber, qui appellatur Sortes Apostolorum".

Thomas von Aquin unterschied drei Arten des Losens: 1. Das verteilende Los (sors divisoria), 2. Das beratende Los (sors consultatoria) und 3. Das wahrsagerische Los (sors divinatoria). Das verteilende Los diene der Aufteilung von Gütern unter mehreren Berechtigten. Das beratende Los werde angewendet, wenn bei verschiedenen Handlungsoptionen zu entscheiden sei, was zu tun ist. Das wahrsagerische Los diene der Erkundung von verborgenen Sachverhalten. Während er gegen die ersten beiden Losverfahren unter bestimmten Umständen keine Bedenken hegte, verwarf er die sors divinatoria, weil das Wissen um Verborgenes allein Gott zukomme. Wesentliche Bedingung der Zulässigkeit der ersteren war die zwingende Notwendigkeit. Unter diesen Umständen erklärte er auch das Losverfahren bei kirchlichen Wahlen für zulässig.

Das Decretum Gratiani, die Dekretisten und Kanonisten des 12. und 13. Jahrhunderts befassten sich ausgiebig mit dem Thema der sortes. Denn das Losen, insbesondere durch Aufschlagen des Psalters, war bei der Wahl zu Kirchenämtern durchaus nicht unüblich. Gratian hielt das Loswerfen als ein von Gott in der Vergangenheit gebilligtes Mittel der Wahrheitsfindung und verwies dafür auf (Jos 7,16 [6]), wo ein Dieb mit Hilfe des Losverfahrens identifiziert wird, auf (1 Sam 14,42 [7]), wo Sauls Sohn Jonathan durch das Los überführt wird, gegen ein Verbot Sauls verstoßen zu haben, sowie auf weitere Schilderungen bis hin zu der Wahl des Matthias als Nachfolgeapostel des Judas in (Apg 1,26

[8]). Auch zitiert Gratian Augustinus, dass das Loswerfen kein Übel sei, sondern ein Mittel, das bei menschlichen Zweifeln den Willen Gottes anzeige. Dann aber verwirft er das Loswerfen für die Gegenwart. Denn die kirchenrechtliche Entwicklung habe ein allgemeines Verbot gezeitigt, weil das Losen die Gläubigen zum Götzendienst verführen könne. Die Dekretisten waren ebenfalls der Meinung, dass das Loswerfen für sich genommen nichts Schlechtes, aber wegen der Nähe zum Götzendienst gleichwohl verboten sei. Manche aber hielten die sortes durch Aufschlagen der Bibel nach Gebet und Fasten doch für zulässig. Der Einfluss des Römischen Rechts führte auch dazu, dass einige Dekretisten das verteilende Losen zur Schlichtung von Rechtsfällen und auch das Verfahren bei Bischofswahlen vom Verbot ausnahmen. Der Glossenapparat Ecce vicit leo eines französischen Dekretisten (eventuell Petrus Brito) gibt eine weitere Differenzierung: Er hält auch das Losen zur Wahrheitsfindung für prinzipiell zulässig, es dürfe aber nicht zu einer Verurteilung führen, da es eine Umgehung des Beichtgeheimnisses sei.

In diesem Zusammenhang sind auch erhalten gebliebene Formen der Gottesurteile zu sehen, insbesondere die „Abendmahlsprobe", bei denen wie beim Losen göttliches Wirken angenommen wurde. Das 4. Laterankonzil von 1215 verbot aber Klerikern die Teilnahme an profanen Gottesurteilen, wie der Wasserprobe oder der Feuerprobe (z.B. Anfassen eines glühenden Eisens). Auch das Chrisam fand bei magischen Handlungen Verwendung. So sollte es vor Verletzungen bei der Eisenprobe schützen.

Magische Gegenstände und Texte

Zaubersprüche (incantationes) wurden seit jeher für magische Praktiken verwendet. Nach damaliger Vorstellung erhielten Amulette oder die zur Zauberei erforderlichen Zutaten wie Kräuter, Wurzeln oder Steine ihre Wirkung oft erst durch Zaubersprüche, die beim Sammeln oder bei der Zubereitung gesprochen werden. Auf die Anwendung von Zaubersprüchen steht nach dem Decretum Gratiani grundsätzlich die Exkommunikation. Eine Ausnahme macht Gratian, wenn dazu das Glaubensbekenntnis oder das Vaterunser verwendet wird. Das führte dazu, dass solche Kräuter und Steine nur dann nützten, wenn sie unter Beachtung christlich-ritueller Vorschriften gesammelt und zubereitet wurden. Unter diesen Umständen wurden sie sogar als Amulette gegen Besessenheit toleriert. Das Decretum Gratiani verbietet alle diese Mittel unter Berufung auf Augustinus, der alle Mittel, die die medizinische Wissenschaft nicht anerkennt, als nutzlose Zauberei verwarf. Sie wurden „Phylakterien" genannt, wenn sie um den Hals gehängt werden, um bestimmte magische Wirkungen zu erzeugen. Den dekretistischen Schriften sind einige Praktiken zu entnehmen. Es handelte sich nach dem Dekretisten Rufinus um Zettel mit geheimen Zeichen oder um die Stirn gespannte Plättchen mit zehn Worten des Alten Testaments. Offenbar spielte er auf die alte jüdische Praxis an, Textstellen der Tora bei Gebeten um den Oberarm gebunden oder auf der Stirn zu tragen (Gebetsriemen). Nach den französischen Dekretisten schrieb man um den Hals getragenen Zetteln, auf denen das Glaubensbekenntnis oder Vaterunser stand, heilende Wirkung zu, und man akzeptierte diesen Brauch. Die Bußsumme des

Thomas von Chobham betont die Wirkmächtigkeit der „heiligen Worte" und sieht deren Geheimnis in der richtigen Verbindung mehrerer Buchstaben oder Stimmen, eine Kunst, die in Vergessenheit geraten sei, aber, wenn sie jemand beherrsche, erlaubt sei, wenn keine Dämonen beteiligt würden. Auch bei den Amuletten unterscheidet Thomas zwischen erlaubten und verbotenen. Wer allerdings heilige Worte als Beschwörung verwende, um Kräutern eine Kraft zu verleihen, die ihnen nicht zukommt, begehe allerdings eine schwere Sünde. Wilhelm von Rennes nennt in seinem Kommentar zur Summa de casibus von Raimund von Penyafort als erlaubte Praktiken, wenn an Christi Himmelfahrt Zettel mit kurzen Texten beschrieben würden; es handele sich aber um verbotene Magie, wenn man glaube, die Zettel seien nur wirksam, wenn sie erst nach dem Vorlesen des Evangeliums oder nach der Messe geschrieben würden. Da es sich um eine Handreichung für Beichtväter handelt, war diese Übung offenbar weit verbreitet.

Neuzeit

In der Renaissance wurden die hermetischen Schriften wiederentdeckt. Magier praktizierten davon inspiriert eigene Varianten neuplatonischer Zeremonialmagie. Der Mathematiker, Geograph, Entwickler von Navigationsinstrumenten, Astrologe, Mystiker und Alchemist John Dee war der wohl bedeutendste christliche Engelsmagier. Im Gegensatz zu seinen Vorgängern entwickelte er seine Engelsmagie in aller Öffentlichkeit. Daraus entstand eine ihm offenbarte Version der Henochischen Sprache. Dees Privatbibliothek war die größte Bibliothek Englands. Ihr Bestand ist heute Kern der British Library. Auch Anthony Graftons

Untersuchungen zu neuzeitlichen Magiern zufolge sei Magie keineswegs, wie es das Vorurteil will, Antipode, sondern eher der Vorläufer von Aufklärung.

Zu Beginn des 18. Jahrhunderts fand wieder eine verstärkte Hinwendung zu innerseelischen, mystischen, magischen und esoterischen Themen statt. Herausragende Erscheinungen dieser Zeit waren Cagliostro und Franz Anton Mesmer mit seiner Lehre vom animalischen Magnetismus, welche der späteren Hypnotherapie den Boden bereitete und die Entwicklung des Spiritismus. Besonders in initiatorischen Rosenkreuzer-Orden wird der zeremoniellen Magie ein beachtlicher Stellenwert zugewiesen.

Die Romantik mit ihrer Hinwendung zum Unbewussten ging aus der Klassik und ihrer Tendenz zum apollinisch Verstandesmäßigen hervor. Damit entwickelten sich Autoren wie der Maler, Arzt und Naturphilosoph Carl Gustav Carus, der zu den Vorgängern parapsychologischer Forscher zählt. Zunehmend fand exotische Spiritualität vermehrt Beachtung. Auch außerhalb der klassischen Kolonialländer fand dies seinen Niederschlag in den magischen Texten des 18. und 19. Jahrhunderts. Elemente magischen Denkens lassen sich beispielsweise bei Novalis, Friedrich Schlegel und Franz von Baader finden.

Im 19. Jahrhundert wurden magische Organisationen wie der Hermetic Order of the Golden Dawn gegründet mit kulturell bedeutsamen Persönlichkeiten wie William Butler Yeats und Algernon Blackwood als Mitglieder.

Anfang des 20. Jahrhunderts erlebte die Magie eine Renaissance durch das Wirken des Magiers Aleister

Crowley, der Mitglied des Golden Dawn und des 1903 gegründeten magischen Ordens Ordo Templi Orientis war.

Gegenwart

Der Trend zur Esoterik und Magie der Gegenwart verstärkte sich durch Teilgruppen der Flowerpowerbewegung Amerikas als alternatives Weltmodell von Pazifisten nach dem Zweiten Weltkrieg. Dort entstand der Begriff New-Age. Teile der Hippiekultur griffen dabei Disziplinen wie Astrologie, Parapsychologie und okkultistische Praktiken wie Tarot und Pendeln auf. Für die Praxis des Pendelns wurden damals und heute, wie in allen sonstigen inhomogenen soziologischen Gruppierungen auch, teilweise vollkommen unterschiedliche, vom jeweiligen Bildungsstand des Anwenders abhängige Erklärungsmodelle herangezogen. Unter okkulten Vertretern der Pendelmagie findet man Anhänger des Geistermodells; wissenschaftlich Orientierte sehen hingegen den Carpenter-Effekt verantwortlich. Es gibt kein allgemeingültiges Verständnis vermeintlich magischer Phänomene unter Okkultisten. Phänomenologisch betrachtet lassen sich häufig integrative Denkleistungen beobachten, die dazu bereit sind, nach Möglichkeit über Verständnishorizonte zu blicken.

Wicca ist eine neuzeitliche Naturreligion, die magische Techniken praktiziert. Bereiche, in denen Magie oder magisches Denken Einzug genommen haben, sind beispielsweise das neurolinguistische Programmieren (NLP) und positives Denken, bestimmte psychotherapeutische Praktiken, Schamanismus, Channeling, die Kabbala, Tarot und der Kontakt mit Engeln. Auch der Neopaganismus beinhaltet Formen der Magie, meist in Form von Naturmagie, und viele religiöse Riten lassen noch ihre Herkunft aus magischem Denken erahnen. C.G. Jung sieht seine Psychologie in einem engen Verhältnis zu magischen Traditionen und nennt „magisch" nur ein anderes Wort für „psychisch".

Praktiken der Magie

Der 1947 in Erfurt geborene Ethnopsychologe Holger Kalweit in: Traumzeit und innerer Raum : „Für die Magie ist alles mit allem verbunden, eins ersetzt das andere, das Gesetz des pars pro toto regiert, und das Bewusstsein besitzt, einer gigantischen Telefonzentrale gleich, Zutritt zu allen anderen Bewusstseinsebenen. Um diese Ebene der Erfahrung zu erreichen, fordern alle mystischen Schulen die vorübergehende Vernichtung des »normalen« Bewusstseins und die Aufhebung des rationalen Denkens durch mentale Techniken. Bewusstseinsleere lässt eine alternative Daseinsweise zum Durchbruch kommen, verschafft Zugang zur Existenzebene des transpersonalen Erlebens."

Zu den „magischen Techniken" (Arnold Gehlen) gehören veränderte Bewusstseinszustände. „Magische Arbeit" wird meist in Trancezuständen oder in meditativen Zuständen, welche die persönliche Identifikation transzendieren, durchgeführt. Einige Techniken der Magie sind überwiegend psychologisch zu verstehen, dienen der Erforschung und Beherrschung des eigenen Inneren sowie der Bewusstwerdung unbewusster Strukturen, um das Selbst zu entwickeln. Dadurch soll die Realität nach dem eigenen Willen gestaltet werden.

Insbesondere bedient sich die Magie verschiedener psychisch-geistiger Techniken, hat aber bis jetzt keinen Nachweis erbracht, dass sie eine reale

Außenwirkung hat, und stellt somit ein eher kulturelles oder soziales Phänomen dar, das auf metaphysischen Annahmen und Glauben basiert. Von der Naturwissenschaft werden die behaupteten Wirkweisen demgemäß zumeist als Illusion bezeichnet oder ins Reich der Autosuggestion und der Psychologie verwiesen.

Magische Techniken und Praktiken sind beispielsweise Ritualmagie und Zeremonialmagie, Naturmagie, Schutzmagie, Sigillenmagie, Neoschamanismus, Planetenmagie, Mentalmagie, die Arbeit mit Atavismen, Annahme von Gottformen, Inkantation, Invokation und Evokation, Sexualmagie, Astralmagie (Visualisation, Imagination, Astralprojektion und Astralreisen), Wahrsagen, Willensschulung und Geistesschulung durch Mentaltechniken, Tranceschulung, Konzentration, Meditation, Energie- und Atemübungen (Pranayama).

Ein früh anzutreffendes Element magischer Praktiken waren Buchstaben und unverständliche Zauberworte. Dazu gehört insbesondere die Magie des Namens. Es geht dabei um eine Kommunikation zwischen dem Magier und dem Göttlichen. Dem magischen Gelingen dieser Kommunikation liegt die Vorstellung zu Grunde, dass eine wesenhafte Beziehung zwischen dem Namen und dem Träger des Namens besteht. Wer den Namen eines Dämons oder Gottes kennt, beherrscht auch diesen Dämon oder Gott. Daher ist es wichtig, den richtigen Namen zu treffen. Den Grundsätzen des Wortzaubers entspricht die Tendenz zum verdunkelten und dunklen Wort. Die geheimnisvolle Macht der Zauberformeln liegt gerade in ihrer Unverständlichkeit. Der mächtigste Schriftzauber in der Antike war die Alphabetreihe. Daneben gab es die Kontraktionen, beim Alphabet AΩ, bei den nomina sacra der erste und letzte Buchstabe, das Anagramm, Palindrome und glossolalische Vokal- und Konsonantenreihen. Reiches Material bieten dafür die Inschriften auf den nordischen Goldbrakteaten.

Die moderne westliche Magie arbeitet hierbei oft nicht mit auf diesen Kulturkreis beschränkten Systemen und Praktiken, sondern bezieht auch Symbole und Systeme anderer Kulturen mit ein, so sind insbesondere die ägyptischen, griechischen und germanischen Götter und Göttinnen beliebt oder auch beispielsweise die Tattvas, Symbole der Elemente aus dem indischen Kulturkreis, Techniken des indischen Yoga und die Kabbala, die hebräischen Ursprungs ist, jedoch auch nichtjüdische Strömungen (christliche Kabbala, hermetische Kabbala) hervorbrachte. Die nicht dogmatische Magie kann mit allen Formen von Symbolik und Mythologie aus allen Kulturen in Kontakt treten, denn unterschiedliche Schulen der Magie zeichnen sich dadurch aus, dass der Magier mit Symbolsystemen arbeitet, die sowohl kulturell tradiert als auch individuell erfahren und erarbeitet sein können.

Der magische Umgang unterliegt in der traditionellen Magie genau vorgeschriebenen Regeln, Mustern und Ritualen, hat sich aber in neuzeitlichen westlichen Richtungen der Magie zu einer Art von Freistiltechnik zur Selbsterleuchtung entwickelt, die u.a. auf das antike Verständnis von Gnosis zurückgeht.

Zu den Modellen der Magie siehe Magietheorie.

Gemeinsamkeiten und Unterschiede zwischen Magie und Religion

Georg Luck, 1926 in Bern geborener Professor für Philogie an der Johns Hopkins Universität Baltimore, in Magie und andere Geheimlehren in der Antike (1990): „Keine der modernen Formulierungen, die den Unterschied zwischen Religion und Magie zu bestimmen suchen, ist voll befriedigend." Nach Konrad Theodor Preuß hat sich die Religion aus der Magie entwickelt. Für Sir James Frazer ist Religion ein Versuch, persönliche Mächte miteinander zu versöhnen, weil die Magie versagt hat. Religion und Magie – so sieht es R. R. Marett – haben sich aus gemeinsamen Wurzeln in ganz verschiedener Richtung entwickelt. [...] In Wirklichkeit hat es diese Extreme nie gegeben, sondern nur Übergangsformen."

Von Ethnologen und Religionssoziologen wie Bronislaw Malinowski oder Max Weber wurde der Unterschied zwischen Religion und magischen Praktiken häufig auf der Unterscheidung zwischen expressiven und praktischen Funktionen begründet. So dient Magie nach Malinowski oft als Mittel zu konkreten Zielen bei Problemen, zu deren Lösung die vorhandenen technischen Möglichkeiten unzureichend sind. Dagegen diene Religion keinen konkreten, praktischen Zielen, sondern habe eine expressive Funktion. Dabei bezieht sich Malinowski auch auf die religionswissenschaftliche Theorie James Frazers, nach der in „primitiven" menschlichen Kulturen die Vorstellung einer Kontrolle der Natur durch übernatürliche Kräfte, die durch den menschlichen Willen und bestimmte Riten und Zaubersprüche beeinflusst werden könne; eine entwickelte Religion setze dagegen die Einsicht der spirituellen Ohnmacht des Menschen voraus und mache insofern der Wissenschaft ihr Feld nicht streitig. Frazers Vorstellung der vorwissenschaftlichen, instrumentellen Funktion der Magie wurde später von Ludwig Wittgenstein kritisiert, der sowohl Religion als auch magischen Praktiken eine expressive Funktion zusprach, so dass beide nicht in Konkurrenz zur Wissenschaft träten.

Da Magie ebenso als reine Technik betrachtet wird, muss sie nicht unbedingt eine religiöse Funktion erfüllen. Jedoch war die Praxis der Magie in älteren Kulturen Aufgabe der Priesterinnen und Priester. Dabei entfernte sich in westlichen und monotheistischen Kulturkreisen die Magie häufig von der Religion. Viele praktizierende Magier betrachten sich als Priester. Unter praktizierenden Magiern gibt es sogar die Lesart, Religionen, die sich auf eine nachweislich gestorbene Gründerfigur bezögen und diese anriefen, also evozierten und invozierten, seien nichts anderes als Nekromantenkulte (Geisterbeschwörung, Spiritismus).

Christliche Magie und auch heidnisch-religiös orientierte Magie, Wicca (Hexentum) und germanisches Neuheidentum arbeiten in erster Linie mit der These „Es ist mein Wille, wenn es dein (Gott, Universum, unterschiedlichste Götter) Wille ist". Der Magier ist in dieser Magie ein Bittender, der die Interessen seiner Mitmenschen im Auge hat und häufig als Heiler fungieren möchte.

Magie im Alten Ägypten
Magie in Hieroglyphen
heka
ḥk3

Aktivierung des Ka
(Magie, Zauberei)
Griechisch   Magia
Koptisch   hike

Unter Magie im Alten Ägypten (auch Zauberei im Alten Ägypten) werden Handlungen definiert, die eine Gottheit oder die von ihr bevollmächtigte Person dazu benutzt, genau beschriebene Situationsveränderungen zu erzielen. Magische Handlungen erstreckten sich im Alten Ägypten hauptsächlich auf die Bereiche Hilfeleistung, Beistandsschaft und Lebensqualität im Jenseits. Die Magie stellte ein unterstützendes Element im Bereich der Altägyptischen Religion dar.

Magie beziehungsweise Zauber war in der Frühzeit ursprünglich ein Bestandteil der schöpferischen Kräfte des Sonnengottes. Im weiteren Verlauf der Altägyptischen Geschichte entstanden Gottheiten, die jene magischen Fähigkeiten des Sonnengottes übertragen bekamen. In den Pyramidentexten des Alten Reichs wird beschrieben, dass der Magie „vor Entstehung der Gottheiten das All gehörte. Sie ist eine Kraft, vor der der Himmel ächzt und die Erde erzittert".

Das bekannteste altägyptische Literaturwerk, das Zauberei (aber auch Prophetie) zum Thema hat, ist der Westcar-Papyrus, der aus dem Mittleren Reich oder der Hyksosperiode stammt und von Vorlesepriestern und Weisen berichtet, die mittels Magie Wachsfiguren zum Leben erwecken (vergl. Voodoo), Seen und Flüsse bewegen und Prophezeiungen geben. Der Gebrauch von Magie ist durch das Wort Heka belegt.

Materialisation

Materialisation ist ein Begriff u. a. aus der Parapsychologie. Darunter versteht man das Erscheinen von menschlichen Gestalten durch Ektoplasma, das aus einem unter Trance stehendem Medium austreten soll.

Es soll dabei auch nur die Form von Körperteilen, wie zum Beispiel Hand oder Fuß, annehmen, aber auch von vollständigen Materialisationen wurde berichtet. Durch die Materialisation soll der Geist in „unserer Welt" Gestalt annehmen und für uns sichtbar gemacht werden.

Im weiteren Sinne wird auch in der modernen Quantenphysik von Materialisation gesprochen, wenn es zu sog. „positiven Quantensprüngen" kommt. Damit ist das urplötzliche Erscheinen von Quanten aus einem Gebiet gemeint, das selbst offenbar nicht messtechnisch zu erfassen ist, dessen Sein aber angenommen werden muss, um das plötzliche Erscheinen von Quanten wie aus dem „Nichts" zu erklären. „Negativer Quantensprung" bezeichnet das ebenso übergangslose Verschwinden eines Minimalteilchens ins „Nichts".

Forschungen zur Parapsychologie

1925 Der jenseitige Mensch. Eine Einführung in die Metapsychologie der mystischen Erfahrung. 1987 unveränderter Nachdruck im Walter de Gruyter-Verlag Berlin - New York
1936-39 Das persönliche Ueberleben des Todes. Eine Darstellung der Erfahrungsbeweise (3 Bände). 1961 Neuauflage mit einem Vorwort von Gebhard Frei, 1987 Neuauflage mit einem Vorwort von Eberhard Bauer, beide im Walter de Gruyter-Verlag Berlin - New York

Medium (Person)
Medium (auch Channel genannt) bezeichnet eine Person, die von sich behauptet, die Botschaften von übernatürlichen Wesen wie Engeln, Geistern oder Verstorbenen zu empfangen oder sonstwie "nichtphysikalisch" Wahrnehmungen zu haben oder auf die Umwelt Einfluss nehmen zu können. In der Parapsychologie wird der Begriff dabei möglichst unabhängig von den kulturreleativen religiösen oder okkulten Weltbildern zu verwenden gesucht. Die bekanntesten Phänomene oder Techniken sind dabei Hypnose, Telepathie und Psychokinese. Mediumismus ist die behauptete Kommunikation mit diesen Wesen und die gesprochene oder geschriebene Weitergabe von Visionen und «Mitteilungen». In den 1970er Jahren etablierte sich dafür in der US-amerikanischen New-Age-Bewegung der Begriff Channeling, der in den Achtzigern auch im deutschsprachigen Raum bekannt wurde. Wissenschaftlich anerkannte Beweise für die behaupteten Effekte existieren nicht.

Mediale Übermittlung
Medien nehmen für sich in Anspruch, unter anderem mit der jenseitigen Welt Verbindung aufzunehmen, z. B. mit „Engeln" oder „Totengeistern". Sie tun dies in so genannten Séancen (Sittings oder Readings), bei Einzelsitzungen oder Meditationen. Dabei übermitteln sie den Zuhörern oder dem Klienten Botschaften des Trostes oder der Lebenshilfe, die persönlich für die Zuhörer übermittelt werden. Medien empfangen medial (telepathisch) Bilder, Töne oder Botschaften, die sie vermitteln. Die Behauptung, diese Botschaften kämen von

Verstorbenen, Engeln oder Geistwesen, wird damit begründet, dass sie teilweise sehr präzise Details von dem Aussehen oder der Lebensweise verstorbener Angehöriger wiedergeben könnten bzw. teilweise über spezielle Einzelheiten der Lebenssituation des Klienten Bescheid wüssten, ohne den Klienten zu kennen, und dadurch Hilfeleistungen geben könnten.

Kulturelle und religiöse Verbreitung
Mediumismus tritt traditionell in zahlreichen Kulturen Eurasiens, Afrikas und auf den pazifischen Inseln auf, vornehmlich in schamanistisch orientierten Agrar- und Viehzüchtergesellschaften.
Weltweit nehmen viele Religionen und weltanschauliche Bewegungen für sich in Anspruch, dass ihre Lehre auf medialem Weg durch Propheten, Mystiker empfangen wurde; auch der Zungenrede (vorwiegend in der Charismatischen Bewegung) wird eine göttliche Ursache zugesprochen. Die Bibel beschreibt beispielsweise im 2. Buch Mose, Kapitel 3 und 4, wie Gott mit Mose aus einem brennenden Dornbusch heraus gesprochen hat und ihm so den Befehl gab, zurück nach Ägypten zu gehen, um die Israeliten aus der Knechtschaft zu befreien. Joseph Smith behauptete, eine Wesenheit namens Mormon habe ihm, dem Gründer der gleichnamigen Kirche, das Buch Mormon übermittelt. Die Entstehung des Koran wird dem Erzengel Gabriel zugeschrieben, der ihn dem Begründer und Propheten des Islam Mohammed diktiert haben soll.

Vertreter des Mediumismus
Dem Einfluss des von dem französischen Schriftsteller Allan Kardec (1804–1869) begründeten Spiritismus wird zugeschrieben, dass der Mediumismus auch in Industriegesellschaften

Verbreitung fand. Carl Gustav Jungs Lebensweg als Psychiater und Begründer einer Denkschule wurde von seinen Geistführern Philomen und Salome beeinflusst. Im „Roten Buch" hat er die inneren Gespräche mit ihnen aufgezeichnet. Von dem jenseitigen Wesen Basilides in Alexandria empfing er die „Sieben Belehrungen der Toten".

Mediumismus in Tibet

Aus der tibetischen Bön-Religion und auch aus einigen Schulen des tibetischen Buddhismus ist das Wirken von Medien bekannt. Das Orakel der Bön heißt Dakini. Aktuell ist dies Rosalyn Bruyere, die prophezeite Frau aus dem Westen. Eines der bekanntesten Medien Tibets, das Mönchsmedium der Gottheit Pekar, ist auch als Nechung-Orakel bekannt. Es soll die tibetische Regierung und die Dalai Lamas seit ungefähr vier Jahrhunderten in wichtigen Zukunftsfragen beraten und ist auch heute noch als Medium der tibetischen Exilregierung im Dienst. Der als Medium dienende Mönch genießt innerhalb der buddhistischen Gelug-Schule hohes Ansehen; seine meist kurze Lebensspanne schreiben Buddhisten den kräftezehrenden "Orakel-Trancen" zu.

Mediumismus in Brasilien

In Brasilien werden die Fähigkeiten von Medien vom Staat anerkannt und genutzt. In der brasilianischen Rechtsprechung werden schriftliche Aussagen von Medien, die unter Aufsicht eines Notars erstellt wurden, in vielen Fällen anerkannt. So wurden zum Beispiel in den Fällen

Mord in Goiânia, Goiás, 1975, begangen an Henrique Emmanuel Gregoris,

Mord in Goiânia de Campina, Goiás, Mai 1976, von José Divino Gomes an Maurício Garcez Henriques begangen,
Mord in Campo Grande, Mato Grosso do Sul, im März 1980, von José Francisco Marcondes de Deus an seiner Ehefrau Cleide Maria begangen,
Schriftstücke vor Gericht als Aussagen des Verstorbenen und somit als Beweise anerkannt.
Ein weiterer Fall, der sich im Mai 2006 ereignet hat, wird in der Carta psicografada ajuda a inocentar ré por homicídio no RS auf Portugiesisch beschrieben.
In der Verfassung des brasilianischen Bundesstaates Pernambuco wird in Artikel 174 Medien der besondere Schutz des Staates zugesichert :

„O Estado e os Municípios, diretamente ou através do aŭilio de entidades privadas de caráter Assistencial, regularmente constituídas, em funcionamento e sem fins lucrativos, prestarão Assistência aos necessitados, ao menor abandonado ou desvalido, ao superdotado, ao paranormal e a velhice desamparada. (Der Bundesstaat und seine Gemeinden helfen Bedürftigen, Waisen, Straßenkindern, Menschen mit außergewöhnlichen Fähigkeiten, Menschen mit paranormalen Fähigkeiten (Medium) und bedürftigen Senioren direkt oder mittels eingetragener, nicht profitorientierter, privater Unternehmen.)"

– Art. 174: Verfassung von Pernambuco

Wolf Messing
Wolf Gregorevich Messing (* 10. September 1899 in Góra Kalwaria (Polen); † 8. November 1974 in

Moskau) war Hellseher und Magier. Zahlreiche Anekdoten mit ungeklärtem Wahrheitsgehalt berichten von Messings Wirken. Darin wird von Gedankenübertragung und verschiedenen Vorausahnungen berichtet, die u.a das Interesse von Albert Einstein, Sigmund Freud, Sathya Sai Baba und Josef Stalin geweckt haben sollen. Die Anekdoten beruhen teilweise auf seinen 1965 in der Zeitschrift Наука и Религия veröffentlichten Memoiren. Im Jahr 1971 erhielt er die Auszeichnung Заслуженный артист РСФСР (verdienter Künstler der RSFSR). Verschiedene Autoren haben sich mit Messings Leben befasst.

Nachtod-Kontakt

Nachtod-Kontakte (NTK), englisch after-death communication (ADC) oder post-death contacts, sind Kontakterfahrungen, bei denen die Erlebenden den Eindruck haben, mit einem Verstorbenen, der auf die eine oder andere Weise wahrgenommen wird, zu kommunizieren.

Nach Bill und Judy Guggenheim handelt es sich bei NTK um spontane, direkte und unmittelbare Erfahrungen, an deren Entstehung keine Dritten, wie zum Beispiel Medien oder Hypnotiseure, und keine Hilfsmittel beteiligt sind.

Häufigkeit

Bei Umfragen in Europa und den USA berichteten zwischen ca. 10 % und 40 % der allgemeinen Bevölkerung, mindestens einmal einen NTK erlebt zu haben. Bei verwitweten Personen schilderten im selben Kulturkreis 45 % bis 61 % Kontakte mit ihren verstorbenen Partnern. Bei einer zu Beginn der 1990er Jahre durchgeführten internationalen Umfrage gab in Island 41 % der allgemeinen Bevölkerung an, einen NTK erlebt zu haben (höchster Wert der

Befragung); der niedrigste Wert lag in Norwegen bei 9 %, Deutschland befand sich mit 28 % im Mittelfeld. Richard E. Kelly berichtete über die Befragung von knapp einhundert erfahrenen Rettungskräften, die psychisch gesund und mit Tausenden von Todesfällen konfrontiert gewesen waren: 33 % bejahten die Frage nach einem NTK mit einem verstorbenen Unfallopfer. Keiner von ihnen hatte zuvor einem Angehörigen oder Kollegen von seiner Erfahrung erzählt. In der Studie des Mediziners W. D. Rees wurden 293 verwitwete Personen (227 Witwen, 66 Witwer) in einer walisischen Provinz befragt (94 % aller erreichbaren verwitweten Personen). Insgesamt berichteten 47 % der Befragten (50 % der Witwer und 46 % der Witwen) von einem Kontakt zum verstorbenen Partner. C. M. Parkes schilderte, dass 15 von 22 von ihm befragte Witwen die Gegenwart ihres verstorbenen Ehemannes deutlich wahrgenommen hatten und oft als überaus real bezeichneten.

Guggenheim berichten, dass fast alle NTK für die Betroffenen mit positiven Gefühlen verbunden sind und sie Botschaften von den Verstorbenen meinen gehört oder intuitiv wahrgenommen zu haben. Diese Mitteilungen beinhalten regelmäßig Äußerungen der Liebe und des eigenen Wohlergehens sowie gelegentlich persönliche Botschaften. Infolge des erlebten NTK findet häufig eine Minderung der Trauer statt, kehrt neuer Lebensmut zurück und kommen die Erlebenden besser mit den Anforderungen des Lebens zurecht.
Weitere Ergebnisse von NTK-Studien
NTK werden häufig als sehr lebhaft und real erlebt.

NTK werden unabhängig von der religiösen Einstellung erfahren.
Manchmal werden NTK von mehreren Menschen gleichzeitig erlebt.
NTK werden häufig von Personen erlebt, die von dem kurz vorhergegangenen Sterben nichts wissen und erst nachträglich davon erfahren.
Die erlebten NTK beschränken sich nicht auf trauernde Menschen, sondern können auch entfernt Bekannte betreffen.
Deutung
Mediziner und Wissenschaftler gehen häufig davon aus, bei NTK handele es sich um Trauer-
en,
n, um trauerbedingte Erinnerungsbilder oder um ähnliche, häufig
Erscheinungen. Einige Forscher wie Frederick William Henry Myers und Bill und Judy Guggenheim, leiten aus den ihnen bekannten Fällen ab, dass es sich bei NTK zumindest zum Teil um echte Begegnungen mit Verstorbenen handele.

Nachtodkontakte mit Verstorbenen Typen der Nachtodkommunikation, Beispiele, Studien
After Death Communication Research Foundation (englisch) Nachtodforschung
L. Margery Bazett: After-death communications. (1920) Harry Houdini Collection (Library of Congress) DLC. New York: Henry Holt and Co. (Internetversion)
Nahtoderfahrung
Nahtoderfahrungen umfassen einen weiten Bereich individueller Erfahrungen mit überwiegend charakteristischen Erlebnismustern am Rande des Todes.

Vielen Nahtoderfahrungen sind bestimmte Empfindungen wie „Frieden", Liebe und Glück, und Erlebnismuster wie Blick in einen „Tunnel", Verlassen des eigenen Körpers, Begegnungen mit Toten oder übernatürlichen Wesen oder eine Rückschau auf das eigene Leben gemeinsam, die als Erlebniswirklichkeiten beschrieben werden. Auch negative Nahtoderfahrungen sind von einzelnen Personen berichtet worden.

Das Phänomen wurde in zahlreichen dedizierten Untersuchungen wissenschaftlich untersucht ohne bisher eindeutige Beweise für oder gegen die Theorie einer Realitätswirklichkeit der gemachten Erfahrungen feststellen zu können. In der klassischen Medizin beschäftigt sich die Neuropsychologie und die Psychologie/Psychiatrie mit diesem Thema. Im Bereich der spirituellen Deutung dieser Phänomene existieren Interpretationen in vielen Religionen und verschiedenen Strömungen der Esoterik.

Weiterhin existieren auch viele Reaktionen in Kunst und Kultur.

Einführung

Es gibt keine einheitliche und umfassende Klassifizierung der Umstände und Elemente von Nahtoderfahrungen. Erschwerend für die Klassifizierung ist die Nähe einiger Nahtoderfahrungen zu Träumen, Oneiroid-Syndromen, Halluzinationen, Illusionen, Wahnvorstellungen und autosuggestiven Elementen. Nahtoderfahrungen umfassen Wahrnehmungen von bewusstlosen, wie auch von klinisch toten Personen. Im weiteren Sinne auch Visionen von Sterbenden, sogenannte Totenbettvisionen, und Erfahrungen von

Menschen, die in lebensgefährliche Situationen geraten sind, diese aber überlebt haben.

Häufigkeit

Nach einer repräsentativen Befragung von 2044 Deutschen gaben 4,3 % an, bereits ein Nahtodeserlebnis gehabt zu haben. Befragte US-Amerikaner erinnerten sich zu 5 % an solche Erlebnisse. Dagegen berichteten von 6430 Bewohnern vierer indischer Dörfer nur 13 von einem Nahtodeserlebnis, was 0,2 % entspricht.

In den Industrieländern scheint die Häufigkeit von Nahtoderfahrungen nicht von Bildungsgrad, Familienstand, Beruf, sozio-ökonomischen Status und religiösem Hintergrund abzuhängen. Jedoch nimmt sie mit dem Alter ab. Frauen sollen tiefere Nahtoderfahrungen haben als Männer. Menschen, die Nahtoderfahrungen hatten, gaben häufiger an, schon früher paranormale Erfahrungen gemacht zu haben. Personen, die eine Nahtodeserfahrung hatten, sind empfänglicher gegenüber Einbildungen, haben ein lebhafteres Vorstellungsvermögen und glauben eher an paranormale Phänomene als die Durchschnittsbevölkerung.

Beispiele für Nahtoderfahrungen und verwandte Erfahrungen

Es gibt drei miteinander verwandte Erfahrungstypen, die gelegentlich unter dem Begriff Nahtodeserfahrung zusammengefasst werden. Gemeinsam haben sie, dass sie im Zusammenhang mit Lebensgefahr unterschiedlicher Art auftreten. Sie unterscheiden sich jedoch in der Art der Lebensgefahr und in der Häufigkeit der einzelnen Nahtodeserfahrungselemente.

Nahtoderfahrungen

Nahtoderfahrungen im engeren Sinne sind diejenigen Erfahrungen, die auftreten, während der Körper in einem lebensbedrohlichen Zustand ist und der Betreffende aus Sicht der Beobachter bewusstlos erscheint. Statistische Angaben zur Häufigkeit der einzelnen Elemente beziehen sich im weiteren Text, wenn nicht anders gesagt, immer auf Nahtoderfahrungen im engeren Sinne.

Totenbett-Visionen
Totenbettvisionen treten bei Patienten auf, die im Sterben liegen, bevor sie das Bewusstsein verlieren. Bei Totenbettvisionen tauchen mehr als achtmal so viele Visionen von Verstorbenen oder religiösen Figuren auf (bei Osis und Haraldsson insgesamt 463 Fälle), wie Visionen vom Jenseits (56 Fälle).

Fear-Death-Experiences
Als Fear-Death-Experiences werden Erfahrungen bezeichnet, die in lebensgefährlichen Situationen auftreten, oft ohne dass der Betroffene dabei verletzt wird. Der Name ist irreführend, da die Betroffenen zwar damit rechneten zu sterben, aber oft angeben, keinerlei Angst empfunden zu haben.

Während für die beiden anderen Erfahrungstypen kein biologischer Auslöser eindeutig nachzuweisen ist, wird die Fear-Death-Experience eindeutig durch die Erkenntnis des Betroffenen ausgelöst, dass er in Lebensgefahr schwebt. Dies führt zu einer maximalen Aktivierung des Körper mit erhöhter Reaktionsgeschwindigkeit, die subjektiv als Zeitlupenphänomen erlebt wird.

Nahtodeserfahrungsähnliche Situationen unabhängig von Lebensgefahr
Während die meisten der typischen Nahtodeserfahrungen im Rahmen von lebensgefährlichen Krankheiten auftreten, erleben

einige Menschen einzelne Nahtodeserfahrungselemente oder auch typische Nahtodeserfahrungssequenzen außerhalb von lebensgefährlichen Situationen. Sie treten besonders bei Ruhe und Entspannung auf, aber auch in Träumen, bei Meditationen, bei Stress, Übermüdung oder unter Drogeneinwirkung oder absichtlich herbeigeführt (vgl. Robert A. Monroe und seine Hemi-Sync-Methode).

Elemente
Der Parapsychologe Raymond Moody benennt neun Elemente, die das Todesnähe-Erlebnis charakterisieren sollen. Kenneth Ring teilt nur in fünf Elemente auf, während Stefan Högl gleich 15 nennt.
Gelegentlich äußern Betroffene, dass es schwierig sei, Nahtodes-Erlebnisse in Worte zu fassen. Auf die Frage, ob sie meinten, dass ihr Bericht ihre Erfahrung verständlich und akkurat beschreibe, antworteten in einer von Jeffrey P. Long und Jody A. Long gemachten Befragung jedoch 80 % mit Ja.

Erlebnisinhalte
Außerkörperliche Erfahrung: Im Rahmen von Nahtoderfahrungen haben die Betroffenen oft das Gefühl, über ihrem Körper zu schweben und zu beobachten, was geschieht.
Sabom verglich die Berichte der Betroffenen von ihren außerkörperlichen Erlebnissen mit dem Operationsbericht und prüfte als ausgebildeter Kardiologe zusätzlich, ob die Beschreibungen der Wiederbelebungen den üblichen Vorgängen bei solchen Wiederbelebungen entsprechen. 26 der 32 Berichte enthielten nur sehr allgemeine Eindrücke und es waren auch bei gezielten Nachfragen keine genauen Einzelheiten zu erfahren. Sechs Berichte beschrieben auch Details der Wiederbelebung. Alle

diese sechs traten im Rahmen eines Herz-Kreislaufversagens auf. Sowohl bei den ungenauen als auch bei den detaillierten Berichten stimmten die vorhandenen Beobachtungen mit dem realen Verlauf der Wiederbelebung überein und es wurden nur Dinge beobachtet, die man tatsächlich auch bei einer derartigen Wiederbelebung hätte beobachten können. Jedoch enthält nicht jede außerkörperliche Erfahrung eine zutreffende Beschreibung der Realität. Beispiele für außerkörperliche Erfahrungen, die offensichtlich nur geträumt oder halluziniert waren, wurden aus einer Fear-Death-Experience, von einer Geburt und im Zusammenhang mit nächtlichen Erwachen bei bestehender Schlafstarre bekannt.

Erkennen des eigenen Todes

Ein großer Teil der Betroffenen beschreibt einen Übergang, der am häufigsten als Durchgang durch einen Tunnel beschrieben wird, an dessen Ende helles Licht zu sehen ist.

Manche Betroffene besuchen das Jenseits; je nach Studie in einem Zehntel bis zwei Drittel der Nahtod-Erlebnisse. Ob es sich um die Hölle oder das Paradies handelt, soll kulturabhängig variieren.

Verwandte oder übernatürliche Gestalten kommen, um den Betroffenen abzuholen: Schon in den von Papst Gregor dem Großen gesammelten Berichten erscheinen Apostel, Verwandte oder Freunde zur Abholung. In den von Osis und Haraldson untersuchten Totenbettvisionen aus Indien und Amerika kommen solche Wesen in 77 % bzw. 78 % vor; bei den Amerikanern überwiegend verstorbene Verwandte, in Indien eher religiöse Figuren. Auch Lebende können in Nahtoderfahrungen auftauchen. In von den von Fenwick gesammelten Fällen begegneten 40 % Fremden, 33 % sahen religiöse Figuren. In 38 % kam es zu Begegnungen mit Bekannten. Von denjenigen die während einer Nahtoderfahrung Bekannten begegnet sind, sahen 50 % einen toten Verwandten, 9 % einen toten Freund und 38 % jemanden, der noch am Leben war. Die „Abholungen" sind in Totenbettvisionen häufig, dagegen in Nahtoderfahrungen verhältnismäßig selten; dort werden die Betroffenen eher „zurückgeschickt".

Lebende tauchen in Nahtoderfahrungen sehr selten auf - und wenn dann in dem Zusammenhang, dass sie den Sterbenden ins Leben zurückziehen wollen. Ein Hauptunterschied zwischen Totenbettvisionen und Halluzinationen von Todkranken ist, dass Betroffene mit halluzinativer Krankengeschichte überwiegend Lebende sehen, während in Totenbettvisionen ohne halluzinative Faktoren vor allem Tote erscheinen.

Unbekannte Informationen: Manchmal erhalten die Betroffenen während einer Nahtoderfahrung Informationen, die ihnen bisher scheinbar nicht bekannt waren. Fälle, in denen man den Tod und möglicherweise auch die Todesumstände einer Person erfährt, von der man annehmen müsste, dass sie noch lebt, werden in der Literatur „Peak of Darien"-Fälle genannt.

Licht/-wesen: In 40-77 % der Nahtoderfahrungen begegnet die Person einem höheren Lichtwesen. In 10 %-18 % der Nahtoderfahrungen tritt der Betroffene in das Licht ein und in etwa 23 % der Nahtoderfahrungen findet eine Kommunikation mit dem Lichtwesen statt. Das Licht wird je nach Religionszugehörigkeit als Sonne, Gott, Engel oder

als Widerspiegelung des allerhöchsten Bewusstseinszustandes des Menschen identifiziert.
Als Lebensbilderschau, Lebensrückblick oder -film können während des Nahtod-Erlebnisses Ereignisse aus der eigenen Vergangenheit vor dem inneren Auge ablaufen. Diese Phase des Nahtod-Erlebnisses tritt etwa in einem Drittel der Berichte über Nahtoderfahrungen auf. In Nahtoderfahrungen von vor Beginn der Neuzeit oder aus Ländern der Dritten Welt wie Indien wird der Lebensfilm meist durch eine Bewährungsprobe, eine Gerichtsszenerie oder ein Lebensbuch ersetzt.
In 8-29 % der Nahtoderfahrungen taucht im Jenseits eine Grenze, Mauer oder ähnliches auf, die der Betroffene nicht überschreiten darf, wenn er nicht endgültig sterben soll.
Rückkehr: In einigen Nahtoderfahrungen erscheinen die Wiederbelebungsmaßnahmen als Grund der Rückkehr. Es kann aber auch eine bewusste Entscheidung zur Rückkehr erlebt werden. In 72 % der von Fenwick untersuchten amerikanischen Nahtoderfahrungen wurde eine definitive Rückkehrentscheidung getroffen. Etwa die Hälfte der Betroffenen traf die Entscheidung selbst. Rückkehrentscheidungen sind bei Kindern seltener (52 %) und bei Jugendlichen (70 %) und Erwachsenen (75 %) zunehmend häufiger. Wobei Kinder und Erwachsene die Entscheidungen in der Hälfte der Fälle selber trafen, während das bei Jugendlichen nur in einem Drittel der Fälle vorkam.
In den von Pasricha untersuchten 28 Nahtoderfahrungen aus indischen Dörfern wurden 23 Betroffene durch Boten zurückgebracht, weil die Person noch nicht sterben sollte, eine andere Person an der Reihe war, oder aufgrund eines "Fehlers".

Bestätigung des Erlebten: Die Betroffenen haben oft den Eindruck, dass sich Beobachtungen, die sie im Rahmen von Nahtoderfahrungen gemacht haben, bestätigten, vor allem die außerkörperlichen Erlebnisse.

Sinneswahrnehmungen

Visuelle Wahrnehmungen: Oft können Betroffene das Licht schwer beschreiben oder es werden Farben erwähnt, die es nicht gibt.

Akustische Wahrnehmungen: In der Nahtodeserfahrung können scheinbare Geräusche wahrgenommen werden. Ebenso können Geräusche die gesamte Bandbreite der Gefühle von unvorstellbar schön bis unvorstellbar schrecklich auslösen. Eine Wahrnehmung von Musik kam in 20-24 % der Nahtodeserfahrungen vor.

Tastempfindungen sind selten, treten aber vermehrt in Nahtodeserfahrungen von Blinden auf.

Emotionen

Glücksgefühl: Für viele Menschen sind überwältigende Gefühle von völliger Schmerzfreiheit, Frieden, Freude und Glückseligkeit der bemerkenswerteste Teil ihrer Erfahrung. Da 88 % der von ihm befragten Personen Gefühle von Ruhe, Frieden oder Glück empfanden und diese Gefühle damit wesentlich regelmäßiger auftraten als jedes andere Element der Nahtodeserfahrung, nahm Fenwick an, dass diese Gefühle das zentrale Element der Nahtodeserfahrung seien. Tatsächlich schwankt die Häufigkeit dieses Elementes zwischen den Untersuchungen auch innerhalb derselben Kultur sehr stark zwischen 100 % und 32 %. In seinem Vergleich zwischen Ost- und Westdeutschland wies Knoblauch nach, dass gerade die Gefühlslage während der Nahtodeserfahrung kulturabhängig ist.

Während Westdeutsche zu 59,5 % ein wunderbares und zu 28,6 % ein schreckliches Gefühl hatten, war das Verhältnis bei Ostdeutschen mit in 40 % der Erfahrungen ein wunderbares und in 60 % ein schreckliches Gefühl beinahe umgekehrt. Knoblauch wählte jedoch eine sehr unscharfe Definition für Nahtoderserfahrungen, die beispielsweise auch Oneiroide einschließt, was das Ergebnis verfälscht haben könnte. Schröter Kunhardt, der scharf zwischen Oneiroiden und Nahtoderserfahrungen differenziert, fand bei seinen hundert gesammelten Fällen von deutschen Nahtoderserfahrungen mit 89 % einen ähnlich hohen Anteil positiver Gefühle wie Fenwick.

Bei Totenbettvisionen wiesen Osis und Haraldson nach, dass Inder wesentlich häufiger nicht mit den Erscheinungen mitgehen wollten, die sie in eine andere Welt holen wollten als Amerikaner, und Inder äußerten auch wesentlich häufiger negative Gefühle gegenüber diesen. Rawlings kam zu dem Ergebnis, dass bei einer Befragung direkt nach der Wiederbelebung genauso viele gute wie schlechte Nahtoderserfahrungen erzählt wurden und führt die abweichenden Zahlen anderer Autoren darauf zurück, dass negative Erfahrungen innerhalb der nächsten Stunden oder Tage verdrängt würden.

Präkognition und Allwissenheitsempfinden: In etwa 3 % bis 6 % der Nahtodeserlebnisse glauben die Betroffenen, in die Zukunft zu sehen. (Ring untersuchte einige Vorhersagen über den Ausbruch von Vulkanen, Erdbeben, Naturkatastrophen sowie Hungersnöte und Nuklearkriege. Keine der Prophezeiungen, die sich auf hinreichend konkrete Begebenheiten bezogen hatte, erfüllte sich.) Manche Betroffenen haben berichtet, sie hätten während ihrer

Erfahrung Zugang zu umfassendem Wissen gehabt, auf das sie jetzt jedoch keinen Zugriff mehr hätten. In Nahtodeserfahrungen taucht dieses Gefühl der Allwissenheit in jedem dritten Interview auf.

Mystische Erfahrung und Folgen

Nah-Todeserfahrungen weisen die religions- und kulturunabhängigen Eigenschaften mystischer Erfahrungen auf: Einheits-Erleben, Transzendenz von Zeit und Raum, tief empfundene positive Stimmung, Gefühl der Heiligkeit, der Objektivität und Realität, Unaussprechlichkeit, Paradoxie und Flüchtigkeit des Erlebens sowie anhaltende positive Veränderung in Einstellung und Verhalten. Damit sind Nahtodeserlebnisse die häufigsten mystischen Erfahrungen überhaupt.

Menschen, die ein Nahtodeserlebnis hatten, glauben dauerhaft stärker an ein Leben nach dem Tod. Je länger die lebensgefährliche Situation her ist, desto größer ist diesbezüglich der Unterschied zwischen denen, die eine Nahtodeserfahrung hatten und denen, die keine hatten. Pathologische Trauerreaktionen auf den Tod von Angehörigen nehmen deutlich ab, da man von deren Weiterexistenz überzeugt ist. Viele Menschen sind nach einem Sterbeerlebnis auch von der Existenz Gottes überzeugt und geben religiösen und ethischen Werten in ihrem Leben Vorrang. Eine Hinwendung zu sozial-karitativen Tätigkeiten, eine höhere Wertschätzung von Sinnfragen, aber auch der eigenen Person und der Kürze und Kostbarkeit der Lebenszeit werden beschrieben.

Nahtoderfahrungen von Blinden

Während ehemals Blinde, die durch eine Staroperation wieder sehen können, erst einmal lernen müssen, die gesehenen Bilder auszuwerten,

erkennen Blinde während einer außerkörperlichen Erfahrung, sofort, was sie sehen.
Ring untersuchte eine Gruppe, von denen 14 von Geburt an blind waren. Die anderen Befragten hatten das Augenlicht schon früh verloren oder minimale Sehmöglichkeiten. Von denen, die ein Nahtod-Erlebnis berichteten, waren zehn von Geburt an blind, von jenen mit einem außerkörperlichen Erlebnis vier. Von ihnen waren zwei durch genetische Anlage blind, einer Person wurden die Augen im Alter von viereinhalb Jahren operativ entfernt, elf waren Frühgeburten aus der Zeit zwischen 1946 und 1958. Sie hatten durch eine überhöhte Dosis Sauerstoff im Inkubator eine Frühgeborenenretinopathie erlitten. Rings Befunde zeigen, dass Blinde aller Grade von den klassischen Nahtodeserlebnissen berichten.
Wie Sehende machen auch Blinde dabei überprüfbar richtige Beobachtungen. Raymond A. Moody zufolge beschrieb auf Long Island eine siebzigjährige Frau genau und anschaulich, was um sie herum passierte, während sie wegen einer Herzerkrankung reanimiert wurde. Diese Frau war seit ihrem achtzehnten Lebensjahr, zum Zeitpunkt der Wiederbelebung seit fünfzig Jahren blind. Sie habe sowohl beschreiben können, wie die angewendeten Instrumente aussahen, als auch deren Farbe und die der Kleidung eines der behandelnden Ärzte angeben können. Die meisten dieser Instrumente hatte es zum Zeitpunkt ihrer Erblindung noch nicht gegeben.
Nahtoderfahrungen bei Suizidversuchen
In den Anfängen der Nahtod-Forschung wurde die Ansicht verbreitet, dass Suizidanten überwiegend negative Nahtoderfahrungen hätten. Moody behauptet in „Leben nach dem Tod", in allen ihm

bekannten Fällen von suizidbedingten Nahtoderfahrungen hätten die Betroffenen von höllen-ähnlichen Erfahrungen oder gar einer „Strafe für ihren ‚Verstoß gegen die Regeln' " gesprochen, und dass diese Berichte allesamt im Einklang mit den „uralten theologischen und sittlichen Gründen gegen den Freitod" stünden (während Moody an anderer Stelle des Buches die Übereinstimmung von Nahtoderfahrungen mit biblischen Vorstellungen von Himmel und Hölle bestreitet). Nahtod-Forscher wie etwa der US-amerikanische Psychologie-Professor Kenneth Ring haben hingegen schon früh nachweisen können, dass zwischen Menschen, die nach einem Suizidversuch gerettet werden konnten, und denen, die aus einem anderen Grund „fast" gestorben sind, kein statistisch signifikanter Unterschied hinsichtlich der Nahtoderfahrungen besteht.
Ursachen
In der Literatur werden verschiedene Phänomene diskutiert, die für die Erklärung von Nahtoderfahrungen herangezogen werden. Der Erklärungswert aus anderen Bezügen ist jedoch begrenzt, da man bisher lediglich die Ähnlichkeit von Teilaspekten von Nahtoderfahrungen mit anderen Phänomenen beobachten konnte.
Halluzinationen
Aus der Psychopathologie sind autoskopische Halluzinationen bekannt, bei denen jemand ein Bild von sich selbst außerhalb seines eigenen Körpers sieht, ähnlich der außerkörperlichen Erlebnisse. Heinrich Klüver hat in den 1930er Jahren aus optischen Halluzinationen abstrakte Grundformen isoliert, deren Entstehung er dem Auge und dem Zentralnervensystem zuschrieb. Eines dieser

Grundmuster ist ein Tunnel. Patienten im Delirium leiden häufig unter alptraumartigen Halluzinationen, in denen Tiere, oft auch Insekten, vorkommen. Das Denken verläuft sprunghaft, ungeordnet und ohne Ziel. Die Patienten schauen ihren Sinnestäuschungen scheinbar unbeteiligt zu, als ob sie sich in einiger Entfernung auf einer Filmleinwand abspielten.

Träume

Die Nahtodeserfahrung wurde mit Traumtypen verglichen, insbesondere mit Klarträumen, Oneiroiden und dem G-LOC-Dreamlet (Bewußtseinsverlust von Jetpiloten durch hohe Fliehkräfte). Klarträume haben mit den Nahtodeserfahrungen gemeinsam, dass die Erfahrenden sich bewusst sind, dass ihr Erleben sich vom wachen Alltag unterscheidet. Oneiroide sind Träume, bei denen der Erlebende sich als wach empfindet. Sie treten bei langdauernder Bewusstlosigkeit auf. In einer repräsentativen Befragung von 2000 Deutschen, die von Schröter-Kunhardt durchgeführt wurde, enthielten 27 % der Nahtoderfahrungen auch oneiroidale Traumsequenzen. Umgekehrt gibt es auch viele Oneiroide, die einzelne Nahtodeserfahrungselemente enthalten.

Depersonalisation

Bei der Depersonalisation handelt es sich um eine krankhafte Selbstwahrnehmung, bei der die betroffene Person den Eindruck hat, dem eigenen Bewusstsein fremd gegenüberzustehen und ohne eigene Anteilnahme zu agieren. Mit der Nahtodeserfahrung hat die Depersonalisation gefühlsmäßige Distanzierung von der materiellen Realität und eine Entfremdung vom eigenen Körper und der Umwelt gemeinsam. In 19-26 % der Fälle treten auch im Rahmen der Depersonalisation außerkörperliche Erlebnisse auf. Wie das außerkörperliche Erlebnis ereignen sich auch Depersonalisationen häufig bei sonst gesunden Menschen, bei cerebraler Aktivierung und in lebensbedrohlichen Situationen. Depersonalisationsphänomene werden allerdings im Gegensatz zu Nahtodeserlebnissen bei Kindern und Menschen über 45 Jahren nicht beobachtet, und sie chronifizieren oft. Es überwiegen negative Gefühle wie Empfindungslosigkeit, Angst, Panik, Fremdheits- und Krankheitsgefühl. Selbst- und Realitätsgefühl sind beim Nahtodeserlebnis oft deutlich gesteigert.

Dissoziation

Als Dissoziation bezeichnet man es, wenn zusammengehörige Denkvorgänge oder Handlungsabläufe in Einzelheiten zerfallen. Dissoziative Reaktionen treten oft bei traumatischen Erfahrungen auf, wie beispielsweise bei Missbrauchserfahrungen. Da in einer Nahtodeserfahrung die Persönlichkeit als vom Körper, seinen Schmerzen und den damit verbundenen Ängsten abgelöst erlebt wird, handelt es sich hierbei definitionsgemäß um eine dissoziative Leistung. Auch die gelegentlich in Außerkörperlichen Erlebnissen von außen beobachteten autonomen körperlichen Aktivitäten sind Hinweise auf den dissoziativen Charakter der Nahtodeserlebnisse und außerkörperlichen Erlebnissen. Bei Menschen, die Nahtodeserlebnisse hatten, wurde in wenigen Untersuchungen nachgewiesen, dass sie gehäuft dissoziative Züge hatten, allerdings im Ausmaß

deutlich geringer ausgeprägt als bei dissoziativen Störungen. Selten kam ein Übergang eines Nahtodeserlebnisses in eine dissoziative Störung vor. Typisch für dissoziative Zustände ist die veränderte Zeitwahrnehmung. Die dissoziative Abspaltung einiger Leistungsbereiche geht dabei zugleich mit einer höchsten Aktivierung anderer wie z. B. des Gedächtnisses in Form des Lebensfilmes einher. Auch das Auftreten von unkontrollierbarer außersinnlicher Wahrnehmung im Nahtodeserlebnis, ist ebenfalls typisch für dissoziative Störungen. Es wurde vorgeschlagen, dass es sich bei diesen Begegnungen um Wunscherfüllungen handele.
Russel Noyes hat über 200 Berichte von Personen, die eine tödliche Gefahr überlebt hatten, gesammelt und sich dabei auf Unfallopfer konzentriert. Es handelte sich also weitgehend um Fear-Death-Experiences. Seiner Ansicht nach löst eine plötzliche Gefahr einen Alarm des Zentralnervensystem aus, "der einen situationsangepassten neuralen Mechanismus freisetzt, der erhöhte Wahrnehmung mit einer Dissoziation des Bewusstseins von dieser Wahrnehmung verbindet." Dabei beruft sich Noyes auf die Neurologen Harper und Roth, die jene Kombination von Wahrnehmung und Hemmung auch bei bestimmten epileptischen und "phobischen Angst-Depersonalisations"-Syndromen vermuten. Noyes teilt die Nahtodeserfahrung in drei Phasen ein: Die erste markiert den Anfang, wo die Personen einerseits schnelle Gedankengänge durchleben, sich aber auch durch Schmerzfreiheit und Außerkörperliches Erlebnis dissoziieren, die zweite manifestiert sich mit der Lebensrückschau, welche Noyes für einen Rückzug von der Zukunft durch nostalgische Sehnsucht nach der kindlichen

Unschuld von einst erachtet, die sich im Anblick des nahenden Todes entwickelt. Eine dritte Phase ist durch mystisch-transzendenten Inhalt gekennzeichnet, den Noyes für Wunschphantasien hält.

Psychosen

Schizophrenie kann zu Verzerrungen des Denkens und der Wahrnehmung führen, hierbei handelt es sich jedoch um ein die ganze Persönlichkeit durchdringendes Muster an zwischenmenschlichen Defiziten, das bei Menschen mit Nahtodeserlebnissen nicht vorhanden ist. Das Todesnähe-Erlebnis ist ein in sich schlüssiges Erlebnis, das Anfang und Ende hat und sich positiv auf das eigene Leben auswirkt. Bei der Schizophrenie dagegen kommt es zu unzusammenhängendem, sinnentleertem Erleben, das lange Zeit - manchmal das ganze Leben - anhalten kann und den Kranken belastet.

Bei psychisch kranken Menschen sind Nahtodeserlebnisse etwa genauso häufig oder selten wie bei psychisch gesunden Menschen. Die NDEs psychisch kranker Menschen bestehen aus den typischen Nahtodeserlebnis-Elementen und unterscheiden sich formal und inhaltlich deutlich von ihren psychopathologischen Erfahrungen und ihrem Ich-Erleben. Es fehlen zumeist anhaltende manische oder depressive Affekte, alle Arten von psychotischen Erlebnisweisen wie beispielsweise formale Denkstörungen und schnelle Stimmungswechsel von Angst und Glück. Außerdem lassen sich Nahtodeserlebnisse ähnlich wie Träume durch ihre kurze Dauer und ihre adaptive, sinnvolle Funktion für die Psyche von den Psychosen abgrenzen.

Erhöhte Kohlendioxidkonzentration im Blut bei Nahtoderfahrungen

Die Forscher Zalika Klemenc-Ketis, Janko Kersnik und Stefek Grmec berichteten im April 2010 von Untersuchungen, in denen bei Patienten mit Herzstillstand und einer Nahtoderfahrung eine signifikant höhere Kohlendioxidkonzentration und ein erhöhter Kaliumspiegel im Blut gefunden wurden. Als Vergleich dienten Patienten mit Herzstillstand ohne Nahtoderfahrung, bei denen diese signifikanten Erhöhungen fehlten. Ein erhöhter Kohlendioxidspiegel im Blut bzw. im Gehirn wird in Verbindung gebracht mit ungewöhnlichen Eindrücken, Lichtblitzen, Visionen und dem Gefühl, sich vom Körper zu lösen. Einschränkend betonen aber die Forscher, dass Kohlendioxid nicht den Detailreichtum und die Klarheit einer Nahtoderfahrung erklären kann, und das unterscheide Nahtoderfahrungen von einem künstlich ausgelösten Kohlendioxid-Rauschzustand.

Sauerstoffmangel

Die Symptome des Sauerstoffmangels kennt man aus der Luftfahrt und als die Höhenkrankheit bei Bergsteigern. Dazu zählen Kopfschmerzen, Schwindel, Schlafstörungen. Es kann ein Hirnödem auftreten, das zu Bewusstseinsstörungen bis hin zum Koma, Ataxie und Sehstörungen führt. Einige Autoren nehmen an, dass Nahtodeserlebnisse auf Sauerstoffabwesenheit im Gehirn (zerebrale Anoxie), Sauerstoffmangel (Hypoxie) oder einen Überschuss an Kohlendioxyd (Hyperkapnie) zurückzuführen seien. Es wurde vorgeschlagen, dass der Sauerstoffmangel bewirken könnte, dass die Hemmung der Sehrinde durch den Schläfenlappen, die, wenn das Gehirn normal funktioniert, immer

vorhanden ist, wegfällt oder abgeschwächt wird. Da die Sehrinde so organisiert ist, dass viele Zellen dem Zentrum des Gesichtsfeldes zugeordnet sind und wenige dem Rand, könnten zufällige Erregungen des Schläfenlappens zu dem Eindruck führen, dass es in der Mitte des Gesichtsfeldes hell und am Rande dunkel sei, was wie ein Tunnel wirken könne. Dagegen spricht, dass diese Theorie die mystische Qualität des Lichtes ebenso wenig erklären kann, wie farbige oder komplexer aufgebaute Tunnel und das Sehen von Personen im Tunnel. Auch sollten nach dieser Theorie nach dem Erreichen des Lichtes die optischen Wahrnehmungen aufhören, was nicht der Fall ist.
Meduna verabreichte in den 1940er Jahren psychiatrischen Patienten verschiedene Mischungen aus Sauerstoff und Kohlendioxid. Einige sahen bunte Farben, geometrische Muster, wirbelnde sich drehende Kreise, die in einen Tunnel oder ein gerades Rohr führen. Es wurden wundervolle Gefühle berichtet bis hin zur Ekstase. Die meisten Träume waren positiv doch einige auch so angsterregend, dass die Patienten in panischer Angst erwachten. Es traten Gefühle von kosmischer Bedeutung und universeller Liebe auf. Einige hatten außerkörperliche Erfahrungen und erlebten vergangene Erinnerungen wieder. Allerdings treten Nahtodeserlebnis-Elemente im Rahmen von Sauerstoffmangel selten und isoliert auf. Umgekehrt fehlen bei den NTE neurologische Symptome wie Muskelkrämpfe, motorische Automatismen wie automatische Kopfbewegungen, Blickdeviationen, Lippenlecken, Kauen oder Tastbewegungen, ja sogar komplexe automatische Bewegungen wie Kopfbeben, Hinsetzen oder Aufstehen. Außerdem

bewirkt eine künstliche Hypoxie deutliche Störungen der geistigen Leistungen, während Nahtodeserlebnisse geistige Höchstleistungen sein sollen.

Ein Phänomen, bei dem die Sauerstoffversorgung des Gehirns vermindert ist, ist der G-LOC (Gravity Loss of Conciousness, deutsch: Bewusstseinsverlust durch Schwerkraft) von Kampfpiloten. James Whinnery hat über einen Zeitraum von 16 Jahren eine Studie mit über 1000 G-LOCs durchgeführt. Bei einem Durchschnittsalter von 32 Jahren dauerte der G-LOC etwa 12 (+/- 5) Sekunden, wobei es bei 70 % der Personen zu Schüttelkrämpfen gekommen ist. Rund 50 % der Betroffenen erkennen ihren G-LOC nicht auf Anhieb und sind bei einer Videovorführung entsprechend erschüttert. Entsprechend dem Grad dieser Bewusstheit spricht Whinnery von vier G-LOC-Typen, die dabei den Grad der Blutleere widerspiegeln sollen. Nur beim intensivsten Typ würde ein Dreamlet berichtet. Bei hoher Schwerkraft werden zuerst die am weitesten von der versorgenden Ader entfernten Ränder der Netzhaut nicht ausreichend versorgt. Das Bild verliert vom Rand her seine Farbe und wird dann vom Rand zur Mitte hin nach und nach dunkler. Es entsteht eine Tunnelvision, manchmal auch ein völliger Visionsverlust, die auf die mangelnde Durchblutung der Retina zurückzuführen sind. Whinnery (1997) ist der Ansicht, dass Nahtodeserlebnisse mit den Dreamlets folgende Eigenarten gemeinsam hätten: Tunnelvision und helle Lichter, das Gefühl zu treiben, angenehme Gefühle, kurze bruchstückhafte Bilder und selten das Gefühl den Körper zu verlassen. Andererseits berichten Betroffene, dass der „Tunnel" mitten während der Nahtodeserfahrung auftaucht, nicht vor dem eigentlichen Dreamlet wie bei den Piloten. Man bewege sich durch einen Tunnel der schwarz oder auch farbig sein und verschiedene Gestalt haben kann, während die Piloten lediglich eine starke Einengung des Gesichtsfeldes verspüren.

Piloten, die darin trainiert wurden, mit durch erhöhte Schwerkraft hervorgerufener Bewusstlosigkeit umzugehen, berichteten manchmal von Autoskopieerfahrungen, die von einigen Autoren mit außerkörperlichen Erfahrungen gleichgesetzt werden.

Manche Forscher machen Sauerstoffmangel für alle Aspekte der Nahtodeserfahrungen verantwortlich, obwohl einige Nahtodeserlebnisse auch völlig ohne Sauerstoffmangel auftraten, beispielsweise wenn die Person nur befürchtete zu sterben oder in vereinzelten Nahtodkontakten völlig gesunder Menschen.

Herzstillstand

Michael Sabom berichtete 1982 von einem 60-jährigen Mann, der einen Herzinfarkt mit Herzstillstand hatte und sich erinnerte, das Krankenhauspersonal von oben beobachtet zu haben, als diese etwas Blut aus seiner Oberschenkelarterie entnahmen. Die Blutgaswerte seien fast normal gewesen. Allerdings sind solche Blutmessungen laut Guksman & Kellerhear (1990) kein Maßstab dafür, wie viel Sauerstoff dem Gehirn zur Verfügung steht.

In einer Studie wurden die Betroffenen innerhalb einer Woche nach einem Herzstillstand interviewt. 7 von 63 Patienten hatten Erinnerungen an ein Nahtodeserlebnis. Der einzige physiologische Unterschied zwischen den Gruppen mit und ohne Erinnerung an ein Nahtodeserlebnis war, dass diejenigen mit einem solchen Erlebnis im Schnitt mehr Sauerstoff im Blut hatten. Diese Studie ist nicht geeignet, die Sauerstoffmangeltheorie unzweifelhaft zu widerlegen, da alle Patienten mit Herzstillstand unter Sauerstoffmangel gelitten haben dürften, der aber unterschiedlich stark ausgeprägt war. In einer ähnlichen Studie wurde festgestellt, dass diejenigen Patienten die aufgrund des Sauerstoffmangels Probleme mit ihrem Gedächtnis hatten, erheblich seltener Erinnerungen an Nahtodeserlebnis hatten als andere.

Bei den Forschungen von Ring an 101 Patienten, die klinisch tot gewesen waren oder sich in einem Lebensbedrohlichen Zustand befunden hatten, waren Todesnäheerlebnisse wesentlich häufiger (Häufigkeit der häufigsten Symptome 60-25 %) als in den Herzstillstandsstudien. Als mögliche Ursache wurde genannt, dass Rings Patienten im Schnitt jünger waren.

Drogen und körpereigene Botenstoffe

Halluzinogene wie LSD, Meskalin, Ketamin und Haschisch rufen vereinzelt alle Nahtodeserlebnis-Elemente bis hin zu vollständigen Nahtodeserlebnis-Sequenzen auf. Deshalb gehen einige Autoren davon aus, dass die entsprechenden körpereigenen Botenstoffe und die zuständigen Rezeptoren im Gehirn für die Nahtodeserfahrungen verantwortlich seien und die Nahtodeserfahrungen komplexe halluzinatorische Erfahrungen seien.

Stanislav Grof teilt die Drogenerfahrungen in vier Kategorien auf, darunter psychodynamische Erfahrungen aus Erinnerungen an traumatische oder besonders schöne Erlebnisse. Gelegentlich tritt auch eine Lebensrevision auf, wie sie aus Nahtodeserfahrungen bekannt ist. Transpersonale Erfahrungen vermitteln ein Gefühl, dass sich das

Bewusstsein über die gewöhnlichen Ichgrenzen hinaus ausdehnt. Hierzu könnten außerkörperliche Erfahrungen, Begegnungen mit geistigen Wesenheiten und Lichtvisionen passen, aber auch Dinge, die in Nahtodeserfahrungen eher selten vorkommen wie Reinkarnationserinnerungen und Erinnerungen an die Fötalzeit.

Schläfenlappenaktivität und Epilepsie

Das Nahtodeserlebnis benötigt höhere Hirnfunktionen: unter anderem das Raphe-, und das Locus-coeruleus-, das Gedächtnis- und das limbische System, den präfrontalen Cortex, das cholinerge System des basalen Vorderhirns sowie die thalamischen Kerne. Morse und Kollegen haben ein Modell vorgeschlagen, das auf dem Neurotransmitter Serotonin basiert und die Schritte bis zur Auslösung von Nahtoderfahrungen erklären soll. Dabei wird dem Schläfenlappen, auch Temporallappen genannt, eine zentrale Bedeutung beigemessen. Dieses Großhirnareal beherbergt mit Amygdala und Hippocampus zwei wichtige Bestandteile des limbischen Systems, bei denen vieles darauf hindeutet, dass sie an der Nahtodeserfahrung beteiligt sind. Durch Reizungen der rechten Schläfenregion der Gehirnrinde im Bereich (zumeist unterhalb) des Sulcus lateralis (Gyrus temporalis superior et medius) lassen sich außerkörperliche Erlebnisse hervorrufen und das Gefühl, der Körper würde sich verformen, kann auftreten. Chirurgen der Universität Genf berichteten, wie sie ein außerkörperliches Erlebnis künstlich ausgelöst hatten, indem sie auf der Suche nach dem Ursprungsort der Epilepsie einer Frau einen Strom im Gyrus angularis angelegt hatten. Allerdings nahm die Patientin ihren Körper nur fragmentarisch und verzerrt wahr, während in Berichten über spontane außerkörperliche Erfahrungen solche Störungen des Körperbildes nicht auftauchen.

Auch im Rahmen von epileptischen Anfällen, besonders bei möglichen Temporallappenepilepsien (PTLE) wurden außerkörperliche Erlebnisse beobachtet. Der Schläfenlappen reagiert empfindlich auf Sauerstoffmangel. Künstlich induzierte oder spontane elektrische Entladungen im Bereich von Hippocampus und Corpus amygdaloideum führen unter anderem zum Auftreten von Erinnerungsbruchstücken.

Persinger wies nach, dass eine hohe Fähigkeit zur Imagination bzw. Erinnerung an Kindheitserlebnisse mit Temporallappenaktivität und der Anzahl von Spikes pro Minute über den Temporallappen korrelierten. Elektrische Stimulation des Temporallappens führt manchmal zum plötzlichen Auftauchen längst vergessener Erinnerungen, was eine Verbindung mit dem „Lebensfilm" nahelegt. Entdecker dieses Phänomens war Penfield 1958.

Der Hippocampus liegt im Schläfenlappen und ist eine zentrale Schaltstation des limbischen Systems und wichtig für die Überführung von Gedächtnisinhalten aus dem Kurzzeit- in das Langzeitgedächtnis. Er ist möglicherweise neben dem Corpus amygdaloideum für die typische Hypermnesie in Nahtodeserfahrungen und Außerkörperlichen Erlebnissen mitverantwortlich, da er über die im Rahmen von Theta-Gipfeln und die dadurch bewirkte Aktivierung von N-Methyl-D-Aspartat-(NMDA) Rezeptoren - von denen der Hippocampus besonders viele besitzt - induzierten Langzeiterregung besonders für Lern- und Speicherungsleistungen zuständig sein soll.

Mystische Gefühle sind laut der Hirnforschung im rechten Temporallappen lokalisiert. In der jüngeren Forschung wurden Elektroden tiefer in den Temporallappen eingeführt, und man erzeugte dabei Gefühle des Schwebens und des Gehobenwerdens, mystische und religiöse Erfahrungen und traumähnliche Sequenzen. Auch Patienten mit Symptomen für Mögliche Schläfenlappenepilepsie (PTLE (Possible Temporal Lobe Epilepsy) mit abnormer Schläfenlappenaktivität berichten teilweise unter EEG-Überwachung vermehrt von subjektiven paranormalen und kosmisch-mystischen Erlebnissen, Glückseligkeitszuständen, All-Einheitsgefühle sowie Konversionserlebnissen und Hinwendungen zur Religion. Dabei kommt es auch zu einer besonderen Lebendigkeit der szenischen Bilder.

Mehrere Autoren fanden auch bei einer großen Anzahl von Poltergeist-Fällen bei der den Spuk auslösenden Person eine hohe Inzidenz von epileptischen Störungen, was als Hinweis auf eine epileptoide Basis auch paranormaler psychokinetischer Leistungen zu interpretieren ist. Viele Temporallappen-Epilepiker machen Deja-vu-Erfahrungen von etwas, das ihnen völlig vertraut erscheint, obwohl das nicht zutrifft. Diese lassen sich manchmal durch elektrische Stimulation des Temporallappens hervorrufen. Einige haben Erscheinungen toter Freunde und Verwandter oder berichten über paranormale Erfahrungen. Veränderungen der Zeitwahrnehmung können Zeichen einer Schläfenlappenepilepsie sein. Die Temporallappenepilepsie führt zu verschiedenen visuellen Phänomenen wie verschwommener Sicht, Hemianopsie (einer Blindheit des halben

Gesichtsfeldes), völliger Blindheit sowie in groben Lichtblitzen, verschiedenfarbige Lichtvisionen.
Nahtoderlebnisse treten ähnlich plötzlich wie ein epileptischer Anfall auf und haben auch eine anfallsartig kurze Dauer. Das spricht für eine Art epileptoider (=epilepsieähnlich) Entladung, die zu einer sehr schnellen Entwicklung von Bildern oder Halluzinationen führt. Bei außerkörperlichen Erlebnissen sind im EEG jedoch keine epileptoiden Potentiale vorhanden. Während epileptischer Anfälle aller Art, besondere aber solcher des Schläfenlappens, fällt die Leistungsfähigkeit beim logischen Denken und beim Erinnern deutlich ab, während das Nahtoderlebnis zu einer eine enorme Steigerung derselben führt. Tatsächlich zeigen sich während induzierter Außerkörperlichen Erlebnissen in entsprechenden EEG-Ableitungen keine epileptoiden Potentiale. Bei epileptischen Anfällen des Schläfenlappens treten bizarre Körperwahrnehmungsstörungen, Gefühle der Furcht und automatische Bewegungen auf. Hinzu kommen Schmerzen, Krämpfe, Schwindel und abrupte Gefühlsausbrüchen oder déjà-vus, sowie manchmal auch (gesteigerten) sexuelle Empfindungen. All das kommt in Nahtoderlebnissen nicht vor. Schließlich sind die optischen Halluzinationen im Rahmen von Schläfenlappenepilepsien im Gegensatz zu den komplexen Bildern von Nahtoderlebnissen eher bizarr und fragmentarisch, und die typischen Geruchs- und Geschmackshalluzinationen zu Beginn eines solchen Anfalls fehlen im Nahtoderlebnis völlig. Schläfenlappenepilepsie weist oft psychotische Züge auf. Nahtoderfahrungen tragen dagegen zur gesunden Weiterentwicklung der Persönlichkeit bei.

Mit ihren gelegentlich Nahtodeserfahrungsähnlichen Symptomen liefern Epilepsien Hinweise darauf welche Hirnareale beim Nahtodeserlebnis eine Rolle spielen. Insgesamt ist ein epileptischer Anfall des Schläfenlappens eine ungeordnet auftretende Störung bestimmter Areale des temporolimbischen Systems. Dagegen deutet die Symptomatik der Nahtoderlebnisse auf eine äußerst genau gesteuerte Aktivation derselben Gehirnbereiche hin.

Bekannt durch Themensendungen von BBC und der ARD ist der Fall der Nahtoderfahrungen von Pam Reynolds, deren Beschreibung ursprünglich auf Michael B. Sabom zurückgeht. Während die Patientin einer Gehirnoperation unterzogen wurde, zeigten mehrere Messinstrumente ein so genanntes Null-Linien-EEG, da im Gehirn durch die besondere Operationsmethode mittels Unterkühlung, Blutabzug und Medikamentenwirkung keinerlei messbare Aktivität vor sich ging. Die Augen der Patientin waren zugeklebt und die Ohren wegen der Hirnstrommessungen zugestöpselt. Nach der Darstellung von Sabom beschrieb Reynolds hinterher, sich daran zu erinnern, während des Eingriffs etwa zwei Meter über dem OP-Tisch geschwebt zu sein. Sie gab außerdem Details der Gespräche während der Operation wieder und berichtete von den Eingriffen an ihrem Gehirn, wobei sie auch das Aussehen der Spezialinstrumente und deren Anwendung detailliert beschreiben konnte.

Einzelmeinungen zu übernatürlichen Erklärungen
Bruce Greyson ist Professor für Psychiatrie und veröffentlichte zwischen 1979 und 2007 mehr als 100 Artikel in wissenschaftlichen Zeitschriften, über 75 Präsentationen auf internationalen Konferenzen und

ein Buch zu Nahtodeserfahrungen. Er ist Gründungsmitglied der International Association for Near-Death Studies und seit über 20 Jahren Editor vom Journal of Near-Death Studies. Anfangs beschäftigte er sich überwiegend mit den psychologischen Ursachen und Folgen von Nahtodeserfahrungen und gab in den frei erhältlichen Kurzfassungen der Artikel keine Aussage zu der Frage ab, ob er sie für reale Erfahrungen oder für Einbildung hielt. Seit 1999 vertrat er in seinen Artikeln die Ansicht, dass die erhöhte Bewusstheit während der Phasen, in denen die Gehirnfunktion ernsthaft gestört ist, über herkömmliche Modelle nicht befriedigend erklärt werden kann.

Kenneth Ring ist ein an der Universität von Connecticut tätiger Professor der Psychologie und Gründer der INTERNATIONAL ASSOCIATION FOR NEAR-DEATH-STUDIES (IANDS). Nachdem er 1999 seine Studie zu Nahtodeserfahrungen von Blinden sowie eine Befragung und statistische Untersuchung von über hundert anderen Nahtoderfahrungen durchgeführt hat, sagt er über seine Meinung zum Tod: „Ich glaube, es gibt nur das Leben. Wenn der physische Körper ausgedient hat, löst sich die Seele von ihm und lebt weiter. Todesnähe-Erlebnisse haben mir ein gutes Bild davon vermittelt, wie diese Trennung von Körper und Geist vor sich gehen wird."

Peter Fenwick ist Neurologe und Präsident des britischen Zweiges der International Association for Near Death Studies. In seinem Buch äußert er die Meinung, dass sich vieles nur erklären lässt, wenn man annimmt, dass bei der Nahtoderfahrung tatsächlich etwas den Körper verlässt, betont aber andererseits den starken Einfluss, den physiologische

Vorgänge und kulturelle Prägung darauf haben, in welcher Form die Erfahrung letztlich ins Bewusstsein gelangt. Außerdem weisen Peter und Elizabeth Fenwick darauf hin, dass es Beispiele für Erfahrungen gibt, die nur geträumt oder Halluzinationen sind.

Nahtoderfahrungen in Kunst und Kultur

Das Thema Nahtod wurde vielfach in Filmen bearbeitet, in jüngerer Zeit etwa Hereafter von Clint Eastwood (2010) und Stay von Marc Forster (2008). Darüber hinaus ist es auch ein Motiv besonders der phantastischen Literatur, wofür beispielhaft die Novelle Der Baron Bagge von Alexander Lernet-Holenia (1936) genannt werden kann.

Paranormologie

Paranormologie (altgr. para ‚neben', lat. norma ‚Norm' und altgr. logos ‚Rede, Wort') wurde 1969 von Andreas Resch zur Bezeichnung jener Grenzgebiete der Wissenschaft eingeführt, deren Verlaufsstrukturen von den bekannten Naturprozessen bzw. den anerkannten Vorstellungsmustern der Deutung von Welt und Mensch abweichen oder abzuweichen scheinen. Im allgemeinen Sprachgebrauch werden die zugehörigen Phänomene als Psi-Phänomene bezeichnet und dem Gebiet der Parapsychologie zugewiesen, obwohl Psi-Phänomene nur eine Teilmenge der Phänomene darstellen

Resch zählt zahlreiche Lehren auf, die "paranormale" Phänomene zu erklären suchen: (alphabetisch) Alchemie, Bardo Thödol, Esoterik, Gnosis, Gral, I Ging, Kabbala, Kahuna, Kundalini, Mysterien, Mythologien, New Age, Numerologie, Okkultismus, Runen, Satanismus, Spiritismus, Tarot, Theosophie, Anthroposophie usw. Resch gliedert die

Phänomene in die Sachgebiete Paraphysik, Parabiologie, Parapsychologie und Parapneumatologie (Pneuma = Geist). Dabei zählen zu den jeweiligen Gebieten all jene spontanen und nicht spontanen Phänomene, die einen entsprechenden Aspekt aufweisen und deren Ursachen noch völlig unbekannt sind. Auf dieser Grundlagen werden verschiedene esoterische und parapsychologische Begriffe in diese Sachgebiete klassifiziert. Zur Parapneumatologie gehören schließlich all jene Phänomene, die sich nicht in die anderen Kategorien einordnen lassen.

Literatur

Ferdinand Zahlner: Kleines Lexikon der Paranormologie. Kral, Abensberg 1972.

Andreas Resch: Aspekte der Paranormologie. Die Welt des Außergewöhnlichen. (Imago mundi 13). Resch, Innsbruck 1992, ISBN 3-85382-055-7.

Andreas Resch: Paranormologie und Religion. Unter Mitarbeit von Johannes Mischo und anderen. Resch, Innsbruck 1997, ISBN 3-85382-062-X.

Andreas Resch: Welt- und Menschenbilder der Paranormologie. In: Andreas Resch (Hrsg.): Die Welt der Weltbilder. Band 1. 1994, S. 43–98.

Definition im Institut für Grenzgebiete der Wissenschaft

Pauli-Effekt

Der Pauli-Effekt bezeichnet das anekdotisch dokumentierte Phänomen, dass in Gegenwart des bedeutenden theoretischen Physikers Wolfgang Pauli ungewöhnlich häufig experimentelle Apparaturen versagten oder sogar spontan zu Bruch gingen. Er ist nicht zu verwechseln mit dem Pauli-Prinzip.

Definition

Der Pauli-Effekt wird in Anspielung auf Paulis berühmtes Ausschließungsprinzip scherzhaft als das „zweite Paulische Ausschließungsprinzip" bezeichnet und etwa wie folgt formuliert: „Es ist unmöglich, dass sich Wolfgang Pauli und ein funktionierendes Gerät im selben Raum befinden."

Bedeutung für Pauli und sein Umfeld

Pauli selbst war von der objektiven Existenz des Effektes überzeugt und führte unter anderem einen echten Pauli-Effekt, einen ohne direktes Eingreifen oder äußerlich erkennbare Ursache erfolgten Schaden an seinem Auto, als Grund für den vorzeitigen Abbruch einer Ferienreise mit seiner zweiten Ehefrau 1934 an.

Einige Kollegen nahmen den Effekt ebenfalls ernst: Der Experimentalphysiker Otto Stern, der mit Pauli befreundet war und der in Hamburg sein Kollege war, erteilte ihm deswegen sogar Labor- und auch Institutsverbot. Stern wies in einem Interview aber auch darauf hin, dass Aberglauben (seinerzeit) unter Experimentalphysikern weit verbreitet war - er selbst hätte zum Beispiel in seiner Frankfurter Zeit bei einem bestimmten Apparat stets einen Holzhammer daneben gelegt, damit dieser reibungslos funktioniere. Als er einmal verschwunden war, hätte der Apparat nicht mehr funktioniert, bis der Hammer drei Tage später wieder auftauchte. Ein anderer Kollege pflegte nach Sterns Erinnerung seiner Experimentieranlage jeden Tag Blumen zu bringen, um sie in guter Stimmung zu halten.

Pauli hielt den Effekt für real und war erleichtert, wenn er wieder auftrat. Zu Hilfe kam ihm dabei die Psychologie von Carl Gustav Jung, mit der sich Pauli intensiv auseinandersetzte: Dort kann es als Synchronizitätsphänomen betrachtet werden. Die

Phänomene treten, so Pauli in einem Brief an C. G. Jung vom 28. Juni 1949, vor allem auf, wenn sich Gegensatzpaare ausbalancieren, und entspreche dem Zeichen zhèn (Donner, Beben) im I Ging, der Verlust bedeute, der sich aber in wenigen Tagen wieder aufheben würde.

Einzelne Vorkommnisse und Reaktionen

Hans Bethe berichtete darüber: „Das erste Mal traf ich Pauli 1929 während einer Sektionssitzung der Deutschen Physikalischen Gesellschaft in Freiburg im Breisgau. Als während der Sitzung der Diaprojektor ausfiel, stand Pauli auf und zeigte voller Stolz auf sich, um den ‚Pauli-Effekt' anzudeuten. Damals war das Gerücht umgegangen, dass keine Versuchseinrichtungen funktionieren würden, solange Pauli im Zimmer war."

Berühmt wurde ein Vorfall im Labor von James Franck in Göttingen, bei dem ein wertvoller und empfindlicher Apparateteil zu Bruch ging, während Pauli nicht anwesend war. Franck teilte dies dem in Zürich lebenden Kollegen mit, verknüpft mit dem Scherz, diesmal wenigstens treffe Pauli durchaus keinerlei Schuld an dem Vorfall. Dieser jedoch entgegnete, er habe zur fraglichen Zeit im Zug nach Kopenhagen einen kurzen Aufenthalt in Göttingen gehabt. Während eines Aufenthalts an der Princeton University im Februar 1950 geriet das dortige Zyklotron in Brand, was Pauli ebenfalls mit dem Effekt in Zusammenhang brachte.

Auch Arnold Sommerfeld war der Effekt geläufig, nachdem sich Pauli die Schulter gebrochen hatte und behindert die Vorlesung (in den USA 1931) halten musste, sprach er von einem inversen Pauli-Effekt, der sich diesmal gegen den Verursacher selbst gerichtet hätte. Bei typischen Pauli-Effekten richtete sich der Schaden dagegen niemals gegen Pauli selbst.

Stephen Hawking beschreibt den Pauli-Effekt: „Böse Zungen behaupten, er [Pauli] brauche sich nur in einer Stadt aufzuhalten, schon gingen alle dort durchgeführten Experimente schief." In einem Nachruf im Journal der Europäischen physikalischen Gesellschaft für Pauli wird diese Besonderheit dezidiert beschrieben.

George Gamow bezeichnete den „Pauli-Effekt" scherzhaft als eine der drei wichtigsten Errungenschaften Paulis, neben dem Pauli-Prinzip und der Vorhersage des Neutrinos.

Platz-Experiment

Als Platz-Experiment werden in der parapsychologischen Literatur eine Reihe von Experimenten zur Präkognition bezeichnet, die unter anderem von und mit dem holländischen Hellseher Gerard Croiset in den Fünfziger- und Sechziger-Jahren des 20. Jahrhunderts durchgeführt wurden.

Die ersten Experimente

Das erste Experiment dieser Art führte der Parapsychologe Eugène Osty 1926 durch.

Im Juni 1953 wurde von Hans Bender und W.H.C. Tenhaeff der Ansatz dieser Experimente wieder aufgegriffen und in einer Pfälzer Volkshochschule ein neues Experiment dieser Art durchgeführt. Croiset und die beiden Leiter des Experimentes hatten für einen bestimmten Abend einen Raum in der dortigen Volkshochschule gebucht und die Öffentlichkeit zu einem Experiment ohne nähere Angaben eingeladen. Am Tag der Veranstaltung zeichnete Croiset in Neustadt an der Weinstraße einen Bestuhlungsplan des Raumes in der

Volkshochschule Pirmasens und kreuzte darauf den Platz 73 an. Daraufhin machte er sehr detaillierte Angaben über die Person („Zielperson"), die am Abend des Tages sich auf diesen Platz setzen würde, die sich nicht nur auf das Aussehen, die Bekleidung, das Alter und Geschlecht bezogen, sondern auch auf sehr genaue Einzelheiten der Biografie. Am Abend der Veranstaltung erschienen 250 Personen, die in freier Wahl sich auf die vorhandenen Plätze setzten. Die von Croiset beschriebene Zielperson saß jedoch nicht auf Platz 73 sondern zwei Plätze weiter. Bei einer anschließenden Befragung bestätigte diese die persönlichen Details in den Einzelheiten.

Spätere Versuche

Die Methode dieses Platz-Experiments wurde in der Folge weiterentwickelt. Die Auswahl der Versuchspersonen und der Plätze erfolgte später durch Zufallsverfahren und die Aussagen der Zielpersonen wurden allen Teilnehmern der Experimente und einer Kontrollgruppe zur Stellungnahme vorgelegt. 1968 unternahm der US-amerikanische Psychoanalytiker und Parapsychologe Jule Eisenbud mit Croiset einen transatlantischen Platz-Versuch, bei dem Croiset in Utrecht angab, wer später in Denver auf einem bestimmten, durch Los gewählten Stuhl sitzen würde. Versuche wurden auch mit Studenten am Institut für Parapsychologie an der Universität Utrecht durchgeführt. Croiset machte Angaben zur Zielperson, wobei es Übereinstimmungen, jedoch auch Abweichungen gab. Manchmal scheiterte das Experiment auch vollständig. Durch im Fernsehen, 1955 im Süddeutscher Rundfunk und 1967 im BBC übertragene Versuche wurde das Platz-Experiment auch einer breiteren Öffentlichkeit bekannt.

Literatur
Hans Bender: Unser sechster Sinn, Deutsche Verlags-Anstalt, Stuttgart 1971, ISBN 3-421-02228-3, S. 71 und S. 81-85.
Jack Harrison Pollack: Croiset, der Hellseher, Hermann Bauer Verlag, Freiburg 1965

Des Weiteren verfasste er unter dem Titel Biography of Robert Owen (1906) eine Biografie des Unternehmers und Frühsozialisten Robert Owen.
und Quellen
Frank Podmore in der Notable Names Database (englisch)
Poltergeist
Poltergeist bezeichnet in der Parapsychologie das Auftreten von Klopfgeräuschen, elektrischen Störungen, Bewegung von Gegenständen und ähnlichem. Im deutschen Sprachgebrauch werden sie als Spuk, übernatürliche Erscheinungen oder okkulte Phänomene gedeutet, weil zunächst keine physikalische Ursache erkennbar ist.
Poltergeisterscheinungen lassen sich bei genauer Untersuchung meist auf Naturphänomene zurückführen oder stellen sich als durch einzelne Personen verursacht heraus. Häufig handelt es sich bei diesen Personen um Jugendliche.
Nach Auffassung von Spiritisten sind Klopfgeräusche Signale von Geistern Verstorbener, die keine Ruhe finden und die Aufmerksamkeit der Lebenden suchen, die ihnen zur Erlösung verhelfen könnten. Poltergeistphänomene standen am Anfang des modernen Spiritismus, als 1848 in Hydesville in den USA im Haus der Fox-Schwestern Klopfgeräusche (englisch „Raps") zu hören waren, die vom Geist

eines in diesem Haus ermordeten Krämers stammen sollten. 1888 stellte sich das als Schwindel heraus.
Die amerikanischen Parapsychologen J. Gaither Pratt und William G. Roll erklärten 1958 Poltergeistphänomene als wiederkehrende spontane Psychokinese (RSPK, Recurrent Spontaneous Psychokinesis). Danach wäre der Poltergeist kein intelligentes, unabhängiges Phantom, also kein realer Geist, sondern eine mentale Projektion bzw. eine unbewusste Persönlichkeitsabspaltung insbesondere seelisch angespannter Pubertierender, die sich in psychokinetischen Effekten „entladen" kann. Auch der Freiburger Parapsychologieprofessor Hans Bender hatte in den 1960er und 1970er Jahren mit mehreren solcher durch Jugendliche angeblich unbewusst verursachten Poltergeistphänomene zu tun. Ein besonders bekannter Fall war der Spuk von Rosenheim.
Weitere Bezeichnungen für Poltergeist sind Neckgeist, Klopfgeist, Störgeist, Dunkler Begleiter und in Österreich auch Mauerhammerl.

Poltergeist ist ein US-amerikanischer Gruselfilm mit Horrorelementen aus dem Jahre 1982, der unter dem maßgeblichen Einfluss Steven Spielbergs entstand und in dem die titelgebenden Poltergeister eine tragende Rolle spielen. Offizieller Regisseur des Films war Tobe Hooper, der jedoch von der Nachproduktion des Films ausgeschlossen war, die leitend Spielberg übernahm. Dem Film folgten zwei Fortsetzungen (1986 Poltergeist II – Die andere Seite und 1988 Poltergeist III – Die dunkle Seite des Bösen), mit denen aber weder Hooper noch Spielberg in Verbindung stehen.
Handlung

Die Familie Freeling lebt als mehr oder minder typisch amerikanische Familie in einer kalifornischen Fertigbausiedlung namens Cuesta Verde. Die Anfangsszene des Films zeigt die Familie nachts in ihrem Haus. Alle schlafen friedlich bis auf die 5-jährige Carol-Anne, die es im Haus umtreibt und schließlich unter den Augen der inzwischen erwachten Familienmitglieder mit dem nach Sendeschluss rauschenden Fernsehbild ein lautes Gespräch führt. Dieses Verhalten als Schlafwandel abtuend, denken sich die Eltern Diane und Steven nichts weiter und übersehen zunächst auch andere ungewöhnliche Anzeichen wie z. B. den Tod von Carol-Annes Kanarienvogel am Morgen darauf. In der folgenden Nacht wird Carol-Anne, die wieder einmal mit dem rauschenden Fernseher – diesmal im Schlafzimmer der Eltern – in einen Dialog tritt, Zeuge eines paranormalen Schauspiels: Ein Lichtband greift in der Form einer Hand aus dem Fernseher nach ihr und rauscht schließlich aus dem Fernseher heraus in die gegenüberliegende Wand. Das Gebäude erbebt stark. Die Eltern werden aus dem Schlaf gerüttelt. Ihre Frage, was passiert sei, beantwortet Carol-Anne lapidar mit „Sie sind hier".
Von nun an stellen sich im Haus zunächst recht harmlose Spukerscheinungen ein: Essbesteck wird verbogen, Gläser zerspringen, Stühle bewegen sich von selbst, der Haushund apportiert vor die Wandstelle, in die das Lichtband Stunden vorher eintauchte. Ein paar Tage später zieht ein starkes Gewitter auf, das seltsame Wolkenformationen mit sich bringt. In dieser Unwetternacht kommt es zum Großausbruch paranormalen Geschehens: Ein Baum im Garten, vor dem Carol-Annes Bruder Robbie sich seit jeher fürchtet, erwacht zum Leben, durchbricht

das Kinderzimmerfenster und ergreift Robbie. Während seine Eltern und seine ältere Schwester Dana im Garten verzweifelt versuchen, Robbie dem Baum zu entreißen, wird die im Haus zurückgelassene Carol-Anne in ihren Kleiderschrank gezogen, aus dem ein grell-unnatürliches Licht strömt. Der Baum wird schließlich von einem plötzlich auftauchenden Tornado aus dem Garten ausgerissen. Steve gelingt es in letzter Sekunde, Robbie zu befreien. Carol-Anne ist spurlos verschwunden, während sich im verwüsteten Kinderzimmer ein bitterböser Spuk einnistet, der alle Familienmitglieder dazu bringt, das Zimmer furchtsam zu meiden. Nur durch die Hilfe des Fernsehers können die Eltern Carol-Annes Stimme hören, das Kind aber nicht sehen.

Ratlos und resigniert wenden sich die Freelings an ein Wissenschaftlerteam, dessen anfängliche Skepsis bei der Führung durchs Haus überaus schnell weicht. Zusammen mit den Wissenschaftlern widerfahren den Freelings nun eine Reihe von Spukphänomenen, seien es Beißattacken aus dem Nichts, ein Blitzgewitter an der Wohnzimmerdecke, von der teils uralte, teils moderne Habseligkeiten von Fremden herabregnen, oder leuchtende, schemenhafte Geister, die die Treppe vom Kinderzimmer herunter wandeln. Einem Wissenschaftler entfleucht sogar ein Steak, das, eben noch frisch, nun vor Maden auseinanderquillt, und gleich darauf gaukelt ihm eine Erscheinung im Spiegel vor, sein Gesicht löse sich in Fleischfetzen auf. Schließlich ziehen die ebenfalls entnervten Wissenschaftler Tangina Barrons als Medium zu Rate, auf deren Betreiben sogleich Kontakt mit der verschwundenen Carol-Anne aufgenommen wird und es wenig später in einer turbulenten Rettungsaktion gar gelingt, Carol-Anne wieder zurück in die diesseitige Welt zu holen: Dabei begibt sich Mutter Diane über den Kinderzimmerkleiderschrank, der eine Art etabliertes Tor zur Zwischenwelt darstellt, auf „die andere Seite" und rettet Carol-Anne, wobei ein Fehler Stevens fast zum Misslingen der Aktion führt und ihn – mit glimpflichem Ausgang – Bekanntschaft machen lässt mit einer sehr starken, bösen Erscheinung im Haus, die Tangina schlicht „die Bestie" nennt.

Nach Carol-Annes Rettung hat der Spuk nun jedoch scheinbar ein Ende, die Freelings wähnen den Terror überstanden und planen gebeutelt ihren Umzug. Doch in ihrer letzten Nacht im Haus bricht der Spuk mit bisher unerreichter Härte erneut aus: Wieder trachtet die Bestie nach den Kindern und versucht diese in Gestalt eines gigantischen Schlunds, der sich wieder im Kleiderschrank des Kinderzimmers auftut, auf „die andere Seite" zu ziehen. Nach mehreren furchtbaren Erscheinungen beginnt das Haus schließlich zu kollabieren, während im Garten Särge aus dem Boden schießen. Bei der panischen Flucht von dem Anwesen – Diane gelingt es schließlich, die beiden Kinder dem Schlund zu entreißen – erkennt Steven endlich den Sinn hinter den erst kurz zurückliegenden Aussagen seines Arbeitgebers, eines Immobilienmaklers: Das Haus und die ganze Siedlung wurden auf einem Friedhof erbaut, von dem zuvor nur die Grabsteine umgesetzt worden waren, und nun widerfährt den Freelings die Rache der immer noch unter ihrem Heim begrabenen Seelen. Mit dieser Einsicht flieht die Familie aus Cuesta Verde, wobei das Haus der Freelings implodiert und verschwindet. Vorübergehend eingezogen in ein

Hotel ist Stevens erste Amtshandlung als Hausherr, den Fernseher nach draußen zu verbannen. Damit endet der Film.

Optische Effekte

Poltergeist gilt heute als eines der großen Schaustücke des Effektkinos der 1980er. Die schwierigste Szene, die es von Seiten der Spezialeffektmannschaft umzusetzen galt, war jene ganz zum Schluss des Films, in der das Haus der Freelings zusammenfällt und in eine Art Spektralloch gesaugt wird. Diese Szene wurde mithilfe optischer Tricks realisiert, wobei Techniken wie Miniaturtrick, Hochgeschwindigkeitsaufnahme und optisches Einkopieren sowie ein aufwendiges und experimentelles Vakuumverfahren verwandt wurden. Weitere besondere Trickaufnahmen waren ein Tornado zu Beginn des Films sowie das animalische Monster, das Diane im Finale den Zugang zu Carol-Annes Zimmer versperrt. Das Monster wurde unter Wasser aufgenommen, um der Bewegung seiner Haare etwas Unnatürliches und Übersinnliches zu verleihen, und später in den Film hineinkopiert; ein Verfahren, das auch bei den früher im Film vorkommenden Geistererscheinungen (wenngleich weniger gut erkennbar) herangezogen wurde.

Die Spezialeffekte, überwacht von Richard Edlund, waren für einen Oscar nominiert und verloren gegen Spielbergs E.T., dessen Spezialeffekte von Dennis Muren überwacht wurden. Sowohl Edlund als auch Muren arbeiteten damals für Industrial Light & Magic, unter deren Dach die Effekte beider Filme entstanden und hatten im Jahr zuvor bereits einen ähnlichen ILM-internen „Wettstreit" ausgetragen. Muren war dabei für die Effekte in Der Drachentöter Oscar-nominiert worden und Edlund für seine Arbeit bei Jäger des verlorenen Schatzes. Damals hatte jedoch Edlund das Rennen für sich entschieden.

Wissenswertes

Spielberg oder Hooper?

Immer wieder kamen Fragen bezüglich Tobe Hoopers künstlerischer Eigenständigkeit auf, da der Film teilweise sehr starke Einflüsse von Steven Spielbergs Inszenierungsstil aufweist. Berichten zufolge soll Spielberg, der die Grundidee zum Film hatte und das Drehbuch mitverfasste, so gut wie jeden Tag am Drehort gewesen sein; darüber hinaus war Hooper vom Filmschnitt, für den Spielbergs Stammschnittmann Michael Kahn verantwortlich zeichnete, ebenso ausgeschlossen wie von der restlichen Nachproduktion (Musik, Effekte usw.). In frühen Kopien des Films war demnach im Vorspann der Schriftzug „A Steven Spielberg Production" größer geschrieben als „A Tobe Hooper Film", was nicht nur weitere Mutmaßungen bezüglich Spielbergs starker Produzentenrolle nährte, sondern auch gewerkschaftsrechtliche Probleme für Spielberg nach sich zog.

Der „Poltergeist-Fluch"

Die Poltergeist-Filmreihe geriet in die Schlagzeilen, weil zwei der Kinder aus dem ersten Teil, sowie die Darsteller des Indianers Taylor (Will Sampson) und Kane (Julian Beck) aus dem zweiten Teil nach den Dreharbeiten an den verschiedenen Filmen starben. Besonders der Fall von Darstellerin Dominique Dunne sorgte für Entsetzen; sie wurde noch im Erscheinungsjahr des ersten Filmes von ihrem Freund umgebracht. Auch Heather O'Rourke, Darstellerin der Carol-Anne, starb 1988 an einem Darmverschluss. Im Zuge der Werbekampagne für den ersten Film wurden zudem phantastische

Geschichten über einen „Fluch" durch zahlreiche Erzählungen von Mitgliedern der Filmcrew über rätselhafte Unfälle am Set oder nur weiß belichtete Filmstreifen lanciert; sogar Steven Spielberg selbst sprach von einigen merkwürdigen Vorkommnissen während der Dreharbeiten. Inwieweit dies vor allem nur der Vermarktung des Films dienen sollte – auch die Pressehefte strotzten vor teils kruden (pseudo)wissenschaftlichen Auseinandersetzungen mit dem Thema – war seinerseits Gegenstand von Mutmaßungen. Vermengt mit den tragischen Ereignissen um einige Darsteller wurde aus derlei Erzählungen schließlich die Legende eines „Poltergeist-Fluchs", der die Filmreihe umschwebe.

Auszeichnungen

Neben den Spezialeffekten waren 1983 noch der Toneffektschnitt sowie die Filmmusik von Jerry Goldsmith für einen Oscar nominiert, wenngleich alle gegen die Konkurrenz den Kürzeren zogen. Von 6 Nominierungen für den Saturn Award der Academy of Science Fiction, Fantasy & Horror Films gewann der Film 3 in den Kategorien „Bester Horrorfilm", „Beste Maske" sowie Zelda Rubinstein als „Beste Nebendarstellerin". Des Weiteren waren nominiert JoBeth Williams als beste Hauptdarstellerin, Tobe Hooper als bester Regisseur und einmal mehr Jerry Goldsmith für die Filmmusik. Richard Edlund bekam schließlich eine Auszeichnung der BAFTA Award für die Spezialeffekte des Films und Heather O'Rourke den „Young Artist Award" in der Kategorie die „Beste Nebenrolle".

Der Drehort

Das Originalhaus aus dem ersten Teil, das für die Außenaufnahmen herhielt, steht immer noch – in Kalifornien in Simi Valley, 4267 Roxbury Street. Die

Besitzer des Hauses, die es 1982 an das Filmteam vermieteten, leben heute noch darin.

Remake

Metro-Goldwyn-Mayer arbeitet an einer Neuverfilmung des Filmes. Ursprünglich sollte Vadim Perelman die Regie übernehmen, nachdem dieser absprang, ist seit April 2012 Sam Raimi für den vakanten Posten im Gespräch.

Kritiken

„Was als spaßiger Schabernack und treffsichere Satire auf den ‚american way of life' beginnt, endet als Horror-Orgie mit einem geballten Einsatz von raffinierten Spezialeffekten. Ein handwerklich hochklassiger, geschickt gemachter Unterhaltungsfilm."

– Lexikon des internationalen Films

Poltergeist in der deutschen und englischen Version der Internet Movie Database
Sammlung von Kritiken zu Poltergeist bei Rotten Tomatoes (englisch)
Vergleich der Schnittfassungen FSK 16 TV - FSK 16 DVD von Poltergeist bei Schnittberichte.com

Präkognition

Präkognition (lateinisch: vor der Erkenntnis) ist die angebliche Fähigkeit, ein Ereignis oder einen Sachverhalt für die Zukunft vorherzusagen, ohne dass hierfür rationales Wissen zum Zeitpunkt der Voraussicht zur Verfügung gestanden hätte. Präkognition wird neben Telepathie und Hellsehen in der Parapsychologie als Außersinnliche Wahrnehmung betrachtet. Mögliche Belege für die

Existenz von Präkognition werden in der Parapsychologie untersucht.

Erklärungsansätze

Die Parapsychologie stellt quantitativ-statistische sowie qualitative Experimente an und erforscht Spontanphänomene, zu denen die präkognitiven Berichte gehören. Hans Bender hat in den 1980er Jahren in seinem Institut für Grenzgebiete der Psychologie und Psychohygiene in Freiburg im Breisgau das „episodische Material" geprüft und darunter angeblich in 39 Prozent der Fälle Präkognition festgestellt.

Einige Physiker halten Blicke in die Zukunft grundsätzlich durchaus für möglich. Der Philosoph und Physiker Carl Friedrich von Weizsäcker schreibt in seinem Buch „Aufbau der Physik", es liege nahe, „zu den zwei wissenschaftlich zugänglichen Modi der zeitlichen Modallogik, der Faktizität und der Möglichkeit, einen dritten, unserer Wissenschaft bis heute unzugänglichen Modus hinzuzufügen, den man vielleicht zeitüberbrückende Wahrnehmbarkeit nennen würde." Doch eine Theorie hierzu müsse über Faktizität und Möglichkeit „ähnlich hinausgehen, wie die Quantentheorie über die Grundbegriffe der klassischen Physik" und ist nicht bekannt.

Der Engländer Jon Taylor hat 1998 in seinem Aufsatz "A New Theory for ESP" weitere Anstöße geliefert. Für ihn spielen sich präkognitive Kontakte mit Gedanken über Ereignisse ab, nicht mit den Ereignissen selbst. Parapsychologische Experimente zur Präkognition seien nur erfolgreich gewesen, wenn die Versuchspersonen "Feedback" erhalten hätten. Er schreibt: „Doch da das Feedback in der Zukunft gegeben wird, muss es eine Art Verbindung zwischen dem Gehirn in der Zukunft und dem Gehirn in der Gegenwart geben, um die hellseherische Fähigkeit hervorzurufen. Daraus folgt, da eine ‚Gehirn-zu-Gehirn'-Verbindung ohnehin gefordert ist, die logische Interpretation, dass es diese Verbindung ist, die die Zielinformation trägt und nicht der hellseherische Kontakt mit dem Zielereignis selbst".

Diese hypothetische ‚Gehirn-zu-Gehirn'-Verbindung findet sich auch in Naturreligionen und philosophischen Lehren.

Experimente

Hans Bender unternahm Versuche zur Präkognition mit der Schauspielerin Christine Mylius und dem holländischen Medium Gerard Croiset, mit dem er das sogenannte Platz-Experiment durchführte.

Auch die Experimente des "Stanford Research Institute" und später des "Princeton Engineering Anomalies Research" (PEAR) gehören in diesen Umkreis. Letztere Forschungsgruppe unter Leitung von Robert Jahn nannte ihre Methode „Präkognitive Fernwahrnehmung" (Precognitive Remote Perception – PRP). Dabei wurde zufällig ein Ziel aus einer Reihe von Vorschlägen ausgewählt, das der abgeschirmte Empfänger im Labor nicht kennen konnte. Der Agent oder Sender begab sich an diesen Ort und beobachtete und notierte die Umgebung, während gleichzeitig der Empfänger verbal seine Impressionen beschrieb oder eine Skizze anfertigte. Die Auswertung geschah durch einen unabhängigen Juror nach einem festgelegten Schlüssel.

Keines dieser oder anderer Experimente hat zu einem wissenschaftlichen Beweis des Phänomens geführt.

Prophetie

Institut für Grenzgebiete der Psychologie und Psychohygiene (IGPP) in Freiburg/Breisgau, Deutschland

Princeton Engineering Anomalies Research

Das Princeton Engineering Anomalies Research (PEAR) Institut der Princeton University, New Jersey untersuchte mit wissenschaftlichen Methoden die mögliche Beeinflussung von zufälligen oder maschinengesteuerten Prozessen durch das menschliche Bewusstsein (Telekinese im weitesten Sinne, Human/Machine Anomalies). Das PEAR-Programm wurde 1979 von Robert Jahn gegründet.

Die Versuche sind in der Regel vom Prinzip her ähnlich aufgebaut, und sollen durch umfangreiche Testreihen und Statistiken aufzeigen, ob solche Human/Machine Anomalies möglich sind. So sollen z. B. Testpersonen durch ihre Gedankenkraft versuchen, eine Würfelmaschine dazu zu bringen, möglichst viele Sechsen zu würfeln, oder einen mit radioaktivem Zerfall gesteuerten Zufallsgenerator dazu bringen, von der Normalverteilung abweichend überzufällig viele Einsen oder Nullen zu produzieren.

Dabei zeigen sich bei genügend großen Testreihen (also vielen Versuchen) signifikante Abweichungen der Statistik im Vergleich zur Testreihe ohne Testperson. Trägt man die Verteilung auf ein Koordinatensystem auf, so sieht man, dass sich die Binomialverteilung zu Gunsten der Beeinflussungen verschieben, werden also ohne Testperson ungefähr 166 Sechsen auf 1000 Versuche gewürfelt, so kann man mit Testperson auf 200–230 Sechsen kommen. Diese Beeinflussungen sind, auch wenn sie tatsächlich durch Gedankenkraft erreicht wurden, nur bei genügend großen Testreihen erkennbar. Der Effekt ist also im Alltag nur von sehr geringer Relevanz.

Die hauptsächlichen Forschungsbereiche von PEAR sind:

Human/Machine Anomalies

Remote Perception (Sinneswahrnehmung über große Distanz)

Theoretical Models (Versuch, die oben beschriebenen Vorgänge in einem Modell zu beschreiben und zu erklären)

Die Princeton University hat das PEAR im Februar 2007 geschlossen.

Die Forschungen sollen jedoch von einer privaten Einrichtung, den International Consciousness Research Laboratories (ICRL), weitergeführt werden. Siehe hierzu: Global Consciousness Project, wo auch Kritik an der Methodik dargestellt wird.

PEAR Homepage
PEAR lab's 'strange garden' prepares to close. Princeton Alumni Weekly, Notebook, 8. Nov. 2006 (englische Info zur Schließung)
Parapsychologisches Labor PEAR an der Princeton Universität wird aufgelöst. Meldung der Gesellschaft für Anomalistik, 22. Feb. 2007 (deutsche Meldung zur Schließung)

Psi-Phänomen

Der Begriff Psi-Phänomen ist ein Oberbegriff aus der Parapsychologie und bezeichnet verschiedene hypothetische Phänomene: die Telekinese sowie außersinnliche Wahrnehmungen wie Hellsehen und Telepathie. Präkognition bezeichnet die Fähigkeit, in die Zukunft zu sehen, und Psychokinese bzw. Telekinese bezeichnet die Fähigkeit, Dinge durch geistige Kräfte zu bewegen (z. B. „Löffelbiegen"). Der Begriff wurde von dem Biologen Bertold P. Wiesner geprägt und erstmals in einer Veröffentlichung aus dem Jahre 1942 von Robert Thouless verwendet.

Psychomagie
Psychomagie bzw. ursprünglich auf Spanisch psicomagia ist der Titel eines Buchs von Alejandro Jodorowsky, das zuerst 1995 unter dem Titel "Le théatre de la guérison" in Frankreich bei Albin Michel erschien.
Das Buch ist das Ergebnis einer Reihe von Interviews, die Gilles Farcet mit Jodorowsky führte. Es ist eine Art Biographie in Interviewform, die Jodorowskys Werdegang in den Bereichen Dichtung, Theater-Performance, Traumarbeit, Schamanismus, Heilkunst beschreibt. Jodorowsky ist bekannt als Filmregisseur der 70er-Jahre Kultfilme und Midnight Movies El Topo und Montaña Sacra sowie als Begründer des Mouvement Panique mit Fernando Arrabal und Roland Topor. Unter dem Begriff Psychomagie fasst er seine Erfahrungen aus Kunst und spirituellen Erfahrungen zusammen (er praktizierte lange Zen-Buddhismus bei Ejo Takta), was er so begründet: „Heute interessiert mich nur noch eine Kunst, die heilt."
In der Praxis sieht die Anwendung der Psychomagie so aus: Nach einem einführenden Gespräch, bei dem das Thema ergründet wird, „verordnet" Jodorowsky dem Ratsuchenden einen „psychomagischen Akt". Die stark theatralen Akte, die oft surreale Anklänge haben, sollen direkt das Unbewusste ansprechen und

konfliktive Muster durch das Ausagieren überwinden. Ausführliche Beispiele für psychomagische Akte finden sich in Jodorowskys Büchern Psicomagia und La danza de la realidad.

Als Gegenleistung für die Verordnung eines psychomagischen Akts verlangt Jodorowsky, dass der Ratsuchende ihm nach Ausführung einen Brief schreibt, in dem er vom Erleben beim Akt und danach berichtet. Und er lässt sich das Wort Merci mit dem Finger in die Handfläche zeichnen.

Jodorowskys Sohn Cristóbal Jodorowsky arbeitet ebenfalls mit Psychomagie und Psychoschamanismus.

Beschreibung Psychomagie auf Jodorowsky-

Vincent Raven

Vincent Raven (* 13. September 1966 in Südtirol; eigentlich Andreas Plörer) ist ein aus der Schweiz stammender Mentalist, der von sich behauptet, übersinnliche Kräfte zu besitzen und deshalb eigentlich als Psychic bezeichnet werden muss. Besondere Bekanntheit erlangte er als Teilnehmer verschiedener deutscher Casting- und Reality-Shows. 2008 war Raven zudem kurzzeitig als Musiker tätig.

Karriere

Er wurde durch den Sieg in der deutschsprachigen Version von The Next Uri Geller vom 26. Februar 2008 bekannt, in der er mit einem Kolkraben auftrat. 2008 hatte Vincent Raven drei Raben, die er bei Auftritten einsetzte: Corax, Asael und Odin. Als Gewinner der Castingshow erhielt er 100.000 Euro. Außerdem trat er im März 2008 in der Fernsehshow The next Uri Geller – Die besten Mentalisten der Welt gegen je einen Mentalisten aus den USA, Israel und den Niederlanden an und wurde von den deutschen Fernsehzuschauern zum Sieger gewählt. 2008 veröffentlichte Raven das Lied Prophezeiung. Das Video hierzu wurde auf der Ruine der Burg Rodenstein im Odenwald (Südhessen) gedreht. Das Lied konnte sich nicht in den Charts platzieren.

Im November 2008 war Raven bei der ebenfalls von ProSieben ausgestrahlten Show Uri Geller Live: UFOs und Aliens – Das unglaubliche TV-Experiment zu Gast.

Im Januar 2009 war Vincent Raven gemeinsam mit Uri Geller in der Fernsehsendung Der geheimnisvolle Vincent Raven – Uri Geller auf den Spuren des Rabenvaters von Pro 7 zu sehen. Ab dem 13. Januar 2009 sollte er seinen Titel in der zweiten Staffel von The Next Uri Geller verteidigen. Am 24. Januar 2009 erlitt er jedoch einen Hirnschlag, worauf ProSieben am 17. Februar 2009 seinen Ausstieg aus der zweiten Staffel aus gesundheitlichen Gründen bekannt gab.

Im Januar 2012 war Raven in der RTL-Fernsehsendung Ich bin ein Star – Holt mich hier raus! als Bewohner des „Dschungelcamps 2012" zu sehen, wo er mit zehn weiteren Kandidaten um den Titel „Dschungelkönig" konkurrierte. Hierbei sorgte er mit einigen umstrittenen Äußerungen zum Thema Frauen in Führungspositionen für Kontroversen. Am vierzehnten Tag wurde er per Telefonabstimmung aus dem Camp gewählt, nachdem er die Zuschauer darum bat, nicht mehr für ihn anzurufen. Er belegte den fünften Platz.

Kontroversen

Kurz nach der Veröffentlichung seines Liedes „Prophezeiung" wurde bekannt, dass Raven auf einem Bild auf der Internetseite der satanistischen Gruppierung „Schwarzer Orden von Luzifer" zu sehen war, da er bei ihrer Gründungszeremonie in der Walpurgisnacht 1999 anwesend war. Prior Satorius (Markus Wehrli) zufolge war Raven Mitglied des Ordens und ist nie offiziell ausgetreten ; dieser hingegen bestreitet, selbst Mitglied des Ordens oder überhaupt Satanist zu sein.

Vincent Raven ist in Zaubererkreisen umstritten, da er vorgibt, tatsächlich magische Fähigkeiten zu haben. Der Präsident des Magischen Rings der Schweiz, einer Vereinigung von Berufs- und Amateurzauberern sagte, es sei unverantwortlich, dass Raven behaupte, er könne Kontakt zu Toten aufnehmen (Geisterbeschwörung).

Für seine Auftritte in The Next Uri Geller wurde Vincent Raven am 16. April 2008 rückwirkend der Pigasus Award 2007 in der Kategorie „das psychische Medium, das die meisten Menschen mit dem geringsten Aufwand zum Narren gehalten hat" verliehen. Der Pigasus Award ist ein Negativpreis, der in unregelmäßigen Abständen von James Randi und der James Randi Educational Foundation vergeben wird.

Reinkarnationsforschung

Reinkarnationsforschung untersucht Erinnerungen, die als solche an ein früheres Leben interpretiert wurden. Dabei wird geprüft, ob sich der Fall als Betrug, Selbstbetrug oder durch psychologische, parapsychologische oder spiritistische Annahmen erklären lässt. Für so scheinbar nicht erklärbare Fälle hält die Reinkarnationsforschung das Vorliegen einer tatsächlichen Reinkarnation für möglich.

Fallstudien

Von den 1960er Jahren bis kurz nach der Jahrtausendwende untersuchte der Pionier der

Reinkarnationsforschung Ian Stevenson über tausend Fälle von Kindern, die behaupteten, sich an frühere Inkarnationen zu erinnern. Seine Untersuchungen finden bei Reinkarnationsforschern besondere Beachtung. Aufgrund der hohen Anzahl untersuchter Fälle mit entsprechend hoher Validität genießen die Untersuchungen Professor Stevensons bei einigen Fachleuten Anerkennung. Beim phänomenologischen Vergleich der Reinkarnation-Erinnerungen mit Berichten zu Nahtodeserlebnissen (engl. near-death experience, NDE) und den allgemeineren außerkörperlichen Erfahrungen (AKE; engl. Out-of-the-body experience, abgekürzt OBE) ergeben sich Hinweise auf einen gemeinsamen Kern. Autoren wie Paul Edwards haben viele der von Stevenson und anderen angeführten Fälle erneut analysiert. Sie behaupten, dass genauere Untersuchungen der betroffenen Individuen genügend Anhaltspunkte dafür liefern, um die These zu schwächen, dass es sich um glaubwürdige Beispiele von Reinkarnation handelt.

Als Fall vom Reinkarnationstyp (englisch: case of the reincarnation type) bezeichnet Stevenson den Fall einer Person, deren geäußerte Erinnerungen, Verhalten oder auch körperliche Eigenschaften auf die Möglichkeit eines früheren Lebens im Sinne der Reinkarnation hindeuten (suggestive of reincarnation).

Einteilung der Fälle in Untertypen

Primär zu unterscheiden ist zwischen gelösten Fällen (solved cases) und ungelösten (unsolved cases), je nachdem ob eine verstorbene Person gefunden wurde, auf die sich die vorhandenen Hinweise eindeutig beziehen. Weitere Einteilungskriterien sind:

Die frühere und die gegenwärtige Person können derselben Familie angehören (same family cases) oder nicht.

Das Geschlecht der früheren und der gegenwärtigen Person kann gleich oder verschieden sein.

Die Erinnerungen können auf unterschiedliche Weise ausgelöst worden sein. Wissenschaftlich am wertvollsten sind spontane Erinnerungen insbesondere bei kleinen Kindern (dazu zählen die meisten von Stevensons Fällen). Hypnotische Fälle hingegen erwiesen sich für die Forschung nur in Ausnahmefällen als nützlich. Ganz selten gibt es Erinnerungen unter dem Einfluss von Meditation.

Nach geographischen Gesichtspunkten lassen sich nationale von internationalen Fällen unterscheiden. Stevensons internationale Fälle, die nicht innerhalb derselben Familie auftraten (im Zweiten Weltkrieg in Birma getötete japanische Soldaten, an deren Leben sich birmanische Kinder erinnerten), waren bisher ausnahmslos ungelöst.

Grundsätzlich ist auch noch zwischen Fällen mit berühmten und unbedeutenden Vor-Inkarnationen zu unterscheiden. Allerdings sind bisher nur wenige Fälle wissenschaftlich untersucht worden, die auf ein Vorleben als berühmte Persönlichkeit hindeuteten, und diese konnten sämtlich als offensichtlicher Betrug oder Selbstbetrug identifiziert werden.

Einige Sonderfälle treten nur sehr selten auf:

Xenoglossie: Kenntnisse fremder, im gegenwärtigen Leben nicht erlernter Sprachen, die zu einem erinnerten Vorleben passen.

Zeitliche Überlappungen: Es sind einige Fälle untersucht worden, bei denen der Tod der identifizierten früheren Person nach der Geburt der

gegenwärtigen stattgefunden hat. Das Ausmaß beträgt durchwegs nur wenige Tage. Im Fall Jasbir (Indien) waren es dreieinhalb Jahre. In diesem Alter starb Jasbir vermeintlich an den Pocken, erwachte aber wieder und nahm danach die Persönlichkeit eines 22-jährigen Mannes an, der kurz zuvor in einem anderen Dorf plötzlich verstorben war. Im Fall der Inderin Sumitra Singh betrug die Überlappungszeit sogar 17 Jahre. Zeitliche Überlappungen der Schwangerschaft mit dem Leben der später erinnerten früheren Person treten häufiger auf.
Für die Forschung besonders interessant sind Fälle, in denen schriftliche Protokolle über die Äußerungen eines Kindes gemacht wurden, bevor man begann, sie zu überprüfen.
Ebenfalls bedeutend sind Fälle, die in einem dem Reinkarnationsglauben feindlichen kulturellen Umfeld auftreten. Die wichtigsten Beispiele dafür waren Moslem-Kinder in Indien, die sich an ein Vorleben als Hindus erinnern.

Beobachtungen, die für die Forschung relevant sind
Folgende Elemente spielen in Fällen von Reinkarnationstypen für die Forschung eine wichtige Rolle:
Erinnerungen, die sich verifizieren lassen: Diese sind umso bedeutender, je unwahrscheinlicher es ist, dass die sich erinnernde Person die erinnerten Informationen auf gewöhnlichem Weg erfahren haben könnte. Deshalb wird der Möglichkeit früherer Kontakte zwischen den beiden betroffenen Familien große Aufmerksamkeit gewidmet.

Verhaltens-Eigenschaften, die im Zusammenhang mit dem erinnerten Vorleben psychologisch sinnvoll sind. Dazu zählen:
1. Phobien, also Furcht vor Dingen, die der Vorinkarnation Schaden zufügten, insbesondere vor solchen, die mit ihrem gewaltsamen Tod im Zusammenhang stehen (beispielsweise gegen Wasser bei einer Erinnerung an einen Tod durch Ertrinken).
2. Philien, also Zuneigungen zu Dingen, die schon für die Vorinkarnation mit Lustgewinn verbunden waren (z. B. bestimmte Speisen)
3. emotionale Beziehungen zu bestimmten Personen in gleicher Weise, wie sie der oder die Verstorbene zeigte oder in einer vergleichbaren Situation wohl gezeigt hätte
4. kollektive Freund-Feind Beziehungen, wie sie z. B. im Nationalismus oder der Blutrache zum Ausdruck kommen
5. religiöse Einstellungen und die Intensität der Religiosität
6. Sprechgewohnheiten
7. Besitzansprüche auf das Eigentum der Vorinkarnation
8. das soziale Selbstverständnis
9. geschlechtsspezifische Verhaltensweisen bei Geschlechtswechsel
10. sexuelle Verhaltensweisen
11. Spiele von Kindern, die früheren (privaten oder beruflichen) Tätigkeiten entsprechen
12. der hygienische Standard
13. allgemeine Charaktereigenschaften (z. B. Mut)

Ankündigungen. Entweder äußert sich die frühere Person vor ihrem Tod über ihre Wünsche hinsichtlich der Wiedergeburt in einer bestimmten Familie, oder es treten Ankündigungsträume der späteren Mutter oder einer nahestehenden Person auf, die zumeist eine Anfrage des Verstorbenen zum Inhalt haben, ob er willkommen ist. Wegen der Möglichkeit der Beeinflussung durch eine solche Ankündigung ist der wissenschaftliche Wert angekündigter Fälle vergleichsweise niedriger einzustufen.
Körperliche Merkmale und Besonderheiten im Zusammenhang mit dem Vorleben: Dazu zählen Muttermale, aber auch angeborene Fehlbildungen an Stellen früherer (und häufig tödlicher) Verletzungen. Für die Forschung ist dies wichtig, weil sich solche körperliche Phänomene völlig objektiv und unstrittig feststellen lassen. Stevenson hat eine große Zahl derartiger birthmarks fotografiert.

Geschichte
Antike Berichte über Erinnerungen an frühere Leben gibt es betreffend Pythagoras und Apollonius von Tyana.
Der indische Herrscher Aurangzeb, der von 1658 bis 1707 regierte, ließ, obwohl er Moslem war, einen Fall von Rückerinnerung untersuchen.
Der nächste bekannte Fall war der des 1815 geborenen Japaners Katsugorō, der 1897 publiziert wurde:
1. Der Japaner Katsugorō wurde 1815 in Nakano im Distrikt Tama-gōri der Provinz Musashi (Japan) als zweiter Sohn des Korbflechters Koyada (=

Familienname) Genzō und seiner Frau Sei geboren. Als Kind äußerte er Erinnerungen an ein Vorleben als Tōzō (1805-1810), den Sohn des Bauern Kyūbei in Hodokubo (im selben Distrikt). Katsugorō wies auch ein zu seinen Erinnerungen passendes Muttermal auf. Der erste Bericht über den Fall stammt von Lafcadio Hearn, der ihn in seinem Buch Gleanings in Buddha-fields (1897) beschrieb. Da lange vor und nach diesem Fall kein weiterer bekannt ist, wird er in der Literatur oft erwähnt.

1898 erschien das Werk The soul of a people von Fielding Hall, das sechs weitere Fälle aus Birma beschreibt.
In der ersten Hälfte des 20. Jahrhunderts wurde über einige Fälle sporadisch in Zeitungen und okkultistischen Zeitschriften berichtet. Die meisten von ihnen ereigneten sich in Indien.
Shanti Devi: der bekannteste der indischen Fälle. Die am 12. Oktober 1926 in Delhi (Indien) als Tochter von Rang Bahadur und seiner Frau Prem Pyari geborene Shanti Devi begann im 3. oder 4. Lebensjahr Erinnerungen an ein Vorleben im Muttra (= Mathura in Uttar Pradesh) zu erzählen. Damals sei sie Lugdi Devi gewesen, die zweite Gattin des Stoffhändlers Kedar Nath Chubey, die am 18. Januar 1902 geboren wurde und nach der (am 25. oder 26. September 1925 erfolgten) Geburt ihres Sohnes Nabinata Lal am 4. Oktober 1925 in Agra im Wochenbett starb. Am 13. November 1935 erhielt Shanti Devi den Besuch von Kedar Nath und seinem Sohn und am 24. November 1935 fuhr sie (begleitet von einer Untersuchungs-Kommission) selbst erstmals nach Muttra, wo sie angeblich mehrere Personen und Örtlichkeiten wiedererkannte. Auch

soll sie ungewöhnliche Kenntnisse des lokalen Dialekts von Muttra gezeigt haben (siehe Xenoglossie).

1956 erregte ein hypnotischer Fall in Amerika mit einem Vorleben in Irland (als Bridey Murphy) internationales Aufsehen.

1961 unternahm Ian Stevenson seine erste Forschungsreise nach Indien, wo er zu seiner Verwunderung auf zahlreiche Fälle von Reinkarnation stieß. 1966 veröffentlichte er 20 davon in seinem weltweit bekannten Werk Twenty cases suggestive of reincarnation, das auch Fälle aus Ceylon (heute Sri Lanka) und Brasilien, dem Libanon (bei den Drusen) und Alaska (bei den Tlingit-Indianern) enthielt. Stevenson, der 2007 starb, war trotz seines zuletzt hohen Alters bis zu seinem Tod in der Erforschung solcher Fälle aktiv, die sich später auch auf die Türkei (bei den Aleviten), Birma, Thailand und Westafrika erstreckten.

Die Erklärungsversuche

Einzelfälle

Jeder Fall ist individuell daraufhin zu untersuchen, welche Erklärung für ihn am wahrscheinlichsten zutrifft.

Betrug: Der bekannteste höchstwahrscheinlich betrügerische Fall war der eines israelischen Kindes, das sich an ein Vorleben als König David erinnert haben soll. Nachprüfungen zeigten, dass der Fall praktisch zur Gänze frei erfunden war. Klar betrügerische Fälle sind sehr selten, weil es für sie kaum eine nennenswerte Motivation gibt. Die häufig geäußerte Vermutung, die Betreffenden versuchen, durch die Erfindung eines reichen oder berühmten Vorlebens ihre soziale Position zu heben, ist in Bezug auf die Länder Südasiens gegenstandslos, in denen die meisten untersuchten Fälle auftraten: Nach dem dort herrschenden Karma-Glauben ließe ein sozialer Abstieg nur auf schwere Verfehlungen im Vorleben schließen.

Selbstbetrug: Es gibt Fälle, die sich am leichtesten dadurch erklären lassen, dass Eltern Äußerungen ihres Kindes missverstanden und sich in ihrer Phantasie einen Fall zusammengereimt haben. Das bekannteste Beispiel dafür ist eine angebliche Reinkarnation des amerikanischen Präsidenten Kennedy in dem kurz nach seinem Tod geborenen Türken Kenedi Alkan (sein Vorname ist die türkische Schreibweise von Kennedy).

Kryptomnesie: Unter Kryptomnesie versteht man eine Schein-Erinnerung an Dinge, deren Informationsquelle man vergessen hat. So kann ein historischer Roman oder Film den Inhalt einer vermeintlichen Erinnerung an ein Vorleben bilden.

Paramnesie: (siehe Paramnesie) Fehlerhafte Erinnerungen von Eltern an das, was ihre Kinder bezüglich ihrer Vorinkarnationen sagten, könnten auftreten, nachdem Nachforschungen (bzw. Kontakte mit der früheren Familie des Kindes) neue Informationen erbracht hätten. Durch Vergleiche von Zeugenaussagen verschiedener Informanten und derselben Personen zu verschiedenen Zeiten (über Jahre hinweg) schließt Ian Stevenson, dass Gedächtnisfehler zumeist kein ernstes Problem darstellen. Um Paramnesie völlig auszuschließen, ist es wichtig, vor dem Beginn von Nachforschungen die noch unverifizierten Aussagen zu protokollieren.

genetisches Gedächtnis: Dies ist eine oft geäußerte, aber unbewiesene Erklärung. In den meisten Fällen lebt das Kind in einer Familie, welche mit der Familie der früheren Person nicht genetisch verwandt ist. Somit entfällt das Argument, soweit es sich auf individuelle, nicht kollektive Erinnerungen bezieht. Zu den am häufigsten geschilderten Ereignissen gehört der Tod der früheren Person. Das Wissen um den eigenen Tod kann schlechterdings nicht vererbt werden. Das genetische Gedächtnis (die genetische Übertragung von Wissen) ist bei vielen Tieren zu beobachten, vor allem aber bei Insekten (Spinnen lernen nicht, wie man Netze spinnt, sondern tun es automatisch).

außersinnliche Wahrnehmung: Bei der außersinnlichen Wahrnehmung (ASW) handelt es sich um ein parapsychologisches Phänomen, über dessen Existenz in der Wissenschaft noch kein Konsens besteht. Die starke Identifikation einer Person mit einer ganz bestimmten Verstorbenen kann es nicht erklären. Überdies schneiden Menschen mit Erinnerungen an frühere Leben bei Messungen ihrer ASW-Fähigkeiten nicht besser ab als der Durchschnitt.

Besessenheit: Die Besessenheit ist ein spiritistisches Modell, das annimmt, der Geist eines Verstorbenen beeinflusse die lebende Person oder verdränge sie vorübergehend. Für beide Varianten gibt es in der Parapsychologie je einen Vorzeige-Fall, der sie dringend nahezulegen scheint. Es sind dies der Fall Thompson-Gifford und das bekannte Watseka-Wunder. Allerdings weisen die meisten Fälle vom Reinkarnationstyp wenig Züge der Beeinflussung eines Menschen durch einen anderen auf, und eine Verdrängung geht in Reinkarnation über, wenn sie das ganze Leben vorhält.

Reinkarnation: Für alle jene Fälle, deren Erklärung auf eine bisher genannte Weise nicht möglich oder extrem unplausibel wäre, vermutet die

Reinkarnationsforschung das Vorliegen einer tatsächlichen Reinkarnation, da auch weitere Alternativen, die in der weiterführenden Literatur genannt werden, nicht recht überzeugen können.

Die Gesamtheit der Fälle

Für die Forschung ist die Reinkarnation ein Naturphänomen, das auftreten kann, aber nicht unbedingt muss. Dafür führt sie auch Argumente ins Treffen, die sich aus der statistischen Gesamtbetrachtung aller untersuchten Fälle ergeben. Dem widerspricht der Einwand des Modellfalls. Die Übereinstimmung verschiedener Fälle von Reinkarnationstyp bezüglich mehrerer Charakteristika ist zwar ein wichtiges Argument für das Vorliegen eines erklärungsbedürftigen Phänomens, verliert aber an Aussagekraft, wenn man annimmt, dass es (insbesondere bei Völkern, deren Religionen die Reinkarnation lehren) bestimmte kulturspezifische Reinkarnationsmodelle gibt, an denen sich im Einzelfall Beteiligte und Informanten unbewusst orientieren. Evans und Wentz vermuten als Erklärung von Beobachtungen, die für die Modelltheorie sprechen (wie z. B. das Fehlen von Fällen mit Geschlechtswechsel bei den Drusen, deren Religion diese Möglichkeit ausschließt), dass reale Reinkarnationsvorgänge durch die religiösen Erwartungen beeinflusst werden. Laut Stevenson weisen die Berichte in allen von ihm untersuchten Kulturen sowieso viele Eigenheiten auf, die von der Religion unabhängig sind, so das statistisch signifikante Überwiegen eines gewaltsamen Endes des vorangegangenen Lebens, das keine Religion lehrt.

Fallstudien

Dolores Jay, hypnotischer Fall mit xenoglossem Deutsch
Der Pollock-Fall ist der bedeutendste Fall in Europa. Er ereignete sich in England:

1. Die Schwestern Jacqueline und Joanna Pollock (sechs und elf Jahre alt) wurden am 5. Mai 1957 auf dem Weg zur Kirche von einem Auto getötet. Als deren Mutter (Florence Pollock) wieder schwanger wurde, glaubte ihr Vater (John Pollock) entgegen ärztlichen Vorhersagen fest an Zwillinge, in denen die verunglückten Mädchen reinkarnieren würden. Tatsächlich wurden am 4. Oktober 1958 die eineiigen Zwillinge Jennifer und Gillian in Hexham (Northumberland) geboren, die im Alter zwischen zwei und vier Jahren einschlägige Erinnerungen äußerten und Gegenstände (Spielsachen) wiedererkannten. Jennifer hatte überdies zwei Muttermale, die einem Muttermal Jacquelines an der linken Hüfte und einer Stirnnarbe entsprachen, die Jacqueline bei einem Sturz im Alter von drei Jahren erhalten hatte. Auch im Verhalten zeigten sich starke Ähnlichkeiten: Jennifer war ebenso abhängig von ihrer (etwas) älteren Schwester Gillian, wie früher Jacqueline von Joanne. Gillian lernte auch viel leichter die richtige Handhabung des Bleistiftes. Der Fall wurde von Hemendra Nath Banerjee und (ab 1964) von Ian Stevenson untersucht.

Der Fall Tin Aung Myo ist ein ungelöster internationaler Fall in Birma:

1. Die Birmanin Tin Aung Myo wurde am 26. Dezember 1953 in Nathul geboren. Während der Schwangerschaft hatte ihre Mutter Aye Tin einen Ankündigungstraum bezüglich eines japanischen Armee-Kochs, den sie im Krieg gekannt hatte. Tin Aung, den zusätzlichen Namen Myo gab sie sich erst später, um männlicher zu wirken, war etwa vier Jahre alt, als sie begann, von einem Vorleben als ein in Nathul stationierter japanischer Soldat zu erzählen, der dort beim Kochen von einem Flugzeug aus erschossen wurde.

2. Tin Aung Myo hatte als Kind panische Angst vor Flugzeugen. Verschiedene ihrer Verhaltensweisen (im Hinblick auf Essen, Wetter etc.) waren weit mehr für Japaner als für Birmanen typisch. Auch das Erlernen ihrer birmanischen Muttersprache fiel ihr schwer. Oft (insbesondere an trüben Tagen) äußerte sie Heimweh nach Japan. Sie war Linkshänderin, was sie auch von ihrer Vorinkarnation behauptete. Am ausgeprägtesten (und anhaltendsten) war ihre Identifikation mit dem männlichen Geschlecht. So wurde sie beispielsweise mit elf Jahren von ihrer Schule gewiesen, weil sie sich weigerte, Mädchenkleider zu tragen. Die Untersuchung des Falls durch Ian Stevenson und Win Maung begann 1972.

3. Stevenson fand noch etliche weitere Fälle von Birmanen, die von Erinnerungen an ein Vorleben als japanischer Soldat im Zweiten Weltkrieg berichteten. Sie sind (wie alle internationalen Fälle, die nicht auf eine Familie beschränkt sind) sämtlich ungelöst, d. h. es konnte keine zu den spärlichen Angaben passende verstorbene Person gefunden werden.

Abseits der erwähnten formalen Studien gibt es eine Vielzahl von Berichten, die mit erstaunlichen Details aufwarten, wie sie sonst nur spezialisierten Historikern bekannt sind. Diese Phänomene sind unstrittig, die weitergehende Fragestellung konzentriert so darauf, die Ursache für diese Erinnerung zu ergründen sowie die Eigeninterpretation der Berichtenden zu analysieren.

Forschungsergebnisse

Folgende Ergebnisse lassen sich formulieren, wenn man die Existenz der Reinkarnation voraussetzt:

Die untersuchten Fälle zeigen einen signifikanten Überhang an Erinnerungen an einen gewaltsamen Tod. Beim Rest mit Erinnerungen an einen natürlichen Tod trat dieser überwiegend plötzlich und zu einem Zeitpunkt ein, in dem der Verstorbene noch mitten im Leben stand. Stevenson verwendet dafür die Bezeichnung unfinished business. Ein Beispiel dafür wäre etwa eine Mutter mit kleinen Kindern.

Die weit verbreitete Meinung, ein plötzlicher Tod bei starken Bindungen an das Leben würde zu einer früheren Reinkarnation führen, wird durch die Statistik unterstützt. Da solche den Großteil der untersuchten Fälle ausmachen, ist die Zwischenzeit zwischen dem Tod der früheren und der Geburt der gegenwärtigen Person zumeist kürzer als 3 Jahre.

Die allermeisten Kinder, die Erinnerungen an ein Vorleben äußern, beginnen damit im Alter von 2 bis 5 Jahren. Ein Großteil von ihnen vergisst diese Erinnerungen bis zum Eintritt der Pubertät wieder.

Fälle vom Reinkarnationstyp treten zwar nicht ausschließlich, aber doch sehr gehäuft in Ländern auf, in denen der Glaube an die Reinkarnation weit verbreitet ist. Das wird von Kritikern als Argument gegen die Echtheit der für die Reinkarnation sprechenden Fälle angeführt, die sie für ein kulturelles Konstrukt halten. Demgegenüber nimmt die Evans-Wentzsche Hypothese an, dass die religiösen Erwartungen zu Lebzeiten Einfluss auf postmortale Gegebenheiten und auch auf die Erinnerungsbereitschaft haben können. Durch Stevensons letztes Buch "Reinkarnation in Europa" und Fälle aus USA, wie z. B. den Fall "James Leininger", relativiert sich das Gegenargument, dass Reinkarnationserinnerungen nur in solchen Ländern auftreten, in denen die meisten Menschen an Wiedergeburt glauben, erneut.

Aus den bisherigen Untersuchungen ergaben sich keine Argumente zugunsten eines Karma, obwohl der Glaube daran in den Ländern Südasiens, in denen die meisten Fälle auftraten, ebenso stark ist wie der an die Reinkarnation selbst.

Es zeige sich die Gültigkeit der "Story'schen Vermutung" (benannt nach Francis Story, der mit Stevenson zusammenarbeitete), wonach Menschen dazu neigen würden, in der Nähe ihres Todesortes zu reinkarnieren, solange kein besonderer Grund für eine größere Entfernung vorliegt.

Fast in allen Fällen gibt es irgendeinen Zusammenhang zwischen der früheren und der gegenwärtigen Person, wobei der familiäre der häufigste ist. Auch die Leiche des Toten kann ein solches Verbindungsglied sein (beispielsweise in dem Fall der Bergung eines aus einem Fluss geborgenen Toten, an dessen Leben sich das bald danach dort geborene Kind später erinnert).

In den meisten Fällen, die Zwillinge betreffen, zeigen sich Erinnerungen an enge Beziehungen dieser beiden in einem Vorleben.

Ungelöste Fälle zeigen im Vergleich mit gelösten nur zwei statistisch signifikante Unterschiede: eine geringere Dauer der Erinnerungen (vermutlich bedingt durch vermindertes Interesse und die fehlende Möglichkeit der Kontaktaufnahme mit den früheren Verwandten) und ein höherer Anteil an gewaltsamen Todesarten. Letzteres wird im Rahmen der Reinkarnationshypothese damit erklärt, dass solche Todesarten für die Betroffenen sehr eindrucksvoll sind, und deshalb leichter erinnert werden als andere, für die Identifizierung wichtige Details (wie etwa der Name).

Argumente gegen die Reinkarnationshypothese

Im Einzelnen wird gegen die Reinkarnationshypothese vorgebracht:

Die Formulierung einer Seele als kohärentes übertragbares Medium wäre ein Verstoß gegen das für die empirischen Wissenschaften geltende wissenschaftliche Sparsamkeitsprinzip, wonach man nicht unnötig neue Elemente in ein Modell bringen soll, insbesondere wenn sich diese Elemente selbst eines Existenzbeweises entziehen. Die Einzelkritik an den Fällen ist daher bestrebt, aufzuzeigen, dass die Phänomene sehr wohl auf bekannte Prinzipien zurückführbar sind. In den verbleibenden Fällen ist die Beweislage unvollständig.

Die in der Öffentlichkeit sehr bekannte Methode zur Untersuchung der Phänomene mit Hilfe von hypnotischer Regression eines Mediums steht oftmals im Zentrum kritischer Auseinandersetzungen mit der Reinkarnationsforschung. Es wird kritisiert, dass der allergrößte Teil der auf diese Weise gewonnenen Informationen über angebliche Vorinkarnationen völlig illusorisch und wissenschaftlich wertlos sind, weil die Medien in der

Hypnose ihre eigenen Phantasien wiedergeben. Oft können sie später im Wachen genau unterscheiden, was wirkliche Erinnerungen waren, und sie empfinden die Erlebnisse der Person, in deren geistigen Kosmos sie geschlüpft sind, als ihre eignen. Phantasien stehen dagegen isoliert in der Zeit, ändern von Session zu Session ihre Gestalt, werden dramatisch, aber unklar dargestellt und hängen mit dem Wachbewusstsein nicht direkt zusammen.

Kritiker fordern auch, dass der Forschungsdrang hinsichtlich der Reinkarnations-Hypothese besser verstärkt auf die Erfassung bekannter Phänomene verwendet werden sollte. So ist der Mechanismus, gehörte Erlebnisse als Eigenerlebnisse zu reproduzieren, zwar als Kryptomnesie bekannt, aber noch unzureichend erforscht.

Insgesamt kann die Hypothese einer Reinkarnation wie jede Hypothese vielfältig in Zweifel gezogen werden. Die Reinkarnationsforschung liefert hier Studien, die für die auftretenden Fälle vom Reinkarnationstyp zumindest den Erklärungsrahmen einer phänomenologischen Untersuchung stark einengen. Auch wenn die Phänomenologie primär eine philosophische Erkenntnismethodik ist, so ist sie heute akzeptierter Teil des wissenschaftlichen Vorgehens, um aus bekannten Daten mögliche Theorien herauszukristallisieren, für die dann Fragenstellungen in einer Form formuliert werden, die mittels Test widerlegt werden können.

Private Reinkarnationsforschung in Deutschland
Telepolis-Interview mit dem deutschen Vertreter der Forschungsgruppe IANDS
Prof. Ian Stevenson, Universität von Virginia

Past-life Interpretations: We need all of them. (Archivversion vom 6. September 2006)
Video zu einer Rückführung unter Hypnose und der Überprüfung

Retrokognition

Retrokognition, wörtlich „nach der Erkenntnis", auch als Postkognition bekannt, bezeichnet eine Form des angeblichen „Zurücksehens" oder der „Nachhersage" eines Ereignisses oder Sachverhaltes aus der Vergangenheit, ohne dass hierfür rationales Wissen zum Zeitpunkt des Zurücksehens zur Verfügung gestanden hätte, das Gegenstück hierzu bildet die Präkognition.

Der Begriff wurde von Frederic W. H. Myers geprägt, der Retrokognition als Wissen von einem vergangenen Ereignis verstand, das mit normalen Mitteln nicht hätte erlernt oder darauf geschlossen werden können, welches also nicht aus Schlußfolgerungen oder Erinnerungen resultiert.

Retrokognition galt lange Zeit als nicht überprüfbares Phänomen, da, um zu überprüfen, dass eine bestimmte retrokognitive Erfahrung tatsächlich aufgetreten ist, vorhandene Dokumente und menschliches Wissen über die Existenz dieses Ereignisses überprüft werden müssen, von denen nicht mit Sicherheit ausgeschlossen werden kann, dass die betreffende Person von diesen Dokumenten zuvor keine Kenntnis erlangt hatte, rationales Wissen zum Zeitpunkt des Zurücksehens wirklich ausgeschlossen werden kann.

Bei der Retrokognition erleben die Betroffenen einstige Ereignisse und Situationen so lebendig, als seien sie in die Vergangenheit zurückversetzt. Wohl aus diesem Grund entwickeln in einigen Mistery- bzw. Science-Fiction-Filmen und Fernsehserien

Figuren diese Fähigkeit, so etwa Angela Petrelli in der Serie Heroes, Phoebe Halliwell in Charmed und Allison DuBois in Medium – Nichts bleibt verborgen. In der Serie Fringe – Grenzfälle des FBI wurde der Begriff Retrocognition mit der dritten Staffel in den Vorspann aufgenommen.

Weiterfuehrende Texte
Hellsehen
Präkognition
Seher
Ein Seher ist eine Person, der
eine Fähigkeit von der Art des Hellsehens (Hellseher) oder der Präkognition oder
das Zuteilwerden eines besonderen religiösen Erlebnisses in Form einer Vision (Visionär) oder einer Erscheinung zugeschrieben wird.

Begriffe Hellseher
Dem soll es auf Grund angeborener oder erworbener Fähigkeiten möglich sein, auf dem Weg an Informationen über Sachverhalte oder Ereignisse zu gelangen, die nur wegen ihrer räumlichen (Hellsehen) oder zeitlichen (Präkognition,
) Distanz mit den Sinnen nicht wahrnehmbar sind. Der übergeordnete Begriff ist
. Ein wissenschaftlicher Nachweis für das behauptete Phänomen konnte nicht erbracht werden. Macht ein Hellseher Aussagen über die Zukunft, nennt man diese „en".

Visionär
Der Visionär soll Wahrnehmungen über transzendente Sachverhalte gemacht haben. Ein wissenschaftlicher Nachweis, ob das Wahrgenommene einer objektiven Realität entspricht, ist nicht möglich. Gibt ein Visionär

Aussagen einer als solche wahrgenommenen transzendenten Instanz (Gott) wieder, nennt man dies Prophetie.

Wirkung

Je nach Schwerpunkt wird das Phänomen des Sehers im Rahmen der Psychologie bzw. Parapsychologie oder der Religionswissenschaft bzw. der Theologie untersucht.

Es kann fließende Übergänge zwischen dem Hellseher und dem Visionär geben, so im Schamanismus und in den antiken Kulten. Beiden Formen des Sehers ist gemeinsam, dass seine Aussagen in der Regel nicht überprüfbar sind. Sie bieten aber den Reiz von sonst nicht zugänglichen „Informationen". Die Akzeptanz eines Sehers setzt daher Glauben voraus. Besonders im religiösen, spirituellen Kontext wird der Seher erkannt und anerkannt.

Berühmte Seher und Seher-Institutionen

In der Antike waren Seher hoch angesehen.

Am berühmtesten ist wohl das Orakel von Delphi: Aus der Erde aufsteigende Dämpfe versetzten die Pythia in Trance. Ihre Worte wurden dann von den Priestern interpretiert und den Ratsuchenden weitergegeben.

Kassandra, eine Seherin der griechischen Mythologie, soll den Trojanischen Krieg vorausgesagt haben.

Der berühmteste Seher der Neuzeit war Nostradamus oder Michel de Notredame (1503 - 1566). Er weissagte die Zukunft bis in unsere Zeit. Im Nachhinein betrachtet erwiesen sich für viele seiner Bewunderer die meisten seiner Vorhersagen als richtig. Unter Anderem sagte er den Ausgang vieler Kriege voraus; eine seiner Vorhersagen wurde als Weltuntergangsprophezeiung für die Jahrtausendwende interpretiert.

Sehr bekannt waren auch Marie-Anne Lenormand (1772-1843) und Friederike Hauffe (geborene Wanner, 1801-1829), die „Seherin von Prevorst".

In der zweiten Hälfte des 20. Jahrhunderts wurde Madame Buchela (1899-1986) bekannt, die „Seherin von Bonn". Entgegen den Ergebnissen entsprechender Meinungsumfragen sagte sie 1953 Konrad Adenauers Wahlsieg voraus. Sie half bei der Aufklärung eines Mordfalls und erhielt einen Teil der ausgesetzten Belohnung für Hinweise auf die Täter. Eine weitere berühmte Seherin der jüngeren Vergangenheit war Ewangelia Pandewa Guschterowa (1911-1996) die „Seherin von Petritsch" (Bulgarien). Sie erreichte als Baba Wanga einen hohen internationalen Bekanntheitsgrad.

Prophezeiungen und Verheißungen

Es gibt jedoch noch eine andere Kategorie Seher, die bereits in der Bibel sowohl im Alten als auch im Neuen Testament auftreten. Sie prophezeien Geschehnisse, die auftreten können, wenn etwas nicht zuvor geschieht, z. B. „Buße tun der Gemeinde". Tut sie das - die von Ninive tat es -, tritt das Ereignis nicht ein. Unterlässt sie die Auflage, die der Seher mitteilt, geschieht, wie durch Zufall, genau das prophezeite Übel. Dr. Martin Luther nannte das eine Verheißung mit Bedingung. Andere Arten von Prophezeiungen der Seher jedoch treten ohne Bedingung ein - es sind also Zukunftsvorhersagen, die oft bedeutungsvoll sein können. Hier ist es völlig egal, ob man etwas dafür oder dagegen tut.

Im Hinduismus werden Heilige und inspirierte Dichter als Seher oder Rishi bezeichnet.

Missbrauch

Missbrauch der „Machtposition" des Sehers gegenüber der Personen, die ihn konsultieren und Scharlatanerie sind im Laufe der Geschichte ein immer wiederkehrendes Thema, das schon in der Bibel behandelt wird (die Frage nach dem „falschen Propheten") und brachte und bringt nach wie vor immer wieder das Ansehen von Sehern in Verruf.

Bericht des Rheinischen Merkur über einen angeblichen Seher in US-Diensten (2006)

Spuk
Ein Spuk ist eine Bezeichnung für wissenschaftlich unerklärte, unheimliche Erscheinungen. Im engeren Sinne kann man unter Spuk ortsgebundene geisterhafte Erscheinungen ohne persönlichen Bezug zu bzw. ohne direkte Kommunikation mit den Beobachtern verstehen.
Soweit solche Erscheinungen nicht auf natürliche Ursachen zurückgehen, sind sie als Illusion oder psychologischer Effekt einzuordnen. Spukerscheinungen (zum Beispiel Gespenster) sind ein wissenschaftlicher Untersuchungsgegenstand der Volkskunde oder Kulturhistorik. Unter den Parawissenschaften beschäftigt sich insbesondere die Parapsychologie mit solchen Erscheinungen.
Natürliche Ursachen
Unheimliche Geräusche in Gebäuden werden oft z. B. durch Tiere wie Mäuse, Ratten oder Marder (z.B. im Dachstuhl), durch Windstöße oder auch durch Materialspannungen aufgrund temperatur- und feuchtebedingter Ausdehnungs- und Schrumpfungsvorgänge hervorgerufen.

Zufallende Türen und Fenster, hin- und herschwingende Gardinen und ähnliche Erscheinungen lassen sich in den meisten Fällen auf Luftströmungen aufgrund von Temperatur- oder Druckunterschieden zurückführen.

Psychogeographische Erklärung

Die psychogeographische Theorie beruht auf der Überzeugung, dass Spukhäuser und -Schlösser oft eine „unheimliche" Atmosphäre besitzen, die die Psyche und Wahrnehmung des Menschen beeinflussen. Ist man als Besucher eines solchen Ortes ohnehin angespannt, können physikalische Effekte wie ein kalter Luftzug, Magnetfelder oder Infraschall leicht Angstzustände auslösen. Dieser Erklärungsansatz wurde durch großangelegte wissenschaftliche Untersuchungen im Hampton Court Palace und im Edinburgh Castle unter Leitung des britischen Psychologen Richard Wiseman bekräftigt.

Täuschungen

Zahlreiche berichtete „Spukerscheinungen" wie Poltergeister (siehe auch: Chopper) lassen sich auch auf von lebenden Menschen betrügerisch ausgeführte Manipulationen zurückführen. Darüber hinaus werden auch Lügengeschichten und Zeitungsenten als Quelle der Informationen über Spuk angenommen.

Übernatürliche Erklärungsansätze

Zur Erklärung der Ursache oder Natur von Spuk bzw. Spuk-Erscheinungen wurden verschiedene, minder oder mehr esoterische „Spuktheorien" entwickelt:

Die animistische Theorie

Die animistische Theorie erklärt Spukphänomene als von Lebenden paranormal verursacht. Dies soll auf viele Poltergeistphänomene zutreffen, aber nicht auf ortsgebundenen und manchmal über Generationen beobachteten Spuk, wie etwa die „Weiße Frau" in so genannten Spukschlössern.

Der spiritistische Ansatz

Spiritisten glauben, dass Spuk von unabhängigen Wesenheiten (Gespenstern) verursacht wird, konkret von Seelen Verstorbener, die noch immer auf Erden weilen und nicht bereit sind loszulassen bzw. zu sterben.

Die Anhänger Jakob Lorbers vertreten diesen Standpunkt. Sie gehen davon aus, dass keine gläubige „Christenseele", dagegen öfter „ungläubige Menschenseelen" sich spukhaft nach ihrem leiblichen Tod an ihrem gewohnten Lebensort in was auch immer für einer Form „bemerkbar" machen.

Teilseelen-Theorie

Eine abgeschwächt spiritistische Theorie ist die von Marie-Louise von Franz vertretene Teilseelen-Theorie (in: Zahl und Zeit, Stuttgart 1970): Spuk werde danach von verselbständigten Teilseelen bzw. abgespaltenen psychischen Komplexen Verstorbener verursacht, die sich halb intelligent, halb absichtslos oder unbewusst wie im Traum verhielten.

Verselbstandigte psychische Eindrücke

Eleanor Sidgwick vertrat die Ansicht, Gegenstände oder Häuser könnten seelische Energie aufnehmen und auf sensitive Menschen übertragen. Leicht abweichend vermutete Professor Henry Habberly Price (Proceedings of the Society for Psychical Research, 160/1939), emotionsgeladene seelische Eindrücke würden nicht in der Substanz von Gebäuden, sondern in einem „psychischen Äther" zwischen Geist und Materie gespeichert (Psychic-ether-hypothesis). Die so gespeicherten Eindrücke

könnten immer wieder wahrgenommen werden; so entstünde das typische Phänomen, dass viele Spukerscheinungen Krisenereignisse wiederholten.
Ohne sich näher auf das Speichermedium festzulegen, meinte auch der Freiburger Parapsychologieprofessor Hans Bender, heftige Emotionen könnten eine örtlich gebundene Atmosphäre verursachen, die unabhängig vom Menschen existiere und paranormale Ereignisse verursache oder begünstige. William G. Roll, Leiter der Psychical Research Foundation in Durham, North Carolina, erweiterte diese Ansicht zu einer Spektrumtheorie: Spuk könne zwar auf gedächtnisähnliche Spuren in der stofflichen Umgebung zurückgehen; daneben würden aber auch viele Spukphänomene vom Perzipienten (Wahrnehmenden) unbewusst selbst erzeugt, um emotionale Bedürfnisse zu befriedigen. Es gebe ein Spektrum mit den paranormalen Eindrücken auf der einen und den Bedürfnissen des Perzipienten auf der anderen Seite. Die Geist-Materie-Trennung sei jedenfalls nicht so scharf wie bisher angenommen.

Wissenschaftliche Literaturliste zum Thema "Spuk" von der Gesellschaft für Anomalistik
Spuk von Rosenheim
Als Spuk von Rosenheim wird eine Reihe von Ereignissen bezeichnet, die im Herbst 1967 in einer Anwaltskanzlei in Rosenheim stattgefunden haben sollen. Der Fall erregte in den Massenmedien auch international große Aufmerksamkeit. Er gilt als einer der am besten untersuchten und dokumentierten Fälle von paranormalen Geschehnissen im Bereich des sogenannten Spuks beziehungsweise der Telekinese.

Ereignisse
In der Rosenheimer Anwaltskanzlei Adam gingen zunächst ständig die an der Decke in zweieinhalb Metern Höhe befestigten Leuchtstoffröhren aus. Handwerker stellten fest, dass sie um 90 Grad aus der Halterung gedreht waren, ohne dass eine äußere Einwirkung zu beobachten war. Eine Reihe von Zeugen hörte immer wieder laute Knallgeräusche, Sicherungsautomaten lösten ohne erkennbaren Grund aus, Flüssigkeit eines Fotokopiergerätes wurde im Raum verspritzt und innerhalb kurzer Zeit wurde von den vier Telefonen der Kanzlei aus die damalige Telefon-Zeitansage 0119 gewählt, ohne dass jemand die Apparate bediente. Da der Betrieb der Kanzlei dadurch zeitweise nicht nur eingeschränkt, sondern sogar unmöglich wurde, wurde schließlich das Technische Prüfamt der Rosenheimer Stadtwerke mit einer gründlichen Untersuchung beauftragt. Unter der Leitung des späteren Direktors der Stadtwerke, Paul Brunner, wurden ständig registrierende Spannungs- und Stromschreiber installiert. Die Vermutung von Stromstörungen schien sich zunächst zu bestätigen. Dann aber begannen sich Bilder an der Wand zu drehen, Beleuchtungskörper pendelten und explodierten, Schubladen und ein Schrank bewegten sich offenbar selbständig. Die Rotation eines Bildes um 320 Grad konnte gefilmt werden.
Erklärungsversuch
Am 1. Dezember 1967 schaltete sich das Freiburger Institut für Grenzgebiete der Psychologie und Psychohygiene in die Untersuchungen unter der Leitung von Professor Hans Bender ein. Nachdem auch umfangreiche technische und physikalische Untersuchungen keine Erklärung liefern konnten,

war auffallend, dass alle Phänomene nur auftraten, wenn eine neunzehnjährige Auszubildende der Kanzlei, Annemarie S., sich in der Nähe aufhielt. Bender untersuchte das Mädchen und stellte bei ihr Konflikte fest, die seiner Darstellung nach häufig im Umfeld von Spukfällen bzw. der sie auslösenden Personen auftreten: aktuelle Probleme, psychische Labilität, hohe kurzfristige Erregbarkeit und geringe Frustrationstoleranz. Die Ereignisse verschwanden schlagartig, als das Mädchen das Arbeitsverhältnis in der Kanzlei aufgab, sollen aber auch bei ihrem neuen Arbeitgeber kurzfristig wieder aufgetaucht sein.

Wie aber psychodynamische Prozesse Auswirkungen auf materielle Gegenstände haben können, ist bis heute nicht geklärt bzw. als Sachverhalt nach wie vor umstritten.

Insgesamt wurden rund 40 Personen Zeugen der seltsamen Erscheinungen, darunter Polizisten, Techniker, Physiker, Psychologen, Ärzte sowie Klienten und Angestellte der Kanzlei.

Spuk von Tegel
Der Spuk von Tegel ist ein Fall von Poltergeist-Spuk in Tegel, damals Vorort von Berlin, im Jahr 1797, der Eingang in die deutsche Literaturgeschichte fand.
Spuk
Ausgangspunkt ist ein Bericht in den Berlinischen Blättern des Aufklärers Friedrich Nicolai vom November 1797. Demzufolge hätte sich im Haus des Oberförsters Schulz in Tegel seit einiger Zeit unerklärliches nächtliches Gepolter bemerkbar gemacht, und zwar hauptsächlich in Nächten mit Mondschein.

Diese Ereignisse wurden durch den Oberforstmeister von Burgsdorff der Gesellschaft Naturforschender

Freunde zu Berlin bekannt gemacht, wo man sich entschloss, durch eine Geisterjagd Aufklärung zu schaffen, da Berichte über den Spuk im Berliner Publikum zu kursieren begannen.

Diese Geisterjagd fand dann am 13. September und 2. Oktober 1797 statt. Die Geräusche ertönten jeweils in der Zeit um Mitternacht in einem Korridor, in dem sich auch eine eiserne Truhe befand, aber nur dann, wenn niemand sich in dem Korridor aufhielt. Beim ersten Besuch wurden die Geräusche gehört, die Herkunft konnte aber nicht festgestellt werden, u. a. weil die Tür des angrenzenden „Logierzimmers", in dem die Gesellschaft sich aufhielt, sich nur mit Verzögerung öffnen ließ. Beim zweiten Mal wurde nach Betreten des Korridors auf der Truhe ein mit einer Gartenschnur umwickeltes Holz gefunden. Alle wahrgenommenen Geräusche konnten mit Hilfe dieses Holzes und der Truhe sowie eines über das Holz einer Tür gleitenden nassen Daumens reproduziert werden, wonach man ein Protokoll verfasste und den Spuk als aufgeklärt betrachtete.

Nicolai und seine Gegner

Dieser an sich triviale Fall eines Poltergeist-Phänomens wäre vergessen worden, hätte ihn nicht Goethe aufgegriffen. Im Frühjahr 1791 hatte Nicolai unter nervösen Störungen gelitten, in deren Folge er buchstäblich Gespenster sah. Diese Störungen wurden damals durch Ansetzen von Blutegeln am Gesäß – nach Nicolais Ansicht erfolgreich – behandelt. Auch das wäre ohne Folge geblieben, hätte Nicolai sich nicht bemüßigt gefühlt, von seiner Störung und deren Kur 1799 vor der Berliner Akademie der Wissenschaften zu berichten. In dieser Abhandlung erwähnt Nicolai auch den Spuk von Tegel.

1775 hatte Nicolai eine Freuden des jungen Werthers benannte Parodie auf Die Leiden des jungen Werthers von Goethe verfasst, die der erzürnte Dichterfürst sofort mit einem bösen Gedicht (Nicolai auf Werthers Grabe) quittierte. Die Nicolaische Abhandlung über die Behandlung von Gespenstersehen durch Blutegel am After bot nun eine willkommene Angriffsfläche und Goethe nahm die Gelegenheit wahr, Nicolai als „Proktophantasmist" (Steißgeisterseher) in der Walpurgisnachtszene des 1808 gedruckten Faust I zugleich lächerlich und unsterblich zu machen. Hier erscheint dann auch der Bezug auf den Spuk von Tegel:

PROKTOPHANTASMIST:
 Ihr seid noch immer da! Nein, das ist unerhört.
 Verschwindet doch! Wir haben ja aufgeklärt!
 Das Teufelspack, es fragt nach keiner Regel.
 Wir sind so klug, und dennoch spukt's in Tegel.
 Wie lange hab' ich nicht am Wahn hinausgekehrt,
 Und nie wird's rein; das ist doch unerhört!
Dazu einige Verse später Mephistopheles:
MEPHISTOPHELES:
 Er wird sich gleich in eine Pfütze setzen,
 Das ist die Art, wie er sich soulagiert,
 Und wenn Blutegel sich an seinem Steiß ergetzen,
 Ist er von Geistern und von Geist kuriert.

Dass der Spuk von Tegel nun Teil des deutschen Literaturkanons war, veranlasste Ludwig Bechstein, ihn in sein 1853 erschienenes Deutsches Sagenbuch aufzunehmen. Bechsteins Darstellung ist allerdings unzutreffend, da es nicht in Schloss Tegel gespukt hat, sondern eben in der heute nicht mehr existierenden, in der Nähe des Schlosses gelegenen alten Försterei. Außerdem wäre nach Bechstein Nicolai der Besitzer des Schlosses gewesen, das aber zu der Zeit im Besitz von Wilhelm von Humboldt war. Die Quelle der anderen von Bechstein genannten Details, beispielsweise der sichtbaren, mehrgestaltigen Erscheinung eines Gespensts, ist nicht bekannt.

Die Fassung von Bechstein wurde auch von Johann Georg Theodor Grässe in dessen Sagenbuch des Preußischen Staates übernommen.

Nicht zu verwechseln ist diese Spukgeschichte mit der ganz in der Nähe lokalisierten Sage über die „Spukmühle in Tegel". Dabei handelt es sich um eine etwas abgewandelte Fassung der Sage von der „zerschlagenen Hexe" von Rathenow.

Literatur

Gisela Griepentrog (Hrsg.): Berlin-Sagen. vbb, Berlin 2010, S. 147 f. (Der Spuk in Tegel)

Richard Hennig: Der moderne Spuk- und Geisterglaube. Eine Kritik und Erklärung der spiritistischen Phänomene. Schultze, Hamburg 1906, S. 185 f.

Über das nächtliche Gepolter in Tegel

Teleportation

Teleportation (von griechisch τῆλε tele „fern" und lateinisch portare „tragen, bringen") bezeichnet den Transport einer Person oder eines Gegenstandes von einem Ort zu einem anderen, ohne dass das Objekt dabei physisch den dazwischen liegenden Raum durchquert. In esoterischen oder okkulten Zusammenhängen bezieht sich der Vorgang zumeist auf paranormale Fähigkeiten ohne Zuhilfenahme von technischen Hilfsmitteln. Ein verwandter, insbesondere in der Science-Fiction-Literatur verwendeter Begriff ist Matter Transmission (englisch für Materieübertragung). Dieser Begriff nimmt in Abgrenzung zum parapsychologischen Konzept der Teleportation im Allgemeinen nicht auf übernatürliche Kräfte Bezug, sondern stützt sich auf eine hypothetische Technik, um den Transportvorgang zu plausibilisieren. Gelegentlich werden in der Science-Fiction allerdings auch beide Bezeichnungen austauschbar verwendet.

Die Bezeichnung Quantenteleportation für ein 1997 erstmals durchgeführtes physikalisches Experiment, bei dem Quantenzustände über eine instantane Zustandsänderung miteinander verschränkter Quantenobjekte übertragen werden, lehnt sich begrifflich an das populäre Teleportationskonzept an. Obgleich der damit bezeichnete Vorgang nichts mit Teleportation von Materie zu tun hat, greifen Science-Fiction-Autoren gelegentlich darauf zurück, um den Eindruck eines wissenschaftlichen Hintergrundes zu erwecken.

2004 führte die USAF eine Studie über Teleportation durch.

Ursprung des Begriffes

Der Begriff Teleportation wurde vom amerikanischen Autor und Journalisten Charles Hoy Fort geprägt. Er verwendete ihn erstmals 1931 in seiner Sammlung von unerklärlichen Vorgängen mit dem Titel Lo! (deutsch „Siehe da!") zur Beschreibung einer mysteriösen Kraft zum Transport von Objekten. Insbesondere Poltergeist-Erscheinungen wie das unvermittelte Auftauchen und Verschwinden von Gegenständen, aber auch andere nicht erklärbare Phänomene wurden von Fort und in der Folge auch von anderen mit einer solchen Kraft in Verbindung gebracht.

Verwendung in der Science-Fiction

Bereits vor Einführung des Teleportationsbegriffs durch Fort gab es Beschreibungen von Materieübertragungen in der phantastischen Literatur des neunzehnten Jahrhunderts. Erstmals wurde eine Art Materietransport im Jahr 1855 von Sydney Whiting in seinem Roman Helionde geschildert, in dem der Protagonist träumt, er werde in Dampf aufgelöst und zu einer Sonne transportiert. Die erste eher technische Darstellung findet sich in der 1877 in der New York Sun erschienenen Kurzgeschichte The Man without a Body von Edward Page Mitchell. In dieser Geschichte wird eine Technik beschrieben, durch die Materie in Energie umgewandelt, zu einem Empfänger versandt und zurückgewandelt wird.

In der Folge etablierte sich das Konzept des Transports von Dingen oder Lebewesen mittels Ent- und anschließender Rematerialisierung als Teil des Repertoires der Science-Fiction-Literatur, wenn es auch wegen seines eingeschränkten Nutzens als Hilfsmittel zur Voranbringung der Handlung nicht die Verbreitung anderer Konzepte wie etwa der überlichtschnellen Raumfahrt erreichte. Auf der Leinwand wurde es erstmals 1958 von Kurt Neumann in seinem auf einer Kurzgeschichte von George Langelaan basierenden Horrorfilm Die Fliege aufgegriffen. Einen Boom erlebte das Konzept allerdings erst mit dem Beginn der Science-Fiction-Serien im Fernsehen. Insbesondere die Serie Raumschiff Enterprise der 1960er Jahre, in die das dort Transporter bzw. beamen genannte Konzept ursprünglich aus Kostengründen eingeführt wurde, um in der Produktion aufwändige Landesequenzen auf fremden Planeten umgehen zu können, sorgte für einen Popularitätsschub. Die routinemäßige Verwendung des Geräts und seine verschiedenen Fehlfunktionen wurden ein wichtiges Handlungselement der Serie, der von der Reihe inspirierte Satz „Beam me up, Scotty" zum geflügelten Wort der Alltagskultur.

Neben solchen technisch plausibilisierten Materietransmittern wird in der Science-Fiction auch das ursprüngliche, auf Gedankenkraft basierende Konzept der Teleportation verwendet. Beispiele für solche Darstellungen sind die Romane Where Ever You May Be (1953) von James Gunn, Blind Voices (1966) von Tom Reamy, The Witches of Karres (1978) von James H. Schmitz und A Coming of Age (1984) von Timothy Zahn.

Tonbandstimmen
Tonbandstimmen – auch als Electronic Voice Phenomenon (EVP) bezeichnet – sind Hörereignisse innerhalb akustischer Aufzeichnungen, die als gesprochene Sätze oder Satzfragmente interpretiert werden können und denen von einigen Menschen eine außergewöhnliche Bedeutung beigemessen wird. Unter wissenschaftlichen Testbedingungen konnten bisher keine Auffälligkeiten reproduziert werden, welche über die Auswirkungen technischer Unzulänglichkeiten der Aufnahmegeräte hinausgingen.

Bislang ist nicht eindeutig definiert, ob das eigentliche Phänomen im technisch-physikalischen (Hypothese: Das Vorkommen des den Tonbandstimmen zugrunde liegenden Schalls ist unerklärlich) oder rein im informellen (Hypothese:

Tonbandstimmen stellen eine Art unerklärlichen Informations-Feedback dar) Bereich liegen soll.

Vor allem Anhänger esoterischer Strömungen glauben, dass sie auf diese Weise mit den Seelen Verstorbener oder anderen Entitäten kommunizieren. Der Physiker Ernst Senkowski prägt hierfür den Begriff der instrumentellen Transkommunikation. Das stellt nichts anderes dar, als eine moderne, säkularisierte Form des Spiritismus. Andere Verfechter von Tonbandstimmen gehen lediglich von einem der Wissenschaft bislang unbekannten Vorgang aus und erhoffen sich weitere Erkenntnisse durch umfassendere methodische Untersuchungen.

Kritiker dieser Standpunkte halten entgegen, dass das Vorkommen von auf Tonträgern befindlichem Schall, in dem stimmliche oder stimmenähnliche Laute wahrgenommen werden können, aus technischer Sicht je nach verwendeter Einspiel-Methode (siehe Technik) mit Artefakten (elektromagnetische Immission, Vormagnetisierung usw.) erklärbar sei. Einfache Wahrnehmungstäuschungen trügen darüber hinaus erheblich dazu bei, um in undeutlicher Akustik Stimmen mit sinnvollem Inhalt oder gar persönlich erscheinendem Bezug hinein zu interpretieren (ähnlich der Pareidolie). Die Behauptung unerklärlicher Geschehnisse sei deshalb zumindest unbedacht getroffen bzw. voreilig oder gar falsch.

Bei den bisherigen Untersuchungen, deren Ergebnisse technische Artefakte und Wahrnehmungstäuschungen ausschließen, ist umstritten, ob sie wissenschaftlich kontrolliert durchgeführt worden sind; außer Zweifel steht jedoch, dass sie bis heute nicht unter wissenschaftlich kontrollierten Bedingungen reproduziert wurden. Ein bislang unbekannter Effekt im Zusammenhang mit Tonbandstimmen gilt damit allgemein als unbewiesen.

Begriff

Der Begriff Tonbandstimmen entstammt einer Zeit, in der entsprechende Aufnahmen mangels technischer Alternativen lediglich mit Tonbandgeräten hergestellt wurden. Diese Bezeichnung wurde beibehalten, auch wenn Aufnahmen, die solche Stimmen enthalten können sollen, heutzutage mit den unterschiedlichsten elektronischen Geräten (z.B. Radio, Fernseher, Computer) sowie mit speziellen PC-Programmen und Aufzeichnungsformaten wie Tonbändern, Musik- und Videokassetten erzeugt werden können. Die synonyme englische Bezeichnung Electronic Voice Phenomenon (EVP), zu deutsch Elektronisches Stimmen-Phänomen (ESP) ist artikulierter.

Technik

Es gibt verschiedene Vorgehensweisen, aufgeführt sind im folgenden die am häufigsten angewendeten:

Aufzeichnung bei völliger Stille durch Aufnahmegerät mit angeschlossenem Mikrofon (Mikrofon-Methode)

Aufzeichnung eines oder mehrerer zumeist fremdsprachiger Rundfunksendungen mit oder ohne Mikrofon (Radio-Methode)

Aufzeichnung eines Rundfunkgeräts, das auf eine Frequenz ohne Sender eingestellt ist und daher ein Rauschen („weißes Rauschen") erzeugt

Aufzeichnung des Erzeugnisses eines speziellen Computerprogramms (z. B. EVPMaker), das zuvor eine beliebige Audiodatei (*.wav) nach dem

Zufallsprinzip in kleine Segmente zerteilt und neu zusammengesetzt hat (Sprachsynthese-Methode, Phonem-Synthese-Methode)

Eine Kombination der Aufzeichnungstechniken ist möglich. Allen Verfahren ist gemeinsam, dass die Auswertung und Interpretation nach der Aufnahme erfolgt, und zwar typischerweise nach mehrmaligem Abspielen. Sodann werden möglichst relevante Abschnitte herausgesucht, wobei hierbei kein standardisiertes Vorgehen bekannt wurde. Die Auswahl der dabei als relevant bezeichneten Abschnitte der Aufzeichnung wird völlig dem Experimentator und seinen Fähigkeiten überlassen.
Hintergrund
Der Begriff „Tonbandstimmen" geht auf den schwedischen Kunstmaler und Opernsänger Friedrich Jürgenson zurück, der im Jahr 1959 mit seinem Tonbandgerät Aufnahmen von Vogelstimmen anfertigte und nach mehrmaligem Anhören der Bänder glaubte, neben den Vögeln auch Stimmen zu hören, welche ihn persönlich ansprachen („Friedrich, du wirst beobachtet") und Dinge sagten, von denen nur er selbst wissen konnte. Er widmete sich seit dieser Erfahrung völlig der Erforschung dieses Phänomens. Im Jahr 1967 veröffentlichte er sein Buch Sprechfunk mit Verstorbenen (siehe Weblinks) und machte damit auch den Begriff „Stimmen aus dem Jenseits" publik.
Jürgenson war zeit seines Lebens darum bemüht, seine Entdeckung aus wissenschaftlicher Sicht untersuchen zu lassen. Hierzu führte er Gespräche mit Rundfunktechnikern genauso wie mit Physikern und Psychologen. So ließ etwa das Parapsychologische Institut der Universität Freiburg

unter der Leitung von Hans Bender in Zusammenarbeit mit Jürgenson in den Jahren 1964 und 1970 Untersuchungen durchführen, welche die Existenz des Phänomens zwar grundsätzlich bestätigten, die jedoch nicht weitergeführt wurden, da die erzielten Ergebnisse den strengen Anforderungen der verwendeten Analyseverfahren nicht genügten.

Auch der lettische Schriftsteller Konstantin Raudive (1909–1974) beschäftigte sich langjährig mit den Tonbandstimmen. 1968 erschien sein Buch Unhörbares wird hörbar. Raudive war wie Jürgenson bestrebt, das Phänomen unter wissenschaftlich kontrollierten Bedingungen zu beweisen. Dieses gelang ihm mit der Mikrofonmethode im März 1971 durch die Einspielung von Stimmen in einem Faradayschen Käfig im abgeschirmten Laboratorium der Firma Belling & Lee Ltd/London. Skeptiker bezweifeln die Aussagekraft dieser frühen Untersuchungen, weil unklar sei, ob geeignete Vorkehrungen getroffen wurden, um Einflüsse auszuschließen. Ernst Senkowski (Mainz), Pfarrer Leo Schmid (Oeschgen/CH) und Ing. Seidl (Wien) sind bzw. waren weitere Experimentatoren, die sich intensiv mit dem Phänomen auseinandersetzten.

Der Wiener Physiker Johannes Hagel (Zeitschrift für Anomalistik 1+2/2002) vermutet infolge seiner Experimente zur Frage der systemerhaltenden Rolle von Zufallsprozessen in maschinellen Systemen, dass jemand, der Tonbandstimmen einspielt, sich mit komplexen Zufallsprozessen in seiner unmittelbaren Umgebung in Verbindung setzt. Diese Zufallsprozesse würden durch den Vorgang der Einspielung das Zustandekommen von sprachähnlichen oder sprachartigen, akustischen

Sequenzen bewirken, deren Bedeutung (bezugnehmende Aussagen) einer Einwirkung auf die einspielende Person entsprächen. Hagel betont, dass über diese Phänomenologie hinaus immer noch ein großer Erklärungsbedarf bleibe, insbesondere hinsichtlich des Mechanismus dieser akausalen Korrelation.

Unter wissenschaftlich kontrollierten Bedingungen konnten Ergebnisse, die die Existenz von Tonbandstimmen bestätigen, bislang nicht reproduziert werden.

Das Phänomen im Kino

Film und Fernsehen tragen zur Popularisierung dieses Themas wesentlich bei. Dabei wird das Phänomen oft mit Horror-Elementen ausgeschmückt, die für Schockeffekte beim Zuschauer sorgen sollen, jedoch den Beschreibungen des angeblich tatsächlich existierenden Phänomens nicht zu entnehmen sind. Aus dem Jenseits stammende Stimmen sind beispielsweise Bestandteil in Steven Spielbergs Horrorklassiker Poltergeist (1982). Das Phänomen ist ferner Grundlage des Horrorthrillers White Noise – Schreie aus dem Jenseits (2005) und dessen Fortsetzung White Noise 2 – The Light (2007). Im Film The Sixth Sense führen Tonbandstimmen zum Wendepunkt der Handlung.

Wahrtraum

Der Wahrtraum bezeichnet eine Art von Traum, dessen Inhalt reale Ereignisse behandelt, und der im Rahmen psychoanalytischer Begrifflichkeit unverschlüsselt ist und daher keiner „Traumdeutung" bedarf. Er soll durch ein intensives Erleben geprägt sein und als zurückblickender oder vorausschauender Wahrtraum auftreten können.

Wahrträume sind Gegenstand esoterischer und parapsychologischer Diskussion.

Verbreitung

Soziologische Studien zeigen, dass jeder Dritte von Wahrträumen berichten kann. Soziodemografische Merkmale wie Bildung und Religionszugehörigkeit der Personen spielen keine Rolle. Lediglich das Lebensalter wirkt sich signifikant aus, wobei jüngere Menschen diesen Phänomenen gegenüber offener sind. Eine objektive Unterscheidung zwischen Wahrträumen und „gewöhnlichen" Träumen können solche Felduntersuchen jedoch nicht leisten.

Abgrenzung

Zunächst wird ein Traum als Wahrtraum bezeichnet, wenn er dem Träumenden etwas über seine konkrete Lebenssituation aussagt. Er zeichnet sich weiterhin durch den Eindruck eines realen Erlebens aus, wie es sonst nur im Wachzustand erfahren wird. Der Träumer betrachtet ein Geschehen, gegebenenfalls auch aus der Perspektive einer anderen Person oder der Vogelperspektive, das in knappen und eindringlichen Bildern ein dringendes Problem oder eine Lösung darstellt. Die eigentliche Bedeutung und insbesondere die Abgrenzung zu „gewöhnlichen" Träumen mit symbolischen Inhalten kann nur der Betroffene selbst - eventuell mithilfe eines erfahrenen Begleiters - erkennen.

Eine qualitative, wissenschaftliche Untersuchung ist – abgesehen von soziologischen Studien – sehr problematisch, da sich eine experimentelle Situation kaum herstellen lässt. Eine klinische Forschung scheidet damit aus; über neurologische Ursachen und Wechselwirkungen lässt sich nur spekulieren. Dass physiologisch messbare Veränderungen den

Wahrtraum vom „gewöhnlichen" Traum abheben würden, ist nicht belegt.
Die quantitative Überprüfung der Inhalte des Wahrtraumes, wie der überprüfbare, tatsächliche Eintritt eines vorhergesagten Ereignisses sollte sich signifikant von einer Zufallsverteilung unterscheiden. Dieser Ansatz ist jedoch problematisch, da
die Datenbasis, also die Anzahl der überprüfbaren Ereignisse, gering ist
der Eintritt eines Ereignisses auch graduell geschehen kann,
der zeitliche Horizont oft nicht festgelegt ist und
die Einflüsse einer bewussten Herbeiführung ausgeschlossen sein müssten.

Bedeutung
C.G. Jung bezeichnete Ereignisse, die in einem engen zeitlichen und inhaltlichen Zusammenhang auftreten, aber nicht kausal aufeinander einwirken, als Synchronizität. Der scheinbar zufällige Zusammenhang erschließt sich demnach für den Einzelnen erst durch einen ganz persönlichen „Sinn-Zusammenhang". Den akausalen und ganzheitlichen Ansatz lehnt ein Großteil der Wissenschaft ab.
Retrospektiver Wahrtraum
Ein retrospektiver, zurückschauender Wahrtraum lässt bereits vergangene Ereignisse im Traum erleben. Eine tiefenpsychologische Erklärung dafür ist, dass der Träumende im Schlaf unklare oder ihn verfolgende Themen oder Fragen aus der Vergangenheit kompensatorisch verarbeitet und dabei neue Erkenntnisse und Antworten gewinnt, die sich bei einer nachträglichen Überprüfung im Wachzustand als zutreffend herausstellen.

Prospektiver Wahrtraum
Ein prospektiver, vorausschauender Wahrtraum lässt zukünftige Ereignisse im Traum erleben. Der Träumende soll im Schlaf auf „unbewusstes Wissen" zugreifen und daraus eine zutreffende Vorhersage extrapolieren können.
Andererseits kann auch das Prinzip der selbsterfüllenden Prophezeiung zur Erklärung prospektiver Wahrträume herangezogen werden.
Telepathischer Wahrtraum
Ein so genannter „telepathischer Wahrtraum" soll gegenwärtige, aber örtlich entfernte Ereignisse, wie beispielsweise einen Unfall eines Angehörigen, als Traumerleben zeigen.
Kulturelle Aspekte
Der Wahrtraum hatte in verschiedenen Kulturen wie im alten Ägypten eine gewisse gesellschaftliche Bedeutung. Die Tradition des Islam kennt den prophetischen Traum als ruya sahdiqa (wörtl.: wahres Gesicht). Auch die apokalyptischen Visionen des Propheten Daniel im gleichnamigen Buches des alten Testamentes werden oft als Wahrträume bezeichnet.

Xenoglossie
Xenoglossie (aus griechisch: xenos ξένος (fremd) und glossa γλωσσα (Zunge, Sprache)) ist die Fähigkeit, eine fremde Sprache zu sprechen, ohne sie gelernt zu haben. Im religiösen und esoterischen Kontext wird über dieses Phänomen berichtet. Manchmal wird auch gesagt, dass Xenoglossie unter Hypnose auftritt. Geprägt wurde dieser Begriff Anfang des 20. Jahrhundert von Charles Richet („Thirty Years of Psychical Research", 1923).
Erklärungen

Die einfachste Erklärung ist eine unbewusste Erinnerung (Kryptomnesie) der jeweiligen Person an fremdsprachige Idiome, die diese irgendwann einmal gehört hat. Eine andere, in der Parapsychologie untersuchte Hypothese, ist die Reinkarnation, bei der die xenoglosse Sprache auf Erinnerungs-Reste an eine in einem früheren Leben erlernte Sprache darstellt. Hauptvertreter dieser Forschungen ist der Professor für Psychiatrie Ian Stevenson. Insbesondere die „reaktive" (responsive) Xenoglossie, bei der auf beliebige Fragen in der fremden Sprache spontan sinnvolle Antworten (mit zusätzlichem Vokabular) gegeben werden, dient zur Untermauerung dieser Möglichkeit. Erste linguistische Analysen melden aber Kritik an. Allerdings hat die wissenschaftliche Untersuchung der Xenoglossie noch kaum begonnen.

Xenoglossie im Christentum

In der Bibel gibt es in der Apostelgeschichte im Zusammenhang mit dem Pfingstereignis ein Xenoglossie-Ereignis. Apg 2,4-13 [12]: nach dem Bericht wurden die Apostel und ihre Begleiter während des Wochenfests in Jerusalem mit dem Heiligen Geist erfüllt und Festbesucher aus den verschiedensten Gegenden hörten sie in ihrer jeweiligen Sprache reden, was einerseits Staunen hervorrief und andererseits als Trunkenheit angesehen wurde.

Xenoglossie darf nicht mit der insbesondere in der Pfingstbewegung verbreiteten Glossolalie verwechselt werden, wo Beter ebenfalls in einer unverständlichen Sprache reden, jedoch weder sie selbst noch andere erwarten, das Gesagte zu verstehen.

Daneben gibt es jedoch auch anekdotische Berichte von Xenoglossie. So schreibt der nichtcharistmatische Neutestamentler Nicholas Thomas Wright in seiner Auslegung der Apostelgeschichte, dass es sowohl in der Antike als auch in der modernen Zeit gut bezeugte Fälle gebe, wo Christen aus einer plötzlichen Eingebung in einer ihnen völlig unbekannten Sprache gesprochen und dann zu entdeckt hätten, dass einer der Anwesenden sie verstand. Er habe Leute getroffen, denen das begegnet sei, und habe keinen Grund anzunehmen, dass sie sich selbst oder ihn hätten täuschen wollen.

Ian Stevenson und der Fall „Gretchen"

Der Fall Dolores Jay (auch Fall Gretchen genannt) ist ein ungeklärter hypnotischer Fall vom Reinkarnationstyp mit deutscher Xenoglossie.

1970 hypnotisierte der amerikanische Methodisten-Pfarrer Caroll Jay in Mount Orab (Ohio) seine Frau Dolores (*1922) zur Behandlung ihrer Rückenschmerzen. Dabei sprach sie xenoglosses Deutsch. Bei einer ausführlichen Sitzung drei Tage später trat erstmals Gretchen Gottlieb auf, die in 19 aufgezeichneten hypnotischen Regressionen von ihrem Leben als Tochter des Bürgermeisters von Eberswalde, Hermann Gottlieb, berichtete und die auf nicht ganz eindeutige Weise im Alter von 16 Jahren starb.

Im September 1971 nahm Ian Stevenson, der selbst Deutsch sprach, erstmals an einer Sitzung teil. Er untersuchte das Phänomen bis 1974 und brachte den Fall an die Öffentlichkeit. Stevenson war auch anwesend, als Dolores Jays am 5. Februar 1974 durch Richard Archer in New York mit einem Lügendetektor befragt wurde. Nach 1974 konnten (u.

a. wegen der Kritik seitens der christlichen Gemeinde) keine Regressionen mehr stattfinden.

Stevenson erforschte später auch Dolores Kindheit in Clarksburg (West Virginia). Eine deutsche Abstammung wurde nur in sehr geringem Ausmaß gefunden (Ur-Urgroßeltern von Dolores Jay wanderten vor 1847 aus Deutschland nach Amerika ein). Indirekte Hinweise deuten auf das letzte Viertel des 19. Jahrhunderts als die Zeit, in der die Gretchen-Inkarnation, sollte sie real sein, stattgefunden haben müsste.

Paul Edwards von der „New School of Social Research" ist einer der Hauptkritiker von Stevenson. Sein Urteil: „Stevensons Hauptproblem ist, dass er die (angeblichen) Fälle von Wiedergeburt nicht erforschen, sondern beweisen will".

Auch die Linguistikprofessorin Sarah G. Thomason übt Kritik an den von Ian Stevenson erzielten Ergebnissen und deren Interpretation, insbesondere im Fall „Gretchen". Thomason betont ausdrücklich, dass Stevenson bei seinen Untersuchungen sorgfältig und vorsichtig war und damit jeder Täuschungsvorwurf entfällt. Aber sie hält seine Vorgehensweise methodisch und linguistisch für falsch und daher fehlerhaft. Unter anderem wird bemängelt:

Die Experimente wurden von Menschen durchgeführt, die selber an Reinkarnation glaubten, und die Antworten waren frei als richtig/falsch deutbar (Versuchsleiter-Effekt).

Die Fragen wurden auf Englisch wiederholt, wenn Gretchen nicht sofort auf die deutsche Frage antwortete.

Die größte Fragengruppe bestand aus schlichten ja/nein-Fragen, das lässt 50 % richtige Antworten bei Erraten der Antwort erwarten.

Zum Spracherwerb allgemein stellt Thomason fest: „Man kann sich in einer Sprache nicht unterhalten, wenn man sie nicht kennt und sie nicht auch über einen ziemlich langen Zeitraum hinweg regelmäßig gesprochen hat." In seiner Muttersprache verfügt ein Mensch über einen Wortschatz von bis zu 10.000 Wörtern und beherrscht die grundlegenden grammatikalischen Regeln. Grob verständigen kann man sich mit 400-800 Wörtern. Gretchen dagegen benutzte in den Gesprächen nur wenig mehr als 120 deutsche Wörter – und dazu zählen Wörter, die im Englischen und Deutschen akustisch ähnlich sind („brown"). Grammatikalische Kenntnisse sind bei ihr fast nie erkennbar, da sie in der Regel nur mit ein bis zwei Wörtern antwortet. Vieles in Gretchens Deutsch wird so gesprochen, wie ein englischer Muttersprachler Deutsch lesen würde. Auch findet man bei ihr nicht das bekannte Muster, dass man eine (vergessene) Sprache besser versteht als man sie spricht (passiver und aktiver Wortschatz).
Stevenson räumt ein, dass die „Gespräche" mit seinen Probanden mit einer „normalen" Unterhaltung recht wenig zu tun hatten. Ein Beispiel:
Frage: „Was gibt es nach dem Schlafen?"
Antwort: „ Schlafen ... Bettzimmer."
Stevenson wertet diese Antwort als „richtig", da sie in einem wie auch immer gearteten Zusammenhang zur Frage steht. Thomason dagegen hält diese Frage für nicht richtig beantwortet. Im übrigen weist das Wort „Bettzimmer" auf eine wörtliche Übersetzung

aus dem Englischen hin („bedroom"). Auch die Frage, ob für Gretchens Kenntnisse eine paranormale Erklärung notwendig ist, wird verneint: „Sie spricht die Sprache allenfalls so gut wie jemand, der vor zwanzig Jahren einmal ein Jahr lang Deutschunterricht hatte."

Es gibt auch noch andere Punkte, die nachdenklich stimmen: Die Angaben Gretchens über die Stadt Eberswalde konnten nicht verifiziert werden (es gab dort z. B. keinen Bürgermeister mit dem Namen Hermann Gottlieb). Was sie über Martin Luther und über religiöse Verfolgung sagt, hält selbst Stevenson für unrealistisch. Und auch die Namenswahl ist auffällig: Während „Gretchen" (gesprochen /Gri:tschn/) in den USA ein beliebter Vorname ist, ist er in Deutschland tatsächlich nur die Rufform von „Margarethe" Bei einem Mädchen von angeblich 16 Jahren kann die Kenntnis des eigenen Namens sicher vorausgesetzt werden, war bei Stevensons Gretchen aber nicht vorhanden.

Philadelphia-Experiment

Das Philadelphia-Experiment ist eine Legende um ein Experiment mit einer Tarntechnologie, das in den Vereinigten Staaten während des Zweiten Weltkriegs durchgeführt worden sein soll.

Die Legende geht auf öffentliche Briefe eines einzelnen Augenzeugen zurück, des Matrosen Carlos Miguel Allende alias Carl Meredith Allen, der erstmals zwölf Jahre nach dem angeblichen Experiment diese Behauptungen aufstellte. Demzufolge soll das Kriegsschiff USS Eldridge vollkommen unsichtbar geworden und sogar kurzzeitig plötzlich im 500 Kilometer entfernten Hafen von Norfolk, Virginia erschienen sein, bevor es wieder in Philadelphia, Pennsylvania rematerialisierte.

Der Mythos des Philadelphia-Experiments

Hier seine Geschichte, wie sie sich laut der sogenannten Allende-Briefe (siehe Weblink) und anderer Quellen zugetragen haben soll:

Das Philadelphia-Projekt trug ursprünglich den Codenamen Rainbow.

In den frühen 1940er Jahren experimentierte die US-Marine mit Verfahren zum magnetischen Eigenschutz, um seine Schiffe unempfindlicher gegen die mit Magnetzündern arbeitenden Torpedos der deutschen U-Boote zu machen und nicht, wie oft behauptet wurde, um eine Antiradartechnologie zu entwickeln.

Gemäß der Aussage des Augenzeugen Carl Meredith Allen soll im Oktober 1943 bei einem Test mit einem starken Kraftfeld das Schiff USS Eldridge auf hoher See optisch unsichtbar gemacht worden sein. Allen wurde angeblich Augenzeuge, als er auf einem Schiff der Handelsmarine im gleichen Konvoi fuhr. Alles, was geblieben sei, sei für 15 Minuten der Kielabdruck des Schiffes im Wasser gewesen.

Die Auswirkungen auf die Besatzung des Schiffes seien verheerend gewesen. Einige seien mit dem Schiff verschmolzen, andere verbrannt, spurlos verschwunden oder hätten geistigen Schaden genommen. Noch Jahre später sollen sich vereinzelt Beteiligte spontan in Luft aufgelöst haben oder schweren Erkrankungen erlegen sein.

Bei einem anderen Vorfall soll das Schiff aus dem Hafen von Philadelphia verschwunden und im Marinestützpunkt Norfolk aufgetaucht sein. Innerhalb von Sekunden kehrte das Schiff dann nach

Philadelphia zurück. Allen räumte jedoch ein, davon nur gehört zu haben.

Laut der offiziellen Version der Marine fand das Philadelphia-Experiment nie statt. Alle Fakten, Versuchsanordnungen und sonstige sogenannten Beweise seien erfunden worden. Der Augenzeuge dieses Vorfalles, Carl Allen, sei ein Schwindler, der einfach mit einer erfundenen Geschichte Geld machen wolle. Das Naval Historical Center veröffentlichte die Logbücher der USS Eldridge von der Indienststellung am 27. Juli 1943 bis Ende 1943. Ihnen zufolge war das Schiff in dieser Zeit nie in Philadelphia.

Entstehung des Mythos

Eine mögliche Erklärung geht davon aus, dass tatsächlich Versuche mit Magnetfeldern durchgeführt wurden. Das Ziel der Versuche war es, das Wirkungsprinzip von Magnetzündern in Torpedos und Seeminen zu neutralisieren und so zu verhindern, dass eine solche Waffe unter dem Schiff detoniert. Vermutlich sprachen die beteiligten Personen umgangssprachlich davon, für diese Art magnetischer Zünder „ein Schiff unsichtbar zu machen".

Die Funktionsweise eines solchen Magnetzünders besteht darin, dass die Waffe nicht bei Kontakt mit der Bordwand detoniert, sondern durch eine messbare Störung des Erdmagnetfeldes, bedingt durch das Eigenmagnetfeld des Schiffes, einige Meter unter dem Schiff ausgelöst wird. Durch die folgende Explosion bildet sich eine Gasblase unter dem Rumpf und das Schiff verliert an dieser Stelle schlagartig den Auftrieb, während es an Bug und Heck noch vom Wasser getragen wird. In der Folge bricht es auseinander und sinkt. Diese Art Waffe ist in ihrer Wirkung wesentlich stärker als herkömmliche Torpedos oder Seeminen, die „nur" ein relativ kleines Loch in die Bordwand sprengen und das Schiff allenfalls durch Wassereinbrüche oder Brände zum Sinken bringen können.

Unklarheiten

Weniger oft genannt werden jedoch Ungereimtheiten bezüglich des genauen Datums der Indienststellung sowie vorgeblich starke Unterschiede bezüglich des Schiffsgewichts. Das Schiff wurde 1951 im Rahmen des Military Assist Programs an die griechische Marine transferiert. Die Schiffsunterlagen, die bei der Übergabe des Schiffes von der US-Marine an die griechische Marine ausgehändigt wurden, weisen hier eine Differenz von 30 Tagen auf. Während in den US-Papieren der 25. Juli 1943 verzeichnet ist, findet sich in den griechischen Originaldokumenten der 25. Juni 1943 als Zeitpunkt der Fertigstellung. Wenn dies als gegeben angesehen werden kann und das Schiff wirklich für diverse Tests verwendet wurde, dann ist klar, dass die offizielle Mannschaft das Schiff erst einen Monat später betreten hat und niemals Zeuge irgendwelcher Versuche sein konnte.

Es ist also nicht bekannt, was in der Zeit vom 25. Juni bis 25. Juli 1943 (vor der offiziellen Indienststellung, gemäß US-Marine) mit dem fraglichen Schiff passiert ist. Andererseits ist es sicherlich kein Problem, beim Transferieren des Schiffes und der Daten einen kleinen Fehler zu machen. Wenn aus dem 25. Juli 1943 ein 25. Juni 1943 wird, ist wohl von einem einfachen kleinen Schreibfehler auszugehen. Auch fanden die angeblichen Experimente (am 12. August 1943) nach diesem Zeitpunkt statt und es liegt hier auch eine Verwechslung beziehungsweise Vermischung zwischen Fertigstellung (25. Juni oder Juli 1943) und Indienststellung (27. August 1943) vor.

Es soll öfter betont worden sein, dass sich die Schiffe USS Eldrige und SS Andrew Furuseth (Liberty-Schiff), auf dem Carl Allen diente und von wo aus er seine Beobachtungen gemacht haben will, nie auf See begegnet seien. Diese Aussage ist aber falsch, da die USS Eldrige zur Geleitzugsunterstützung für den Konvoi GUS-22 herangezogen wurde und mindestens einen Tag lang die beiden Schiffe in Sichtweite fuhren.

Fakten

Ein starkes Magnetfeld allein kann zweifelsfrei nicht für optische Unsichtbarkeit sorgen, schon gar nicht für eine Teleportation. Überdies ist es höchst unwahrscheinlich, dass bei einer vollkommen zufälligen Teleportation ein Schiff ausgerechnet von einem Hafen in einen anderen teleportiert wird.

Für den Weg von Philadelphia nach Norfolk gibt es zwei Möglichkeiten. Der übliche Weg verläuft über den offenen Atlantik an der Küste der Delmarva-Halbinsel entlang; ein zweiter, kürzerer Weg führt durch den Chesapeake and Delaware Canal in die Chesapeake Bay, über den Schiffe sehr viel schneller von einem Hafen zum anderen gelangen konnten. Wenn die Eldridge über diesen Kanal zwischen Norfolk und Philadelphia gependelt ist, konnte dies möglicherweise bei Beobachtern, die die normale Strecke fuhren, zu einer Irritation führen.

Keiner der Kameraden von Carl Allen bestätigte oder dementierte dessen Bericht. Sie beschrieben Carl Allen allerdings als sehr intelligent und leicht verwirrt.

Die Überführung des vermeintlichen Überlebenden des Philadelphia Experimentes, Alfred Bielek
Das Philadelphia Experiment. Mythos und Fakten
Artikel mit Fotografie der USS Eldrige
Das Philadelphia-Experiment auf der FAQ-Seite der US-Marine (englisch)
Kritischer Text von Jacques F. Valle Das Märchen „Philadelphia-Experiment" widerlegt

Energiekörper

Als Aura oder Energiekörper eines Menschen wird in verschiedenen esoterischen Lehren eine Ausstrahlung bezeichnet, die für psychisch oder anderweitig entsprechend empfindsame ("synästhetische") Menschen als Farbspektrum, das den Körper wolken- oder lichtkranzartig umgibt, wahrnehmbar sein soll. Nach Ansicht der meisten Anhänger der Energiekörperlehre besteht dieser aus mehreren Schichten, die eng mit den Chakren des Menschen verknüpft sind. Sehr häufig ist daher die Ansicht, die Aura des Menschen bestehe aus sieben Schichten, die den sieben Hauptchakren entsprechen. Manche Schichtenkonzepte können davon abweichen, da gelegentlich mehr als sieben Hauptchakren postuliert werden.

Abgrenzung zur Korona

Gelegentlich wird behauptet, die mittels Kirlianfotografie abgebildeten Koronaentladungen seien ein Abbild der Aura. Für die Behauptung fehlen Belege. Sie wird auch von Seiten der meisten Anhänger der Vorstellung eines Energiekörpers als falsch erachtet.

Modelle

Reiki

Im Reiki werden die vier Ebenen ätherische Aura (Ätherkörper), emotionale Aura (Emotionalkörper,

Gefühlskörper oder Astralleib), mentale Aura (Mentalkörper) und spirituelle Aura (spiritueller Körper, Kausalkörper) unterschieden.

Barbara Ann Brennan
Die Physikerin und Geistheilerin Barbara Ann Brennan beschreibt die Aura als System von neun Körpern.
Ätherischer Körper
Emotionaler Körper
Mentaler Körper
Astraler Körper
Ätherischer Negativkörper
Himmlischer Körper
Ketherischer Körper
Erste kosmische Ebene
Zweite kosmische Ebene
Weiterfuehrende Texte
Astralleib
Synästhesie

Hypnose
Als Hypnose (altgriechisch: ὕπνος hypnos ‚Schlaf') – medizinische Hypnose: Hypnosedierung (Hypnosedation) – werden bezeichnet:
das Verfahren zum Erreichen einer hypnotischen Trance (Trance ist gekennzeichnet durch vorübergehend geänderte Aufmerksamkeit und meist tiefe Entspannung). Man spricht auch von hypnotischer Induktion und Hypnose im engeren Sinne.
der Zustand der hypnotischen Trance. Trance wird nur im Sinne des Zustands gebraucht.
Bei der Hypnose ging man ursprünglich davon aus, dass es sich um einen schlafähnlichen Zustand handelt. Als Hypnotiseur bezeichnet man dabei die

hypnotisierende Person, als Hypnotisand (auch: Proband, in der Hypnotherapie Patient oder Klient) die hypnotisierte Person. Dabei kann eine Person auch beide Rollen übernehmen, das bezeichnet man als Auto- oder Selbsthypnose; in allen anderen Fällen nennt man es Fremd- oder Heterohypnose. Eine hypnotische Trance wird mittels Hypnose induziert (Induktion), der Proband befindet sich in Hypnose oder in einer hypnotischen Trance. Zur Beendigung wird die Trance aufgelöst bzw. exduziert (Exduktion), der Hypnotisand wacht auf. Wird der Proband (zum Beispiel zwecks Vertiefung der Trance) aus der Trance geholt und kurz darauf wieder zurück in Trance versetzt, so spricht man von Fraktionierung. Im Rahmen der Hypnose werden dem Probanden ggf. verbale Anweisungen, sog. Suggestionen, gegeben, die direkt auf das Unbewusste wirken sollen.

Suggestionen, die auch nach Auflösung der Hypnose noch wirksam sein sollen, werden als posthypnotische Suggestionen bezeichnet. Unter posthypnotischer Suggestion treten messbare Veränderungen der Informationsverarbeitung im Gehirn auf. In neuropsychologischen Untersuchungen mit bildgebenden Verfahren konnte gezeigt werden, dass dabei die Aktivität bestimmter Gehirnareale selektiv reduziert ist.

Geschichte der Hypnose

Die moderne Wissenschaft nahm die Hypnose um 1770 als Phänomen wahr. Franz Anton Mesmer experimentierte mit Magneten, die er Patienten auflegte. Er nannte den Effekt 'Magnetismus animalis', schrieb jedoch die Heilkräfte den Magneten zu. Aufgrund von Mesmers Popularität nannte man den Vorgang des Hypnotisierens lange

Zeit auch „Mesmerisieren"; ein Ausdruck, der im zeitgenössischen Englisch noch existiert (to mesmerize = hypnotisieren). Alfred Russel Wallace meinte mit Hilfe des Mesmerisierens die Gallsche Schädelkarte nachweisen zu können. Friedrich Engels kritisierte in einem zu Lebzeiten unveröffentlichten Text den Mesmerismus und Wallace Theorien als Irrglauben und Selbsttäuschung. Nach eigener Darstellung habe Engels einen zwölfjährigen Jungen ohne Magnete durch „gelindes Anstieren oder Bestreichen" in einen hypnotischen Zustand versetzt, um dann den Jungen die Wirkung selbsterfundener gallscher Schädelbereiche nacherleben zu lassen. Er kommt zum Schluss, dass sich immer erst Effekte einstellten, wenn dem „Patienten zu verstehn gegeben [wurde], was von ihm erwartet wurde." Der Glaube des Hypnotiseurs an die Schädelkarte ließ unbewusst die gewünschten Effekte beim Hypnotisierten eintreten, wie auch den Magneten Wirkkräfte zugeschrieben wurden, welche durch andere Ursachen entstanden.

In Großbritannien standen relativ viele Menschen dem Prozess des „Mesmerisierens" recht kritisch gegenüber. Trotzdem besuchte der englische Augenarzt James Braid einen Auftritt des Magnetiseurs LaFontaine und stellte fest, dass das Flattern der Augenlider nicht gespielt werden konnte. Da nun seine Neugierde geweckt wurde, begann er eigenhändig zu experimentieren indem er Versuchspersonen bat, glänzende Gegenstände zu fixieren um sie somit in einen Zustand der Trance zu geleiten. Im Laufe der Zeit verwarf er die Ideen des Magnetischen Animalismus indem er die Theorie von hirnphysiologischen Veränderungen die während einer Trance stattfinden sollten, aufstellte. Braid führte zahlreiche Augenoperationen unter Hypnose durch und eröffnete so die Debatte um weitere Anwendungs- und Behandlungsmöglichkeiten.

Im 19. Jahrhundert war Frankreich mit den Schulen in Nancy (Ambroise-Auguste Liébeault, Hippolyte Bernheim) und Paris (Jean-Martin Charcot) führend in der Erforschung der Hypnose. Sigmund Freud wurde 1885 bei Jean-Martin Charcot in Paris auf die Experimente von Mesmer aufmerksam und versuchte selbst diese Methode, um Patienten zu behandeln. Dies wurde zum Ausgangspunkt seiner Studien über Hysterie. Später ließ er diese Methode jedoch wieder fallen und widmete sich seiner Technik der freien Assoziation. Schriften zeigen jedoch, dass Freud auch später noch mit Hypnose gearbeitet hat.

Wesentlich weiterentwickelt wurde die Hypnose im 20. Jahrhundert im deutschen Sprachgebiet zunächst durch Oskar Vogt (1870-1959), dann durch dessen Schüler Johannes Heinrich Schultz (1884-1970), der daraus das autogene Training entwickelte, und später durch Klaus Thomas. Im amerikanischen Sprachgebiet wurde die Hypnose wesentlich weiterentwickelt durch Milton H. Erickson (indirekte Hypnose), Kroger und Dave Elman (autoritäre Hypnose). In England gilt John Hartland als einer der bekanntesten Hypnotiseure. Sein Buch Dictionary of Medical and Dental Hypnosis zählt auch heute noch zum offiziellen Ausbildungslehrwerk für britische Hypnoseärzte.

Milton H. Erickson begründete eine neue Form der Hypnotherapie, die heute als die modernste Form der Hypnose gilt und aus der sich weitere psychologische Methoden wie z. B. das NLP (neurolinguistisches Programmieren) entwickelten.

Welthypnosetag
Den Welthypnosetag gibt es seit 2002 und jedes Jahr am 4. Januar vereinigen sich ca. 13.000 professionelle Hypnotiseure auf der ganzen Welt über die therapeutischen Möglichkeiten der Hypnose zu informieren und über die modernsten Lösungsansätze der Hypnose zu diskutieren. Der Tag wurde ursprünglich von der weltgrößten und ältesten Hypnosegesellschaft ins Leben gerufen, der National Guild of Hypnotists (NGH) aus New Hampshire, USA.

Einleitung der hypnotischen Trance – Tranceinduktion
Die Tranceinduktion ist die Einleitung einer hypnotischen Trance. Dabei wird eine Konstellation unterstellt, bei der eine Person versucht, bei einer anderen Trance-Phänomene hervorzurufen. Abhängig von der Vorgehensweise wird in direkte und indirekte Methoden unterschieden.

Den Hypnosetechniken ist gemeinsam, dass sie das Bewusstsein mit wenig aufmerksamkeitsfordernden Tätigkeiten beschäftigen, so dessen Kritik gezielt umgehen und schrittweise ausschalten. Auf diese Weise verliert das Bewusstsein seine beherrschende Stellung, die Kritikfähigkeit wird eingeschränkt und das Unbewusste wird direkt ansprechbar. Welche Suggestionen oder Methoden am besten geeignet sind, ist vom Probanden und von den näheren Umständen abhängig.

Förderlich bis notwendig sind für die Induktion Sicherheit und Geborgenheit, beides kann auch suggeriert werden, Musik kann ebenfalls helfen. Die Suggestionen werden meist wiederholt oder enthalten selbst Wiederholungen, auch Monotonie wirkt hypnotisierend. Die Körperhaltung ist eigentlich egal, jedoch sollte sich der Proband entspannen können.

Üblicherweise wird Entspannung suggeriert oder direkt durch progressive Muskelentspannung herbeigeführt. Eine andere Herangehensweise ist das Angleichen von normalerweise unbewusst ablaufenden Prozessen (z. B. Atmung oder Lidschlag) an die Suggestionen (Pacing and Leading). Mithilfe passender Suggestionen kann sogar die Hypnose selbst eingeredet werden. Dabei werden gern Stufen von einer bestimmten Anzahl langsam abwärts gezählt; mit jeder Stufe entspannt man sich dabei mehr und mehr, bis mit der letzten Stufe die Hypnose induziert sein kann. Auch Kombinationen verschiedener Techniken sind denkbar.

Die Trance kann nach Belieben vertieft werden, wenn der Proband keine unbewussten Widerstände gegen eine Vertiefung der Trance leistet. Meistens analog dazu nimmt die Kritikfähigkeit des Bewusstseins ab.

Eine hypnotische Trance kann verschiedenartig induziert werden. Grundlegend wird zwischen

direkten (autoritären, paternalen) und

indirekten (permissiven, maternalen) Verfahren unterschieden.

Während die direkte Variante meist mit befehlsähnlichen Suggestionen arbeitet, haben die Sprachmuster der indirekten eher erlaubenden oder gewährenden Charakter.

Direkte Methoden

Direkte Methoden basieren im Kern auf Aufmerksamkeitsabsorption bzw. Fokussierung der Aufmerksamkeit auf eine Sache. Hierzu können (nahezu) alle Sinne eingesetzt werden.

Bekannt ist die Augenfixation, bei der das „Anstarren" eines Objekts die Augenmuskeln ermüdet und die Neigung, in Trance zu gehen, verstärkt. Durch den Einsatz von Karten mit Komplementärfarben, die betrachtet werden, wird die Augenfixation verstärkt. Mit akustischer Unterstützung arbeitet die Augen-Zähl-Methode. Der Hypnotiseur zählt von hundert rückwärts und fordert den Probanden auf, bei geraden Zahlen die Augen zu schließen und bei ungeraden zu öffnen.
Weiterhin können sprachliche Formen (Anweisungen) und akustische Elemente eingesetzt werden. Letzteres sind überwiegend gleichförmige und beruhigende Klänge oder auch Musikstücke. Anweisungen stellen in der Regel die zentrale Form der Tranceinduktion dar. Im Gegensatz zur indirekten Induktion haben die sprachlichen Formen bei der direkten Methode direktiven (bestimmenden) Charakter.
Neben visuellen und akustischen Methoden werden auch haptische (Berührungen), olfaktorische (Düfte), chemische (Medikamente) und motorische Methoden eingesetzt.
Wichtig ist neben dem Einverständnis des Probanden über den Einsatz einer direkten Induktionsmethode auch die positive Einstellung und Erwartung gegenüber der gewählten Methode. Auch das entstehende autoritäre Beziehungsmuster muss der Proband wünschen oder zumindest akzeptieren. In diesem Beziehungsmuster hat der Hypnotiseur die vorgebende und dominierende Rolle, während der Proband eine passive, sich unterordnende Rolle innehat.
Die beschriebenen Methoden bedürfen der Anwesenheit einer anderen Person (z. B.

Hypnotiseur). Im Alltag kann jedoch eine Induktion und damit eine Trance auch durch Umweltphänomene auftreten, wie durch monotone Reize und Rhythmen, Anstarren von Objekten oder motorischen Routineabläufe. Dies kann u. a. beim Ticken von Uhren, beim Meeresrauschen und beim Tanzen auftreten.

Indirekte Methoden: siehe Milton-Modell

Blitzinduktion

Eine besondere Rolle spielen die Blitzinduktionen, die eine Trance oftmals innerhalb weniger Sekunden induzieren können, aber eine hohe Erwartungshaltung und ein Überraschungsmoment benötigen. Beide Komponenten erlauben es dem Hypnotisanden, sehr schnell in eine Trance zu gelangen. Die Blitzinduktion wird überwiegend im Showbereich und nur selten im therapeutischen Kontext genutzt.

Auflösung der Trance

Jede hypnotische Trance bedarf der Auflösung. Dazu wird mithilfe von Suggestionen der ursprüngliche Bewusstseinszustand wiederhergestellt. Sonstige gegebene Suggestionen müssen durch entsprechende Gegensuggestionen aufgehoben werden. Die Auflösung geht normalerweise schneller vonstatten als die Einleitung, sollte jedoch niemals überstürzt vorgenommen oder gar vernachlässigt werden. Wenn dem Organismus nicht genügend Zeit für die Umstellung gegeben wird, um etwa die Tätigkeit des Herz-Kreislauf-Systems wieder auf Normalwerte zu regulieren, kann es beispielsweise zu Kopfschmerzen kommen. Wenn keine Amnesie suggeriert wurde und man sich nicht in tiefer Trance befand, kann man sich an die Sitzung erinnern. Es gibt eine Vielzahl unterschiedlicher Methoden, um den Klienten aus der Trance zurückzuholen. Die mit bekannteste ist das Aufwärtszählen (z.B. von der Zahl 1 bis zur Zahl 5), wobei jede Zahl mit einer Aufwach-Suggestion verbunden wird, die dem Stabilisieren der Körperfunktionen auf normale Wachwerte dient.

Wenn doch einmal die Trance nicht ordnungsgemäß aufgelöst worden ist, sollte sie nochmals kurz eingeleitet und danach komplett aufgelöst werden können.

Spontane Auflösung

Wenn von außen Reize auf den Hypnotisanden einwirken, die einen Schock bei ihm auslösen (z. B. Feueralarm), wird dieser von selbst aus der Trance erwachen. Bei einer unbeabsichtigten bzw. ungewollten Auflösung kann eine Nachbearbeitung durch den Hypnotiseur indiziert sein, um leichteren Beschwerden wie zum Beispiel Kopfschmerzen vorzubeugen. Nach einem unangekündigten längeren Zeitraum ohne Suggestionen wird die Trance automatisch in Schlaf übergehen; aus diesem wird der Hypnotisand auch ganz normal erwachen, wodurch allerdings die Suggestionen nicht alle automatisch auch aufgehoben werden. Es kann also unter Umständen notwendig sein, die Hypnose neu einzuleiten und diverse Suggestionen wieder zurückzunehmen.

Anwendungsgebiet Gesundheit

Hypnotherapie

Hypnose findet in der Hypnotherapie Anwendung. Ihre Wirksamkeit ist wissenschaftlich gut belegt. Insbesondere wurden mit den Methoden der Kernspinresonanztomographie (MRT) und der Elektroenzephalographie (EEG) hirnphysiologische Korrelate von Trance-Zuständen klar nachgewiesen.

Bereits wenige Sitzungen können eine deutliche Veränderung bewirken; entsprechend vielseitig werden die Hypnose und ihre Techniken in der Therapie verwendet.
Man kann sie beispielsweise zur Behandlung von Depressionen, Suchtkrankheiten, Sprechstörungen, zur Steigerung des Selbstwertgefühls, zum Stressabbau oder bei Schlafstörungen einsetzen. Auch bei der Behandlung von chronischen Schmerzen in Verbindung mit einem verhaltenstherapeutischen Kurzprogramm konnte Reduzierung der Schmerzstärke nachgewiesen werden.
Der Einsatz der Hypnose in der Medizin und in der Psychotherapie ist gesetzlich geregelt. Sie gehört zu den von den deutschen Krankenkassen anerkannten Leistungen und wird als Ergänzung zu vielen herkömmlichen Methoden eingesetzt. In Österreich ist Hypnotherapie – unter dem Namen „Hypnosepsychotherapie" – eine eigenständige anerkannte Psychotherapierichtung auf tiefenpsychologischer Basis unter Einbeziehung der Technik und des Menschenbildes von Milton H. Erickson.
Selbsthypnose
Wird die Trance ohne Fremdhilfe induziert, wird von Selbsthypnose (auch Autohypnose) gesprochen. Selbsthypnose ist nicht schwieriger zu erreichen, als von einem Gegenüber hypnotisiert zu werden, obwohl beide Rollen (Hypnotiseur und Hypnotisand) gleichzeitig wahrgenommen werden müssen. Jedoch ist keine so tiefe Trance erreichbar, da ein Teil des Bewusstseins mit der äußeren Struktur der Hypnose beschäftigt ist; umgekehrt kann jede Hypnose – bis zu einer gewissen Tiefe –

als Selbsthypnose unter Anleitung verstanden werden.

Leerhypnose
Bei einer Leerhypnose werden nach der Einleitung keine Suggestionen mehr gegeben, bis die Trance aufgelöst wird oder von selbst in Schlaf übergegangen ist. Es wird lediglich der entspannende Zustand genossen. Eine Leerhypnose ist bei Fremd- wie bei Selbsthypnose gleichermaßen möglich. Mit Meditation ist eine Hypnose aber nicht vergleichbar, da bei der Hypnose im Gegensatz zur Meditation gezielt ein hypnotisches Erleben herbeigeführt wird. Das hypnotische Erleben (innere Wahrnehmung von Gefühlen, Bildern oder bestimmter Worte) kann durch Suggestionen oder Fragen des Hypnotiseurs in Gang gebracht werden. Auch bewusste abstrakte Vorstellungen wie ein weißer Raum oder eine Tür können zu hypnotischem Erleben führen, jedoch besteht hier die Möglichkeit, dass eher bewusste Vorstellungen konstruiert werden, als dass ein echtes hypnotisches Erleben, welches vom Gefühlsteil ausgeht, stattfindet.

Hypnose in der Medizin
Es gibt Hinweise, dass der Einsatz von Hypnose als alleiniges schmerztherapeutisches Verfahren oder in Kombination mit Anästhesieverfahren (Hypnoanästhesie) positive Effekte auf das Ergebnis von Operationen hat. Die bisher verfügbaren Daten beruhen jedoch auf sehr unterschiedlichen Studien mit kleinen Fallzahlen, so dass eine abschließende Bewertung nicht möglich ist. Dieselbe Situation findet sich bei der Anwendung in der Geburtshilfe, um Anspannung und Schmerz zu lindern.

In der Zahnmedizin wird die Hypnose ebenfalls zur Unterstützung der Anästhesie eingesetzt. Außerdem kann sie bei der Überwindung einer Zahnbehandlungsphobie helfen.

Hypnoanalyse

Andere Bezeichnungen für die Hypnoanalyse sind analytische Hypnose, psychodynamische Hypnotherapie oder hypnodynamisch orientierte Psychotherapie. Allen gemeinsam ist, dass Hypnose im Kontext einer tiefenpsychologischen Arbeit zum Einsatz kommt. Sie unterstützt die klassische Psychoanalyse durch die Verwendung von Trancephänomenen. So kann in Trance die Aufmerksamkeit stärker auf den Gegenstand fokussiert, der Inhalt einer Hypnose (wie eine Altersregression) zum Gegenstand der Analyse gemacht oder aber die Arbeit am Widerstand gegen die Erkenntnis deutlich reduziert werden.

Sonstige Anwendungsgebiete

Aufklärung von Verbrechen und Erinnerung an Vergessenes . Weiterfuehrende TexteHypnotische Regression

Show-Hypnose: In Bühnenshows wird Hypnose verwendet, wobei unklar ist, welche Wirkungen echt sind. Der Hypnotiseur Manfred Knoke erhielt einen Eintrag im Guinness-Buch der Rekorde, indem er im Jahr 1987 in sechs Tagen 1811 Bochumer hypnotisierte. . Weiterfuehrende TexteKataleptische Brücke und Blitzinduktion.

Tier-Hypnose: In Bühnenshows wurde auch die Schreckstarre bei Tieren ausgenutzt, um sie hypnotisiert scheinen zu lassen.

Hypnotische Regression: Angebliche Reise in persönliche Seelen-Vergangenheiten, Rückkehr in vergangene Leben (Past Life Regression) und Zwischenleben (Life between Lives).

Hypnose-Fachgesellschaften

Es gibt verschiedene Fachgesellschaften für Hypnotiseure. Die meisten davon nehmen nur Mitglieder auf, die aktive Hypnotiseure bzw. Hypnotherapeuten sind. 1955 gründete Johannes Heinrich Schultz die Deutsche Gesellschaft für ärztliche Hypnose und autogenes Training (DGÄHAT), wobei der Fokus allerdings auf Letzterem lag. 1978 kam es zur Gründung der Milton Erickson Gesellschaft für klinische Hypnose (M.E.G.) , 1982 zur Gründung der deutschen Gesellschaft für Hypnose (DGH), 1995 dann zur Gründung der Deutschen Gesellschaft für zahnärztliche Hypnose (DGZH) und 2007 zur Gründung der Deutschen Gesellschaft für Autosystemhypnose e.V. .

Manche Gesellschaften haben bestimmte Aufnahmebedingungen für Mitglieder (wie zum Beispiel die ärztliche oder zahnärztliche Approbation). Die meisten Gesellschaften bieten die Möglichkeit einer Beratung für potenzielle Patienten oder Klienten und sind international vernetzt.

Otto Dornblüth: Klinisches Wörterbuch: Die Kunstausdrücke der Medizin erläutert. 13. und 14. vollkommen umgearbeitete Auflage (von Emil Banwarth). Verlag de Gruyter, Berlin 1927.

Zeitschriften

The American journal of clinical hypnosis, seit 1958.

Experimentelle und Klinische Hypnose (ExKli). Zeitschrift der Deutschen Gesellschaft für Hypnose (DGH) (1983–2002).

Hypnose und Kognition (HyKog). Zeitschrift der Milton Erickson Gesellschaft für klinische Hypnose (M.E.G.) (1984–2004).

Hypnose. Zeitschrift für Hypnose und Hypnotherapie (seit 2005), ISSN 1862-4731.

Deutsche Zeitschrift für zahnärztliche Hypnose (DZzH). Mitteilungsblatt der Deutschen Gesellschaft für Zahnärztliche Hypnose e.V.

Medizingeschichte
Medizingeschichte ist die Lehre von den historischen Entwicklungen der Medizin, einschließlich der Biografien von Personen, die Einfluss auf die Medizin ihrer Zeit ausübten. Sie nutzt die Methoden der allgemeinen Geschichtswissenschaft und will das Bewusstsein fördern, dass der Umgang mit Gesundheit, Krankheit, Sterben und Tod historisch und kulturell geprägt ist. Insofern sich Medizin auf naturwissenschaftliche Grundlagen bezieht, lässt sich die Medizingeschichte als Teil der Geschichte der Naturwissenschaften verstehen. Als Geschichte der Heilkunst stellt sie jedoch eine eigenständige Disziplin dar.
Medizingeschichte als wissenschaftliche Disziplin
Entwicklung der Medizingeschichte in Deutschland
Medizingeschichte verfügt in Deutschland über eine lange Tradition innerhalb der Medizin. Da bis ins 19. Jahrhundert hinein die antiken Texte des Corpus Hippocraticum (dem berühmten Arzt Hippokrates von Kos zugeschrieben) und des Galenos von Pergamon in der medizinischen Lehre gelesen wurden, stellte die Beschäftigung mit der Vergangenheit der Medizin eine Selbstverständlichkeit dar. Im Mittelpunkt stand dabei nicht die Geschichtsschreibung im heutigen Sinne, sondern die Zuordnung von Diagnosen und Therapien zu historischen Autoritäten der Medizin. Im Zuge der Aufklärung etablierte sich auch in der medizingeschichtlichen Auffassung ein Bewusstsein des allgemeinen Fortschritts in der Medizin. Gegen

Ende des 19. Jahrhunderts spezialisierten sich einige Wissenschaftler an medizinischen Fakultäten und praktizierende Ärzte auf die Auseinandersetzung mit ihrer Geschichte.
Zu Beginn des 20. Jahrhunderts erlangte die Medizingeschichte durch die Verdienste von Karl Sudhoff größere Bedeutung und etablierte sich als Fach an den Medizinischen Fakultäten. Die von demselben geleitete Fachzeitschrift (Archiv für Geschichte der Medizin seit 1907, später Sudhoffs Archiv genannt) unterstützte die Fassung als eigene Disziplin zwischen Geschichtswissenschaft und Medizin. Gerade der Hippokratismus der 1920er Jahre, in dem man sich sehr stark auf eine überhöhte Gestalt des Hippokrates berief, um aktuelle Probleme der Medizin zu lösen, führte zu einer stabilen Institutionalisierung der Medizingeschichte.
Einen großen Verlust an Qualität und Führungspersönlichkeiten erlitt die deutsche Medizingeschichte in der Zeit des Nationalsozialismus 1933 bis 1945, als die führenden deutschen Medizinhistoriker in die USA auswanderten (u. a. Henry E. Sigerist, Owsei Temkin, Ludwig Edelstein, Erwin Heinz Ackerknecht). Die Forschung verlor in Deutschland bis in die 1970er Jahre hinein an Substanz und Kreativität, bis sie durch Impulse aus den geschichtswissenschaftlichen Methodendiskussionen neu angeregt wurde.
Bekannte medizinhistorische Institute in Deutschland sind unter anderem :
Karl-Sudhoff-Institut für Geschichte der Medizin und der Naturwissenschaften (Leipzig; das älteste der Welt)
das der Uni Bonn

Uni Mainz: Institut für Geschichte, Theorie und Ethik der Medizin ("GTE")
Uni Tübingen: Institut für Ethik und Geschichte der Medizin

In den letzten Jahren wurden einzelne medizinhistorische Institute in Deutschland geschlossen, mit der Medizinethik institutionell zusammengefasst oder von dieser weitgehend verdrängt. Vereinzelt kam es zu Neugründungen.
Methodik der Medizingeschichte
Die Medizingeschichte arbeitet mit historischen und teilweise mit ethnologischen Methoden. Als Quellen stützt sie sich hauptsächlich auf Textquellen wie etwa medizinische Texte aus vergangener Zeit, Krankenakten, Geschichtsschreibung, aber auch Tagebücher, Briefe, literarische Texte oder ethnographische Aufzeichnungen und Interviews. Die Untersuchung von menschlichen Überresten und alten Krankheitserregern fällt nicht in das Gebiet der Medizingeschichte, sondern der Paläopathologie.
Als veralteter Ansatz gilt die Fortschrittsgeschichte, die selektiv nach einzelnen Theorien und Praktiken in der Medizin früherer Zeiten sucht, die sich zumindest in ähnlicher Form bis heute behauptet haben.
Ein grundlegendes Prinzip ist die Anerkennung verschiedener Krankheitskonzepte als Teil und Spiegel des jeweiligen kulturellen Kontextes. Damit werden vergangene medizinische Erklärungsmöglichkeiten und Konzepte nicht als falsch gebrandmarkt und am System unserer Zeit gemessen, sondern die Denkweisen anderer Epochen in ihrer jeweils eigenen Logik betrachtet.

Umstritten ist die Retrospektiven Diagnose: So lehnt Karl-Heinz Leven (Universität Freiburg) es grundsätzlich ab, Krankheiten mit gegenwärtigen Krankheitsentitäten zu identifizieren, wenn diese Entität in der betreffenden Epoche nicht als solche anerkannt war. Eine andere Strömung hält ein solches Vorgehen dagegen, analog der Übertragung von soziologischen und kulturwissenschaftlichen Begriffen auf historische Sachverhalte, in engen Grenzen für sinnvoll und fruchtbar.

Wissenschaftler und ihre Auszeichnungen, Institutionen, Gesellschaften, Museen

Die Medizingeschichte ist heute institutionell zum größten Teil an den medizinischen Fakultäten lokalisiert und hat einen Anteil an der medizinischen Ausbildung. Es finden sich aber auch außeruniversitäre Forschungseinrichtungen und Institutionen anderer akademischer Fächer, in denen Medizingeschichte oder bestimmte Aspekte der Medizingeschichte bearbeitet werden. So rekrutieren sich auch Medizinhistoriker aus verschiedenen Fachbereichen. Es finden sich zahlreiche Ärzte, aber auch Philosophen, Klassische Philologen, Arabisten, Historiker und Wissenschaftshistoriker unter ihnen, nicht selten auch wissenschaftliche Außenseiter. Häufig verfügen Medizinhistoriker auch über Doppelqualifikationen. Wenn sie aus nicht-medizinischen Fächern stammen, können sie am Medizinstudium teilnehmen, ohne die für die Approbation erforderlichen ärztlichen Prüfungen zu absolvieren, und dann mit einer medizinhistorischen Dissertation den Titel eines Doctor rerum medicarum (im Gegensatz zu dem des Doctor medicinae) erwerben. Tätig sind wissenschaftlich arbeitende Medizinhistoriker meist in universitären

Instituten für Geschichte, Theorie und Ethik der Medizin, die in den medizinischen Fakultäten untergebracht sind, aber auch in den entsprechenden universitären Instituten der genannten Fächer. Allerdings gibt es auch eine Reihe von außeruniversitären Forschungsinstituten. Darüber hinaus wurden eine Reihe von gelehrten Gesellschaften gegründet, die die Erforschung allgemein der Geschichte der Naturwissenschaften und im Besonderen der Medizin zum Ziel haben und häufig die Publikation wissenschaftlicher Zeitschriften und Publikationsreihen tragen. Ein effizientes Mittel, medizinhistorische Zusammenhänge und Forschungsergebnisse einem größeren Publikum zu vermitteln, sind insbesondere naturwissenschaftlich ausgerichtete Museen, von denen manche ausschließlich auf die Medizingeschichte spezialisiert sind. Seit 1955 vergibt die von George Sarton und Lawrence Joseph Henderson gegründete History of Science Society (HSS) die George-Sarton-Medaille für besondere Leistungen auf dem Gebiet der Wissenschaftsgeschichte. Zu den ersten Trägern gehörte der Deutsch-amerikanische Medizinhistoriker Owsei Temkin, der die Auszeichnung im Jahr 1960 erhielt. Mit der renommierten Medaille wurden auch John Farquhar Fulton, Richard Harrison Shryock und Walter Pagel ausgezeichnet.

Siehe Liste bekannter Medizinhistoriker ; Liste medizinhistorischer Forschungsinstitutionen und gelehrter Gesellschaften ; Liste medizinhistorischer Museen

Abriss europäische, arabische und ägyptische Medizingeschichte

Da die Erforschung der medizinischen Praktiken der schriftlosen Völker der Alt- und Jungsteinzeit, aber auch Mitteleuropas vor den Römern Gebiet der Paläopathologie ist, beginnt die tatsächliche Medizingeschichte erst mit dem Vorhandensein von Textzeugnissen.

Aus dem Alten Orient sind die ältesten Schriften zu Arznei- und Zaubermitteln, aber auch rechtliche Regelungen für den Arztberuf bekannt (Gesetzeskodex des Hammurapi). Die Behauptung Herodots, dass die Babylonier ihre Kranken einfach auf dem Marktplatze ablegen und jeder Vorübergehende Hinweise zur Gesundung mitteile, kann dadurch widerlegt werden. Wie bei den meisten älteren Krankheitskonzepten gingen auch die Menschen im Alten Orient von einer Krankheitsverursachung durch böse Dämonen und strafende Götter aus. Bei ihren Therapieformen lag ein großes Gewicht auf der Wiederherstellung der kultischen Reinheit.

Aus dem Alten Ägypten sind ähnliche Textzeugnisse erhalten. Ein Spezialgebiet ist die ägyptische Praxis der Mumifizierung, die erhebliche medizinische und konservatorische Kenntnisse erforderte. In Ägypten existierte bereits ein ausdifferenziertes Spezialistentum unter den Heilern, die teilweise auch in eine ärztliche Beamten-Hierarchie eingegliedert waren.

Antike

Im antiken Griechenland lag das Heilen zunächst in den Händen von religiösen Deutungskonzepten und Institutionen (Asklepiosmedizin, Asklepios, Epidauros). Allerdings entstand Ende des 5. Jahrhunderts v. Chr. unter dem Einfluss der vorsokratischen Naturphilosophie (Empedokles) die sogenannte rationale Medizin, die eng mit dem Namen des Hippokrates von Kos verknüpft wird. Dabei wurde der Körper beobachtet und mit Einflussnahme auf seine Zusammensetzung (Anfänge der Humoralpathologie) versucht seine Selbstheilung zu unterstützen. Im Hellenismus entstand in Alexandria ein großes Zentrum für medizinische Ausbildung und Forschung, wo sich verschiedene Gruppen und Theorien herausbildeten. Große antike Entdeckungen wurden hauptsächlich in dieser Zeit gemacht, da im dortigen offenen Klima selbst Sektionen an Menschen und Tieren möglich waren.

Nach Rom kam die griechische Medizin erst spät, aber sie setzte sich trotz der Vorbehalte ehrwürdiger Römer wie z. B. Catos des Älteren durch. Auch die griechischen Heilkulte erfuhren Adaption (Aesculapius). Das medizinische Personal vom Sklaven bis zum hochgebildeten Privatarzt war meist griechischer Herkunft. Besonders wichtig für den weiteren Gang der Medizin war der in Rom wirkende Arzt Galenus von Pergamon, dessen umfangreiches Werk für die weiteren Jahrhunderte maßgeblich werden sollte. Galen verstand sich zwar selbst als Hippokratiker, aber vertrat unter dem Namen des Hippokrates eine eigene Lehre, die auch stark auf den Erkenntnissen aus der Zeit des Hellenismus aufbaute. So gab Galen z. B. der Humoralpathologie (Viersäftelehre) ihre schlussendliche Gestalt, die sie als grundlegendes Krankheitskonzept bis ins 19. Jahrhundert behalten sollte. Neben Galenus war auch Aulus Cornelius Celsus für die Etablierung der griechischen Medizin im Römischen Reich von Bedeutung, er verfasste eine acht-bändige medizinische Enzyklopädie, die bis in die Neuzeit als Standardwerk der Medizin benutzt wurde.

In der Spätantike nach Galen und in oströmischer/byzantinischer Zeit wurde das bis dahin erworbene Wissen hauptsächlich gesammelt und tradiert. Die medizinischen Schriftsteller des oströmischen Reichs bis 1453 (Eroberung Konstantinopels durch die Türken) fassten hauptsächlich ältere Schriftsteller in Enzyklopädien zusammen und ordneten deren Wissen thematisch in Sammelwerken. Nur wenig Neues wurde den Schriften hinzugefügt. In der Tradition des Erhalts der bewunderten Kulturgüter der heidnischen Antike versuchte man, die Medizin von christlichen Einflüssen frei zu halten. Den Beginn machte Oreibasios, Leibarzt des Kaisers Julian, im 4. Jahrhundert n. Chr., der das erste medizinische Sammelwerk in 70 Bänden verfasste.

Mittelalter

Die arabische Medizin baute direkt auf den antiken Vorläufern auf. Die griechischen und lateinischen Texte wurden teils im Original tradiert, teils ins Arabische übersetzt. Im arabischen Raum erfuhr die Antike Medizin noch einmal eine Blüte, da arabische Mediziner auf ihr aufbauend auch zu neuen Erkenntnissen kamen. Die Araber entwickelten Spezialistentum und z. B. auch Krankenhäuser von einer Qualität, wie sie im Westen erst im 19. Jahrhundert wiederzufinden waren. Ein Teil des heute vorhandenen Wissens über die griechische Medizin wurde auf Arabisch festgehalten und später wieder ins Griechische übersetzt. Einer der bedeutendsten Ärzte dieser Zeit war der Perser Avicenna, seine Schrift Qanun galt seit dem 12. Jahrhundert als ein Standardwerk der Medizin.

Ebenfalls von Bedeutung war der auch aus Persien stammende Rhazes, der einer der ersten Vertreter einer auf Experimenten beruhenden Medizin war.
Während die byzantinischen und arabischen Mediziner das antike Erbe bewahrten, war die Medizin des westlichen Mittelalters recht unberührt von allen Erkenntnissen, die es zuvor einmal gegeben hatte. Nur wenige lateinische Schriften aus dem Altertum hatten überlebt, das Griechische ging verloren. Lediglich klösterliche Heilkräuterkunde wurde betrieben, sodass man diesen Abschnitt als Klostermedizin zusammenfassen kann (dabei herausragend Hildegard von Bingen). Erst ab dem 13. Jahrhundert kamen über Spanien und die Mauren Einflüsse der hoch entwickelten arabischen Medizin nach Mittel- und Westeuropa. Über Italien und die dortigen Handelskontakte nach Byzanz/Konstantinopel wurden die griechischen Texte wieder zugänglich. Wesentlichen Anteil an der Einbringung des griechisch-arabischen Medizinwissens in die westliche Welt hatte die Schule von Salerno, die als eine der ersten medizinischen Hochschulen Europas gilt.

Frühe Neuzeit

Nachdem man über Jahrhunderte hinweg lediglich die alten Autoritäten Galen, Celsus, Avicenna, Rhazes und Hippokrates gelesen hatte, gewannen ab dem 15. und 16. Jahrhundert eigene Erkenntnisse und Untersuchungen an Gewicht. Eigene Beobachtungen und Experimente nach dem Vorbild von Francis Bacon stellten die Autoritäten in Frage und führten zu neuen Entdeckungen besonders in der Anatomie und Physiologie. Vesalius gebrauchte als erstes Sektionen zum Gewinn neuer Erkenntnisse über die menschliche Anatomie, welche zuvor nur zur

Illustration von Galen-Texten gebraucht worden waren. Durch Experimente am lebenden Organismus konnte William Harvey im 17. Jahrhundert den Blutkreislauf und die Pumptätigkeit des Herzens beweisen.

Trotz einer Vielzahl neuer, empirisch gewonnener Erkenntnisse blieb die Humoralpathologie aber noch bis ins 19. Jh. Grundlage von Körpervorstellung und Therapie. Verschiedene ergänzende Körpersysteme wie zum Beispiel die mechanistische Sichtweise kamen hinzu. Durch Paracelsus konnten erste Impulse einer Biochemie entstehen.

Ab dem 16. Jahrhundert bildeten sich auch die ersten Versuche, den ärztlichen Stand als Berufsvereinigung zu organisieren, besonders auch, um sich gegen andere, bereits in Zünften organisierte Heilberufe (Bader, Chirurgen) oder traditionelle Heilende (Hebammen, Laienheiler aller Art, religiöse Heilungssuche) durchzusetzen, die den Heilermarkt dominierten.

Im 18. Jahrhundert konnte die universitäre Medizin ihre gesellschaftliche Stellung weiter ausbauen. Durch Aufklärung und Absolutismus wurde der Staat und seine möglichst hohe Bevölkerungszahl zum Thema der Wissenschaft, besonders auch der Medizin (Medicinische Policey). In diesem Zusammenhang konnte der Einfluss der universitären Medizin weiter steigen und erfolgreich andere Berufsgruppen ersetzen. Hierzu gehört z. B. die Gynäkologie und Geburtshilfe, in der die Hebammen von den Ärzten verdrängt wurden, hauptsächlich durch bessere Einflussmöglichkeit und Status. Die Chirurgie und Zahnheilkunde wurden langsam den Badern und anderen Heilberufen entzogen und verwissenschaftlicht.

Das 18. und auch das beginnende 19. Jahrhundert waren für verschiedenste medizinische Systeme offen. Neue Erkenntnisse (z. B. die Entdeckung der Nerven) und darauf folgende theoretische Deutungssysteme (z. B. Brownianismus, Animalischer Magnetismus) waren in einer Vielzahl vorhanden. Als gemeinsames kann man die Idee von einer allgemeinen Lebenskraft nennen, die sich durch viele der sich teils hart widersprechenden Systeme zog.

19. Jahrhundert

Das 19. Jahrhundert brachte enorme Fortschritte in der Diagnose und Therapie vieler Krankheiten vor allem durch die Entwicklungen im Bereich der Naturwissenschaften. So wies die Zelltheorie den Weg zur Entwicklung von Histologie und mikroskopischer Pathologie. Der Pathologe Rudolf Virchow wurde durch seine Lehre, wonach die Zelle der Ort der Erkrankung sei, Vorreiter einer bis heute in der wissenschaftlichen Medizin anerkannten Krankheitstheorie ("Zellularpathologie"). Sie löste endgültig die alte Vorstellung von den Körpersäften ab. Die in der Biologie formulierte Evolutionstheorie verstärkte das Interesse an vergleichender Anatomie und Physiologie. Beobachtungen und Experimente im Bereich der Vererbung führten zu ersten Erkenntnissen der Humangenetik.

Die erfolgreiche Bekämpfung des Kindbettfiebers durch Hygienemaßnahmen war Ausgangspunkt einer bedeutsamen Entwicklung der Bakteriologie bzw. Mikrobiologie. Innerhalb weniger Jahrzehnte konnten die Erreger vieler vorher kaum erfolgreich behandelbarer Krankheiten wie Milzbrand, Diphtherie, Tuberkulose, Lepra, Pest, Syphilis, Gonorrhö gefunden werden.

Durch die konsequente Anwendung bakteriologischer Erkenntnisse in der Chirurgie (Antisepsis) wurde die Sterblichkeit infolge Wundinfektionen stark reduziert. Ein weiterer Fortschritt in der Chirurgie war die Einführung der Narkose. Erst durch die Fortschritte auf diesen beiden Gebieten wurde die Entwicklung der Chirurgie zu einem alle Regionen des Körpers erfassenden Fachgebiet möglich; viele auch heute noch relevante Operationstechniken wurden in der zweiten Hälfte des 19. Jahrhunderts entwickelt.

Fortschritte der Physik und Chemie ermöglichten neue Erkenntnisse der Physiologie des Nervensystems, der Verdauung, des Herz-Kreislauf-Systems, des Hormonsystems und weiterer Stoffwechselfunktionen. Die Entdeckung der Röntgenstrahlen (1895) und der Radioaktivität (1898 von Marie Curie) führte bald zu ersten diagnostischen und therapeutischen Anwendungen (Radiologie) und erheblichen Erkenntnisfortschritten. Gleichwohl kursierten zahlreiche Halbwahrheiten und viel Unbewiesenes. Zum Beispiel hielten zahlreiche Ärzte im 18. und 19. Jahrhundert Masturbation für die Ursache von „jugendlicher Rebellion" und von Krankheiten wie Epilepsie, „Erweichung von Körper und Geist", Hysterie und Neurosen.

Anfang des 19. Jahrhunderts wurde in damaligen wissenschaftlichen Zentren Deutschlands wie Leipzig und Königsberg die Psychologie begründet (siehe Geschichte der Psychologie). 1896 verwendete Sigmund Freud zum ersten Mal den Begriff Psychoanalyse. Freuds Arbeit trug dazu bei, sexuelle Themen zu ent-tabuisieren.

Es gab in der Medizingeschichte - ähnlich wie in der Technikgeschichte - Phasen und Gegenden, in denen ein besonders ausgeprägter Fortschrittsglaube bzw. eine Fortschrittseuphorie herrschten. Dies begünstigte es, dass Ärzte sich unreflektiert und selbstüberschätzend auf neuen Gebieten versuchten. Zum Beispiel erklärten sich zunehmend Ärzte dafür zuständig bzw. verantwortlich, das "wahre Geschlecht" von Zwittern zu ermitteln; sie operierten an deren Geschlechtsorganen herum.
Daneben wurden Medizin und andere gesellschaftliche Themen vermengt. Zum Beispiel erschienen ab etwa 1860 Publikationen, die die Beschneidung von Jungen als „Prävention gegen Masturbation" – damals pejorativ als „Selbst-Missbrauch" bezeichnet – oder als „Bestrafung" dafür propagierten. Zitate:

„In Fällen von Masturbation müssen wir, wie ich glaube, die Angewohnheit brechen, indem wir die betreffenden Körperteile in einen solchen Zustand bringen, dass es zu viel Mühe macht, mit der Praktik fortzufahren. Zu diesem Zweck, falls die Vorhaut lang ist, können wir den Patienten beschneiden mit gegenwärtigem und wahrscheinlich auch zukünftigem Vorteil. Auch sollte die Operation nicht unter Chloroform vorgenommen werden, so dass der erlittene Schmerz mit der Angewohnheit, die wir auszurotten wünschen, in Verbindung gebracht werden kann."

– Athol A. W. Johnson, 1860

„Eine Abhilfe für Masturbation, die bei kleinen Jungen fast immer erfolgreich ist, ist die Beschneidung (…) Die Operation sollte durch einen Chirurgen ohne Betäubung vorgenommen werden, da der damit verbundene Schmerz einen heilsamen Effekt auf den Geist hat, insbesondere wenn er mit der Vorstellung von Bestrafung verbunden ist. (…)"

– John Harvey Kellogg, 1888

„Clarence B. ergab sich dem geheimen Laster, das unter Jungen verbreitet ist. Ich führte eine Beschneidung an ihm aus (…) Er verdiente die gerechte Bestrafung durch den Operationsschmerz nach seinen unerlaubten Lustempfindungen."

– N. Bergman, 1898

Geschichte der paramedizinischen Disziplinen und Berufe
Geburtshilfe, Pharmazie und Pflege (Gesundheits- und Krankenpflege sowie Altenpflege) haben zum Teil neben aber auch als integraler Teil der Heilkunde jahrhundertelang die Geschichte der Medizin mit geprägt. Erst im 20. Jahrhundert entwickeln sich deren Berufsgeschichten als deutlich unterschiedene Fachgebiete.
Pharmaziegeschichte
Auch die Geschichte der Krankenpflege kann als Teil der Medizingeschichte betrachtet werden wie auch separat als Professionalisierung der Pflegeberufe. Dort werden die Art der Arbeitsorganisation (z. B. Krankenhaus, Sozialstation), berufsbezogene Ethik

und Didaktik in der Pflegeausbildung, die Qualitätsdebatte und Spezialisierungen (z. B. OP-Personal, Altenpflege) berücksichtigt.
Weiterfuehrende Texte
Epochen der Medizingeschichte:
1. Medizin der Ur- und Frühgeschichte
2. Medizin des Altertums
1. Medizin des Alten Orients
2. Medizin im Alten Ägypten
3. Medizin der Antike

3. Medizin des Mittelalters
1. Byzantinische Medizin
2. Medizin des Arabischen Mittelalters
3. Klostermedizin
4. Scholastische Medizin

4. Medizin der Neuzeit bis Mitte des 19. Jahrhunderts
1. Medizin der Renaissance
2. Medizin des 17. Jahrhunderts
3. Medizin der Aufklärung
4. Heroische Medizin
5. Romantische Medizin

5. Moderne Medizin
1. Naturwissenschaftliche Medizin
2. Medizin im Nationalsozialismus
3. Geschichte der Evidenzbasierten Medizin

6. Medizingeschichte des Ostens

Geschichte

Unter den ersten Fürsprechern des Phrenomagnetismus in den Vereinigten Staaten waren der Mediziner und Arztausbilder Charles Caldwell (1772 – 1853) sowie sein Student Joseph Rodes Buchanan (1814 – 1899). Caldwell machte 1796 an der Universität von Pennsylvania seinen Abschluss in Medizin. 1837 zog er nach Kentucky um und wurde erster Professor für Medizin überhaupt am Louisville Medical Institute. Caldwell hatte mit Anhängern des Mesmerismus in Frankreich konferiert und von Johann Spurzheim während eines Parisaufenthaltes etwas über Phrenologie gelernt. Nachdem die Phrenologie durch Spurzheim – welcher angeblich tausende von Menschen dazu bekehren konnte - in die Vereinigten Staaten von Amerika gebracht wurde, wurde Caldwell einer der größten Verfechter einer Kombinationstechnik von Phrenologie und Mesmerismus, dem Phrenomagnetismus.

Literatur

Pintar, J. & Lynn, S. J. (2008). Hypnosis • A Brief History. Hoboken: Wiley-Blackwell.

Qi

Der chinesische Begriff Qì (chinesisch 氣 / 气 qì, IPA (hochchinesisch) [ˈtʃiː], W.-G. Ch'i), auch als Ch'i, in Japan als Ki (jap. 気) und in Korea als Gi bekannt, bedeutet Energie, Atem oder Fluidum, kann aber wörtlich übersetzt auch Luft, Gas (in der Chemie/Physik), Dampf, Hauch, Äther sowie Temperament, Kraft oder Atmosphäre bedeuten. Außerdem bezeichnet Qi die Emotionen des Menschen und steht nach moderner daoistischer Auffassung auch für die Tätigkeit des neurohormonalen Systems.

Qi ist ein zentraler Begriff des Daoismus. Der Begriff findet sich bereits im 42. Kapitel des Daodejing; der daoistische Philosoph Zhuangzi beschrieb den Kosmos als aus Qi bestehend. Darüber hinaus ist die Vorstellung vom Qi die ideelle Grundlage der traditionellen chinesischen Medizin (TCM) und der sogenannten inneren Kampfkünste.

Die Vorstellung vom Qi prägt bis heute das Weltverständnis vieler Menschen in Asien und zunehmend auch im Westen und hat Bedeutung für verschiedene Religionen. In adaptierter Form findet das mit dem Begriff verbundene Konzept seit dem 19. Jahrhundert auch Eingang in das westliche Denken, insbesondere als Bestandteil esoterischer Lehren.

Natur des Qi

Nach Auffassung der Kultur des Alten China und des Daoismus durchdringt und begleitet das Qi alles, was existiert und geschieht.

Als Substanz, aus der das ganze Universum sowohl in physischer als auch geistiger Hinsicht besteht, wird es vorgestellt als vitale Energie, Lebenskraft oder eines alles durchdringenden kosmischen Geistes, ist dabei aber weder physischer noch geistiger Natur. In einer sich ständig verändernden Wirklichkeit stellt das Qi die einzig konstante Größe dar.

Nach daoistischer Vorstellung entstand die Welt aus dem ursprünglichen Qi (Yuanqi), in dem Yin und Yang noch vermischt waren. Himmel und Erde bildeten sich erst durch Trennung des Einen: Was Yangqi empfing, stieg hell und klar empor und wurde Himmel, was Yinqi erhielt, wurde dunkel und schwer und sank zur Erde. Und was Yin und Yang in gerechtem und ausgewogenem Maße erhielt, war der Mensch in der Mitte.

Nach diesen Vorstellungen atmen wie der Mensch auch Himmel und Erde. Ihr Fluss ist wie beim Menschen beim Einatmen rein und unverbraucht und beim Ausatmen verbraucht. Daher teilt sich der Tag in zwei Abschnitte: Zwischen Mitternacht und Mittag ist die Zeit, in der Himmel und Erde einatmen. Nur in diesem Zeitraum sollten Atemübungen ausgeführt werden, da nur dann positive Energie aufgenommen werden kann, nicht jedoch in der Zeit zwischen Mittag und Mitternacht, weil dann Himmel und Erde ausatmen.

Eine besondere Bedeutung hat der Fluss des Qi für die belebte Welt. So trägt z. B. das Qi der Sonne zum Wachstum der Pflanzen bei, das Qi der Leber verteilt das Blut im Körper, das Qi der Mutter behütet das Kind, das Qi der Erde trägt das Haus usw.

Neiqi und Waiqi

Der Begriff Neiqi steht für den „Inneren Atem" und bezeichnet die im Inneren des Körpers gespeicherte Energie. Hierzu steht im Gegensatz Waiqi, der „Äußere Atem", also die eingeatmete Luft. Das Neiqi ist die bei der Geburt übernommene Energie des Ur-Atems, des Yuanqi (s. o.). Bei der Geburt des Menschen bilden sich durch Aufnahme des Ur-Qi Geist, Körper, Speichel und Samen des Mannes.

Nach daoistischer Auffassung kommt es darauf an, das Neiqi im Inneren des Körpers zu stärken, zu formen und zu erhalten beziehungsweise möglichst in seinen ursprünglichen, reinen Zustand zurückzuführen. Hierzu dienen zahlreiche daoistische Atemübungen. Bis in die Tang-Dynastie herrschte die Meinung vor, dass bei Atemübungen die Luft anzuhalten sei, um die Energie im Körper zu erhalten und zirkulieren zu lassen. Diese Auffassung änderte sich dann in der Mitte der Tang-Dynastie. Es setzte sich nun die Meinung durch, dass beim Zirkulieren des Atems nicht das äußere Qi, sondern das innere Qi im Körper kreist, wodurch man von der gefährlichen Übung des Atemanhaltens für bis zu 200 Herzschläge Abstand nehmen konnte.

Auf dem Verständnis von Qi basierende Lehren

Naturgemäß wurde dem Qi des Menschen schon immer besonderes Interesse entgegengebracht. Es bildeten sich daher eine Reihe von Lehren und Techniken, die besondere Wirkungen durch eine gezielte Beeinflussung des Qi herbeizuführen versuchten.

Dabei wurde der allgemeine Begriff „Qi" weiter verfeinert, wenn von speziellen Phänomenen oder Prozessen die Rede ist. So stammt z. B. das obengenannte „Leber-Qi" aus dem Wortschatz der traditionellen chinesischen Medizin und beschreibt das Qi, das dem Leber-Organ erlaubt, seine Funktion im menschlichen Körper auszuüben.

Neokonfuzianismus

Eine bedeutende Rolle spielte das Qi in der Lehre des neokonfuzianischen Philosophen Zhu Xi, der die beiden großen traditionellen Lehren des alten China, den Daoismus und den Konfuzianismus, miteinander zu verbinden versuchte. Zhu Xi unterschied Qi, den materiellen Aspekt der Wirklichkeit, und Li, das Prinzip, also den formellen Aspekt. Die Verbindung beider Wirklichkeitsaspekte führt seiner Auffassung nach zur Entstehung der sichtbaren Welt.

Qigong

Als Meditations-, Konzentrations- und Bewegungsform zur Kultivierung von Körper und Geist beschäftigt sich Qigong („Arbeit am Qi") mit der Stärkung und Harmonisierung des Qi im menschlichen Körper. Qigong gilt ebenfalls als eine der fünf Säulen der traditionellen chinesischen Medizin. Weiterfuehrende TexteFaqi.

Feng Shui

Im Feng Shui wird die Beziehung des Menschen zu seiner Umwelt betrachtet. Es gilt diese so zu gestalten, dass sie dem Menschen angenehm und förderlich ist und dadurch der Kreislauf des Qi im Körper günstig beeinflusst wird. Ebenso sollen ungünstige oder schädliche Wirkungen beseitigt werden. So wird im Feng Shui beispielsweise vom „schlechten Qi des Badezimmers" gesprochen, wenn die schädlichen Einflüsse, die von einem Badezimmer ausgehen, betrachtet werden.

Kampfkünste

In vielen fernöstlichen Kampfkünsten spielt die bewusste Wahrnehmung und Kontrolle über das Qi eine Rolle. Beispiele sind insbesondere die inneren Kampfkünste wie das Taijiquan und Aikidō, aber auch die Shaolin-Kampfkünste. Dabei soll einerseits das Praktizieren der Kampfkunst den Fluss des Qi stärken und harmonisieren, andererseits soll der Praktizierende das Qi auch für die Kampfkunst verwenden können. Beispielsweise wird die Fähigkeit eines Kämpfers, bei einem Bruchtest dicke Bretter mit einem Schlag zerteilen zu können und sich dabei nicht zu verletzen, darauf zurückgeführt, dass dieser durch langes Training in der Lage ist, das Qi auf einen schmalen Bereich der Handkante zu konzentrieren. Die Stärke des Qi zeige sich neben der Freisetzung von Kraft auch in der Aufmerksamkeit für den Qi-Fluss in einer Konfliktsituation, was den Kampfkünstler in die Lage versetze, die Intentionen des Kontrahenten frühzeitig wahrzunehmen. Manche Kampfkünste wie das Aikidō entwickelten daraus das Prinzip des Aiki, d. h.

der Abstimmung der Bewegung auf das universelle Qi zum Zwecke der Harmonisierung kontrahenter Energien.

Qi in der traditionellen chinesischen Medizin

Qi wird in der traditionellen chinesischen Medizin (TCM) als generelle Lebensenergie oder Energie des Spirituellen angesehen. Das Qi im Körper wieder in seinen natürlichen, ausgeglichenen Zustand zu bringen, ist das Grundprinzip jeder traditionellen chinesischen Therapieform.

Bei einer perfekten Harmonie beider Kräfte ist auch der Qi-Fluss im Körper ausgeglichen. Das Modell der traditionellen chinesischen Medizin geht davon aus, dass der menschliche Körper im Inneren Funktionskreise beziehungsweise „Elemente" aufweist, die mit einem Energiefluss korrespondieren, der teilweise an der Körperoberfläche und teilweise leicht darunter verläuft. Nach daoistischer Auffassung sind die wichtigsten Bahnen das Diener- und das Lenkergefäß. Man nennt diese Kanäle des Energieflusses „Leitbahnen" oder „Meridiane". Diese Vorstellungen widersprechen wissenschaftlichen Erkenntnissen über Funktion und Aufbau des menschlichen Körpers.

Krankheit ist ein Produkt der Unterbrechung dieses harmonischen Flusses. Nach dieser Auffassung kann Krankheit u. a. durch mangelnden Qi-Fluss, durch Stockung, durch Mangel an Qi selbst oder durch verbrauchtes Qi, das nicht abgeleitet wurde, entstehen. Die TCM versucht daher, physische Krankheiten durch verschiedene Praktiken zu kurieren, die ein Ausbalancieren des Qi-Flusses im Körper zum Ziel haben. Einige dieser Techniken enthalten Pflanzenmedizin, spezielle Diäten und

Ernährungslehren sowie Akupunktur. Da ein so genanntes vorgeburtliches Qi nicht vermehrt werden kann, steht die TCM Hungerkuren sehr kritisch gegenüber. Sie sollten nicht im Alltag durchgeführt werden, sondern nur spirituellen Zwecken dienen, etwa zur Meditation.

Qi und westliche Kultur
Die Idee eines den Körper durchströmenden Qi-Stromes ist wesentlicher Teil des daoistischen Weltbildes und basiert auf sehr frühen chinesischen Vorstellungen, die auch heute noch von vielen Menschen in Asien getragen werden. Da das traditionelle daoistische Denken nicht in gleichem Maße wie die heutige naturwissenschaftliche Sicht zwischen objektiv-äußerer und subjektiv-innerer Wirklichkeit unterscheidet, stellen die unterschiedlichen Bedeutungsinhalte des Begriffs (Emotionen des Menschen, Atem, Dampf, Energie usw.) für Menschen, die von der Existenz des Qi überzeugt sind, keinen Widerspruch dar. Da das traditionelle Wissen eher auf Heil- und Wirksamkeit ausgerichtet ist als auf Gewinn an objektiver Erkenntnis, genügt es, die Wirkung des Qi in der Welt wahrzunehmen bzw. in den Wirkungen der auf dem Konzept aufbauenden Techniken zu spüren bzw. zu erahnen.
Eine Assimilation neuer naturwissenschaftlicher Erkenntnisse ist daher meist erfolgreich. Diese werden in das vorhandene Weltbild integriert, sofern sie für dessen Verständnis nützlich sind. Beispielsweise überraschte die Entdeckung von „Bazillen" als Krankheitserreger die traditionelle chinesische Medizin nicht, da sie aus daoistischer Sicht phänomenologisch schon seit über 2000 Jahren

funktional bekannt waren. Das Konzept eines „Abwehr-Qi" konnte ebenfalls um die Erkenntnis der Immunabwehr erweitert werden.
Durch die Beschäftigung mit den traditionellen chinesischen Lehren und die Übernahme der genannten Gesundheitslehren und Techniken hat sich das Qi-Konzept seit den 70er Jahren auch zunehmend in den Vorstellungen von Menschen des westlichen Kulturkreises verbreitet. Dabei kann es zu einer Vereinfachung des komplexen daoistischen Systems kommen. Besonders in der Esoterik wird das Qi dann als eine Art feinstoffliche Energie verstanden. Diese Ansicht wird durch die vereinfachte Übersetzung von Qi als Lebensenergie oder dergleichen verstärkt. Von naturwissenschaftlich geprägten Menschen wird diese Erklärung abgelehnt, da die Existenz einer solchen Energieform naturwissenschaftlich nicht belegt ist. Andere sehen im Qi ein nützliches Konzept, das dabei hilft, verschiedene Phänomene zu verstehen und die Fähigkeiten zu entwickeln, diese zu beeinflussen. In diesem Erklärungsmodell hat das Qi keine physikalische Realität, sondern es handelt sich lediglich um eine phänomenologische Beschreibung der Realität. Diese Erklärung steht nicht im Widerspruch zu naturwissenschaftlichen Erkenntnissen.
Parallele Begrifflichkeiten
Das Konzept des Qi kommt in vielen anderen Kulturen in ähnlicher Form vor.
Klassische Konzepte
Prana, die indische Konzeption
Lung, der tibetische Ausdruck
Mana, in den kulturellen und religiösen Überzeugungen der Völker Polynesiens

Bif oder Wurd, die germanische Konzeption
Pneuma, antike griechische Auffassung unter dem Blickwinkel der Gesamtheit des Qì
Baraka, klassische arabische Auffassung; ist stark an Orte und teilweise an Personen und deren Heilkraft gebunden
Geomantie, Lehren arabischer Herkunft, die im mittelalterlichen Abendland reflektiert wurden
Neuere Konzepte
Zudem bestehen neuere, teils esoterische Konzeptionen, in denen auch – entweder implizit oder sogar expressis verbis – Bezug auf das Qi genommen wird:
Vitalismus, der eine allem Lebendigen innenwohnende besondere Lebenskraft (vis vitalis) annimmt
Orgon, die Konzeption von Wilhelm Reich, für die er eine aus den Begriffen „Organ" und „Orgasmus" entlehnte Bezeichnung einführt
Die Idee des Od von Karl von Reichenbach

Sportmedizinische Sichtweise
Im westlichen Athletentraining spielt die klassische Sichtweise des Qi kaum eine Rolle. Bei physiologisch orientierten Versuchen, in denen asiatische Kampfkünstler angaben, ihr Qi in bestimmten Körperteilen z. B. in den Armen oder Beinen zu konzentrieren, zeigten Wärmebildkameras, dass genau dort eine erhöhte Muskelspannung vorlag, die für besondere Leistungen, wie kräftige Schläge auszuhalten oder auszuführen, vorbereitet war. Unter einem rein physiologischen Gesichtspunkt betrachtet, kann Qi demnach auch als einfache Muskelanspannung beschrieben werden, die man

bewusst durch Nervenimpulse kontrolliert und vor allem konzentriert.

Da es sich bei Nervenimpulsen sicherlich auch um eine Art Lebensenergie handelt, ist die traditionelle Sicht des Qi nicht einmal falsch, es ist nur weniger mythisch und spielt als zu trainierendes Potenzial auch im normalen Training noch seinen Faktor, wenn auch nur als zu messende elektrolytische muskelspannungsregulierende Wirkung.

Dietrich Georg von Kieser
Dietrich Georg von Kieser (* 24. August 1779 in Harburg/Elbe; † 11. Oktober 1862 in Jena) war ein deutscher Mediziner und Psychiater.

Leben
Kieser war der Sohn des Pastors Christoph Ludwig Kieser und dessen Frau Sophie geb. Warmers. Nach dem Besuch des Gymnasiums in seiner Heimatstadt begann Kieser 1801, in Göttingen Medizin zu studieren. Bereits drei Jahre später beendete er dieses Studium mit einer Promotion.

Anschließend ließ er sich in Winsen a.d. Luhe nieder und praktizierte dort als Arzt. Bereits 1806 nahm er ein Angebot aus Northeim an und wurde dort Stadt- und Landphysikus. 1812 berief man ihn als außerordentlichen Professor an die Universität Jena, und als solcher wirkte er ab 1813 auch als „Brunnenarzt" im neueröffneten Heilbad Berka/Ilm. An der Entstehung dieses Kurortes war Kieser neben Johann Wolfgang von Goethe maßgeblich beteiligt.

Der Frankreichfeldzug 1814/15 sah Kieser als Freiwilligen. Im Verlauf dieses Feldzuges beförderte man ihn letztendlich zum Preußischen Oberststabsarzt und als solcher leitete er die großen Militärlazarette in Lüttich. Nach Kriegsende lehrte er wieder an der Universität Jena und 1824 avancierte er zum ordentlichen Professor der Medizin. 1816 nahm ihn die Leopoldina (Deutsche Akademie für Naturforscher) als ordentliches Mitglied auf und beförderte Kieser bereits zwei Jahre später zu ihrem Adjunkt. Zusammen mit seinem Kollegen Carl August von Eschenmayer veröffentlichte er ab 1817 das „Archiv für den thierischen Magnetismus". 1817 nahm er am Wartburgfest teil.

Im Jahr 1821 heiratete Kieser in Halle Amalie, eine Tochter seines Kollegen Johann Christian Reil. Kieser war auch politisch tätig. Von 1831 bis 1848 war er Mitglied des Landtags von Sachsen-Weimar. Als dessen Vizepräsident nahm er 1848 am Frankfurter Vorparlament teil. Als Politiker wie auch als Wissenschaftler setzte er sich vehement für Behandlungen psychisch Kranker ein, in der Rehabilitation der Isolation immer vorgezogen wurde. Hier legte er auch den Grundstein, die Psychiatrie als akademisches Fach einzuführen.

Kiesers Möglichkeiten an der Universität waren sehr begrenzt und beengt. Deshalb gründete er 1831 privat eine chirurgische ophthalmiatrische Klinik und leitete diese bis 1847. Ab diesem Jahr stand er als Direktor der Irren-, Heil- und Pflegeanstalt in Jena vor. Dieses Amt hatte er bis 1858 inne. Nebenbei führte Kieser in Jena – ebenfalls privat – das Sophronisterium, eine Klinik für Geisteskranke. Ab 1848 avancierte er in der Leopoldina zum „Director Ephemeridium", d.h. er fungierte als Herausgeber dieser wissenschaftlichen Zeitschrift. An seinem 75. Geburtstag ehrte ihn seine Universität mit der Verleihung der Ehrentitels Dr. phil. h.c..

Im Jahr 1858 wählte ihn die Leopoldina als Nachfolger von Christian Gottfried Daniel Nees von

Esenbeck zu ihrem neuen Präsidenten. Kieser übernahm von seinem Vorgänger ein schweres Amt. Als Gesellschaftsnamen wählte er sich Scheuchzer I. und leitete die Gesellschaft bis an sein Lebensende.
Dietrich Georg Kiesers Grab befindet sich auf dem Johannisfriedhof in Jena.
Kiesers frühes wissenschaftliches Werk beruhte hauptsächlich auf empirischen Ergebnissen. In seinem Hauptwerk „Elemente der Psychiatrik" vertritt er auch die These der somatischen Bedingung aller psychischen Störungen. In der Durchdringung empirischer Beobachtung und spekulativer Deutung steht Kieser in einer Reihe mit Johann Friedrich Blumenbach, Johann Wolfgang von Goethe, Karl Gustav Himly, Lorenz Oken und dem Nervenarzt Carl Eberhard Schelling.

Karl von Reichenbach
Carl (Karl) Ludwig von Reichenbach (* 12. Februar 1788 in Stuttgart; † 19. Januar 1869 in Leipzig) war ein Industrieller, Chemiker, Naturforscher, Philosoph und Freiherr.
Leben und Werk
Während seiner Studienzeit gründete Carl Ludwig Reichenbach 1806 in Tübingen eine Geheimgesellschaft zur Errichtung einer Kolonie auf Tahiti (Otaheiti) in der Südsee (Otaheiti-Gesellschaft). Ende 1808 wurde die Gesellschaft von der Polizei entdeckt und die meisten ihrer Mitglieder wegen des Verdachts auf Hochverrat verhaftet. Reichenbach wurde für einige Zeit auf dem Hohenasperg inhaftiert.
Nach dem Studium der Naturwissenschaften in Tübingen arbeitete er für die Eisenhammerwerke im badischen Hausach. Dort entwickelte und

vermarktete er neuartige Öfen für die Holzverkohlung. Nach seiner Promotion siedelte er ins mährische Blansko über, um für den Grafen Salm in dessen Eisenhüttenwerken zu arbeiten. Während dieser Tätigkeit beschäftigte er sich mit den Bestandteilen des Holzteers. Dabei entdeckte von Reichenbach 1830 das Paraffin und 1832 das Kreosot, ein antiseptisches Phenolgemisch. Diese Entdeckungen brachten ihm bald ein beachtliches Vermögen ein und führten 1839 zu seiner Adelung als Freiherr.

Am 15. November 1833 ging in Blansko ein Meteorit nieder. Dieses Ereignis faszinierte von Reichenbach derart, dass er seine Arbeiter tagelang suchen ließ, bis der Meteorit gefunden wurde. In der Folgezeit nutzte er sein Vermögen auch dazu, eine bedeutende Meteoritensammlung anzulegen. Die Begriffe Kamacit, Taenit und Plessit für Bestandteile von Eisenmeteoriten gehen auf ihn zurück. 1869 schenkte er seine Kollektion der Mineralogischen Schau- und Lehrsammlung in Tübingen, wo sie heute noch zu begutachten ist.

1835 erwarb Reichenbach das Schloss Cobenzl bei Wien. Durch seine im Schloss durchgeführten Experimente erhielt er von den Wienern den Beinamen „Zauberer vom Cobenzl".

Für seine Frau Friederike Louise geb. Erhard kaufte Reichenbach die um 1831 entstandene Liebesvase des Bildhauers Friedrich Distelbarth. Nach deren Tod 1835 schenkte er die Monumentalvase der Stadt Stuttgart, die ihn daraufhin 1836 zum Ehrenbürger ernannte.

Ab 1841 widmete sich von Reichenbach der Untersuchung wissenschaftlicher Grenzgebiete. Im Zentrum dieser Untersuchungen stand die von ihm postulierte Lebenskraft Od (von Odin). Od ist nach ihm eine dem Magnetismus ähnliche Kraft. In seinen Studien behauptete von Reichenbach, dass besonders begabte Menschen, er nannte sie Sensitive, in dunklen Räumen schwache Lichterscheinungen bei Magneten wahrnehmen können. Die Nähe zum Mesmerismus und die Tatsache, dass andere Forscher (unter ihnen Jöns Jakob Berzelius und Gustav Theodor Fechner) Reichenbachs Experimente nicht wiederholen konnten, brachte ihm herbe Kritik ein und ließ ihn in seinen letzten Jahren zunehmend verbittern.

1911 wurde die Reichenbachgasse in Wien-Favoriten nach ihm benannt.

Nachlass

Aus seinem Nachlass wurden 1889 anonym die Schrift Caroline v. Linsingen, die Gattin eines englischen Prinzen. Ungedruckte Briefe und Abhandlungen (...) veröffentlicht, die in der deutschen und englischen Presse Aufsehen erregte.

Literatur

Literatur von und über Karl von Reichenbach im Katalog der Deutschen Nationalbibliothek

Daoismus

Der Daoismus (chinesisch 道教 dàojiào ‚Lehre des Weges'), gemäß anderer Umschriften auch Taoismus, ist eine chinesische Philosophie und Weltanschauung, und wird als Chinas eigene und authentische Religion angesehen. Seine historisch gesicherten Ursprünge liegen im 4. Jahrhundert v. Chr., als das Daodejing (in älteren Umschriften: Tao te king, Tao te ching, u.a.) des Laozi (Laotse, Lao-tzu) entstand.

Neben Konfuzianismus und Buddhismus ist der Daoismus eine der Drei Lehren (三教 sānjiào), durch die China maßgeblich geprägt wurde. Auch über China hinaus haben die Drei Lehren wesentlichen Einfluss auf Religion und Geisteswelt der Menschen ausgeübt. In China beeinflusste der Daoismus die Kultur in den Bereichen der Politik, Wirtschaft, Philosophie, Literatur, Kunst, Musik, Ernährungskunde, Medizin, Chemie, Kampfkunst und Geographie.

Entstehung

Wann genau die daoistische Lehre entstanden ist, bleibt unklar. Der Daoismus hat erst in einem langen Entwicklungsprozess Form angenommen, wobei fortlaufend Strömungen des Altertums integriert wurden. Mit der daoistischen Lehre wird viel Gedankengut aufgegriffen, das in China zur Zeit der Zhou-Dynastie (1040–256 v. Chr.) weit verbreitet war. Dazu gehören die kosmologischen Vorstellungen von Himmel und Erde, die Fünf Wandlungsphasen, die Lehre vom Qi (Energie), Yin und Yang und das Yijing (I Ging), aber auch die Tradition der Körper- und Geisteskultivierung, mittels deren mit Atemkontrolle und anderen Techniken wie Taijiquan und Qigong, Meditation, Visualisation und Imagination, Alchemie und magischen Techniken Unsterblichkeit erreicht werden wollte. Die Suche nach Unsterblichkeit, ein zentrales Thema des Daoismus, geht wahrscheinlich auf sehr alte Glaubensinhalte zurück, denn im Zhuangzi, einem daoistischen Klassiker aus dem 4. Jh. v. Chr., werden bereits die Xian erwähnt, die Unsterblichen, deren wichtigste der gelbe Kaiser, Huang Di, und die

Königinmutter des Westens, Xiwangmu, sind. Es handelt sich dabei um Gestalten, die möglicherweise schon in der Shang-Zeit im 2. Jahrtausend v. Chr. existiert haben.

Verbreitung

Aufgrund der verschiedenen Ausprägungsformen, der unklaren Abgrenzung zu anderen Religionen und der mangelnden statistischen Erfassung in der Volksrepublik China ist die genaue Anzahl der Anhänger des Daoismus nur schwer zu erfassen. Ca. 8 Millionen Daoisten leben heute auf Taiwan, wo viele Anhänger der daoistischen Schulen Zuflucht vor der Verfolgung durch die Kulturrevolution suchten.

Die daoistische Vereinigung in der Volksrepublik geht von ungefähr 60 Millionen daoistischen Gläubigen in der VR China aus. Auch unter den Überseechinesen und in anderen asiatischen Ländern wie Malaysia, Singapur, Vietnam, Japan und Korea ist der Daoismus verbreitet.

Laozi und das Daodejing

Ob es einen Denker namens Laozi (chinesisch 老子 ‚Der Alte Meister') wirklich gegeben hat, wird heute bezweifelt. Im Daoismus wird ihm das Daodejing (der Klassiker vom Dao und vom De) zugeschrieben. Seine Biographie ist von Legenden umrankt und äußerst umstritten. Er soll zur Zeit der Frühlings- und Herbstannalen im 6. Jahrhundert v. Chr. gelebt haben, die von Unruhen und Kriegen geprägt war. Sie stellt eine Blütezeit der chinesischen Philosophie dar, da viele Gelehrte sich Gedanken machten, wie wieder Frieden und Stabilität erreicht werden könnten. Man spricht daher auch von der Zeit der Hundert Schulen. Das Daodejing enthält eine solche Lehre, die sich an den Herrscher richtet und Frieden hervorrufen will.

Das Daodejing wird auch mit dem Namen seines legendären Verfassers als „Laozi" bezeichnet. In seiner heutigen Form wird es in zwei Bücher mit insgesamt 81 Kapiteln unterteilt. Der erste Teil behandelt das Dao, der zweite das De. Das Buch stellt jedoch keine logisch aufgebaute Konstruktion einer Weltanschauung dar, sondern erscheint vielmehr als eine ungeordnete Sammlung mystischer Aphorismen, die zu eigener, subjektiver Interpretation anregen. Daher entstanden im Lauf der Zeit auch mehrere hundert Kommentare als Auslegungen des Texts sowie hunderte Übersetzungen.

Zhuangzi

Ganz anders geschrieben ist dagegen das Nanhua zhen jing, „Das wahre Buch vom südlichen Blütenland" (eigentlich „Das wahre Buch aus Nanhua", der Stadt, aus der Zhuangzi stammt, der auch „der wahre Mensch aus Nanhua" genannt wurde). Es wurde im 4. Jh. v. Chr., kurz nach der Entstehung des Daodejing, von Zhuangzi (Dschuang Dsi, Chuang-tzu, etwa 369–286 v. Chr.) verfasst, nach dem es auch „Zhuangzi" genannt wird. In ihm wird das Wesen des Daoismus in oft paradoxen Parabeln und Anekdoten erläutert, in die philosophische Diskussionen eingeflochten sind. Zhuangzi greift dabei einige Vorstellungen vom Daodejing auf, weist aber andere weit von sich – so ist zum Beispiel von der politischen Zielsetzung des Laozi bei ihm nichts mehr übrig. Der weltabgewandte Weise (Zhenren) ist hier das Idealbild. Wie beim Daodejing ist auch hier die Autorschaft umstritten. Zwar ist Zhuangzi mit Sicherheit eine historische Persönlichkeit, das Buch wurde aber wahrscheinlich in großen Teilen von seinen Schülern zusammengetragen.

Zur Zeit des Laozi und des Zhuangzi ist weder eine philosophische noch eine religiöse Organisation nachweisbar, die man Daoismus nennen könnte. Es gibt nur vereinzelte Texte, die von daoistischem Gedankengut zeugen und die später, als sich daoistische Organisationen gründeten, als kanonische Schriften aufgefasst wurden. Jedoch ist unstrittig, dass diese Texte im Zusammenhang mit religiösen Praktiken und Glaubensinhalten entwickelt wurden.

Daoismus zwischen Philosophie und Religion

Die Unterscheidung zwischen Daoismus als Religion und Daoismus als Philosophie, die lange Zeit von den chinesischen Begriffen Daojia (道家) und Daojiao (道教) ausgehend in der Sinologie verwendet wurde, ist begrifflich unscharf. Sie stellt eher ein Hilfsmittel der westlichen Sinologie dar und wurde eingeführt, um verschiedene Aspekte der langen Geschichte des Daoismus leichter beschreiben zu können. Dennoch wird auch im Chinesischen zwischen philosophischem Daoismus (chinesisch 道家 dào jiā) und religiösem Daoismus (chinesisch 道教 dào jiào) unterschieden. Der Daoismus ist jedoch eine ebenso facettenreiche Erscheinung wie andere Religionen auch. Im Laufe seiner über zweitausendjährigen Geschichte wurden die unterschiedlichsten Lehren und Systeme herausgebildet. Heutige Sinologen sehen im religiösen Daoismus die praktische Verwirklichung des philosophischen Daoismus. Die Trennung von religiösem und philosophischem Daoismus ist daher eine Vereinfachung und es herrscht in der Forschung

Uneinigkeit, ob diese Unterscheidung weiterhin verwendet werden sollte, weil sie der Komplexität des Gegenstands nicht gerecht wird.

Das Begriffspaar ist immerhin von begrenztem Nutzen, weil es in einer Beschreibung des Daoismus eine erste, hilfreiche Gliederung ermöglicht. Der Sachverhalt ist aber sehr viel mehrgestaltiger, als es diese Vereinfachung nahelegt.

Das Dao

Das Wort „Daoismus" leitet sich ab von „Dao" (Tao), einem Begriff der chinesischen Philosophie, der bereits vor dem Daodejing verwendet wurde, aber erst in diesem Text seine zentrale Stellung und besondere, universale Bedeutung erhielt. „Dao" bedeutete ursprünglich „Weg", im klassischen Chinesisch aber bereits „Methode", „Prinzip", „der rechte Weg". Bei Laozi nimmt dann der Begriff des Dao die Bedeutung eines der ganzen Welt zugrunde liegenden, alldurchdringenden Prinzips an. Es ist die höchste Wirklichkeit und das höchste Mysterium, die uranfängliche Einheit, das kosmische Gesetz und Absolute. Aus dem Dao entstehen die „zehntausend Dinge", also der Kosmos, und auch die Ordnung der Dinge entsteht aus ihm, ähnlich einem Naturgesetz, doch ist dem Dao selbst kein omnipotentes Wesen zuzuschreiben, sondern es ist Ursprung und Vereinigung der Gegensätze, womit es letztlich undefinierbar ist.

Philosophisch könnte man das Dao als jenseits aller Begrifflichkeit fassen, weil es der Grund des Seins, die transzendente Ursache ist und somit alles, auch den Gegensatz von Sein und Nicht-Sein, enthält. In diesem Sinne kann nichts über das Dao ausgesagt werden, weil jede Definition eine Begrenzung enthält. Das Dao ist aber sowohl unbegrenzte

Transzendenz, als auch das dem Kosmos, dem All immanente Prinzip.

Durch das Wirken des Dao wird die Schöpfung durch Zweiheit, das Yin und das Yang, Licht und Schatten, hervorgebracht, aus deren Wandlungen, Bewegungen und Wechselspielen dann die Welt hervorgeht.

Daoistische Ethik

Die ethische Lehre des Daoismus besagt, die Menschen sollten sich am Dao orientieren, indem sie den Lauf der Welt beobachten, in welchem sich das Dao äußert. Dadurch können sie die Gesetzmäßigkeiten und Erscheinungsformen dieses Weltprinzips kennenlernen. Da das Dao sich im „Ziran", dem „Von-selbst-so-Seienden", der Natur, offenbart, steht es für Natürlichkeit, Spontaneität und Wandlungsfähigkeit. Der Weise erreicht dabei die Harmonie mit dem Dao weniger durch Verstand, Willenskraft und bewusstes Handeln, sondern vielmehr auf mystisch-intuitive Weise, indem er sich dem Lauf der Dinge anpasst. Der Daoismus besagt, dass es im Kosmos nichts gibt, was fest ist: Alles ist dem Wandel (chin. 易, yì) unterworfen und der Weise verwirklicht das Dao durch Anpassung an das Wandeln, Werden und Wachsen, welches die phänomenale Welt ausmacht.

In den Wandlungen der Phänomene verwirklicht jedes Ding und Wesen spontan seinen eigenen „Weg", sein eigenes Dao. Es wird als ethisch richtig erachtet, dieser Spontaneität ihren Lauf zu lassen und nicht einzugreifen, also Wu wei, „Nicht-Eingreifen", „Nicht-Handeln" oder „Nicht-Erzwingen" zu praktizieren. Die Dinge und ihr Verlauf werden als sich selbst ordnend und sich selbst in ihrer Natur entfaltend und verwirklichend angesehen. Es erscheint dem Weisen als sinnlos, seine Energie in einem stetigen Willensakt der Handlung (des Eingreifens in das natürliche Wirken des Dao) zu verschwenden. Vielmehr sollte das Tun angemessen sein. Durch den angestrebten reinen und nicht selbstbezogenen Geist soll ein Handeln möglich werden, das nicht durch eigene Wünsche und Begierden verblendet wird. Der Mensch soll einfach „geschehen lassen".

Es wird also als klug angesehen, sich möglichst wenig in das Wirken des Dao einzumischen oder sich ihm gar entgegenzustemmen. Besser als durch große Kraftanstrengungen werden Ziele verwirklicht, wenn dafür die natürlichen, von selbst ablaufenden Vorgänge genutzt werden, die durch das Dao bestimmt sind. Dieses Prinzip der Handlung ohne Kraftaufwand ist eben das Wu Wei. Indem der Weise die natürlichen Wandlungsprozesse mitvollzieht, gelangt er zu einer inneren Leere. Er verwirklicht die Annahme und Vereinigung von Gegensätzen, denn das Dao, welches das Yin und Yang hervorbringt, ist die Ursache und Vereinigung dieser beiden. Somit verwirklicht der Weise im Einklang mit den natürlichen Prozessen den Dreh- und Angelpunkt der Wandlungsphasen von Yin und Yang, die leere Mitte der Gegensätze.

Das Daodejing liefert die Weltanschauung, die das Ideal des daoistischen Weisen blieb: Gleichmut, Rückzug von weltlichen Angelegenheiten und Relativierung von Wertvorstellungen sowie Natürlichkeit, Spontaneität und Nicht-Eingreifen.

Nach daoistischer Auffassung führt nur die Übereinstimmung mit dem Dao zu dauerhaftem und wahrem Glück. Involviertheit in weltliche Angelegenheiten führt dagegen zu einem

Niedergang der wahren Tugend (De). Es wird somit als ratsam erachtet, Gleichmütigkeit gegenüber Gütern wie Reichtum und Komfort zu erlangen, und sich vor übermäßigen Wünschen zu hüten.

Trotz dieser genuin daoistischen Ethik wurden im späteren Daoismus auch ethische Lehren des Konfuzianismus und Buddhismus übernommen. Ge Hong bezieht sich auf konfuzianische Tugenden, die Lingbao-Schule hat vom Buddhismus das universelle Heilsziel übernommen und der Quanzhen-Daoismus hat die ethischen Regeln für Mönche und Nonnen gleichfalls aus dem Buddhismus entlehnt.

Daoismus als Religion

Den Unterschied zwischen philosophischem und religiösem Daoismus, den dieser Artikel aus pragmatischen Gründen verwendet (s. o.), könnte man derart fassen, dass der philosophische Daoismus das Ideal des Weisen hat, der das Dao verwirklicht, indem er eine bestimmte Geisteshaltung einnimmt, während der religiöse Daoist danach strebt, Erleuchtung zu erlangen und das Dao zu verwirklichen, indem er durch unterschiedliche Methoden wie Meditation (Qigong, Taijiquan), Konzentration, Visualisation, Imagination, Atemtechniken, Alchemie, Ritual und Magie aus Geist und Körper, dem Mikrokosmos, ein Abbild des Makrokosmos erschafft und auf diese Weise eins wird mit dem Universum und dem ihm immanenten Dao.

Das erste gesicherte Datum des Daoismus als Religion ist das Jahr 215 n. Chr., als Cao Cao die Kirche der Himmelsmeister anerkannte. Der Daoismus weist kein geschlossenes oder einheitliches System auf, da er sich auf viele heterogene Quellen bezieht.

Viele Schulen des Daoismus strebten nach Unsterblichkeit, sie sind wahrscheinlich aus schamanistischen Techniken und Unsterblichkeitskulten entstanden (s. Fangshi), die während der Han-Zeit mit der philosophischen Richtung des Daoismus verbunden wurden. Das höchste Ziel des religiösen Daoismus ist die ewige Glückseligkeit als Xian (Unsterblicher), wobei Unsterblichkeit nicht zwangsläufig physisch ist, sondern auch metaphysisch und als nachtodliche Unsterblichkeit zu verstehen ist.

In allen Schulen des Daoismus streben ihre Anhänger danach, zum Ursprung zurückzukehren. Dies wird in Begriffen daoistischer Mystik z.B. die Rückkehr zum Einen, zur Perle, die Rückkehr zum Zustand, bevor es Himmel und Erde gab oder die Erschaffung des kosmischen Embryo genannt. Diese Rückkehr geschieht, indem der daoistische Adept ein klassifizierendes System benutzt, dessen kosmologische Grundlagen Yin und Yang, die fünf Wandlungsphasen sowie andere numerologische Koordinaten sind, und sich in den Mittelpunkt des so von ihm konstruierten Kosmos begibt und einordnet, verbindet, bestimmt und benennt, um eine Integration zu erreichen und aus der Welt ein Instrument des Geistes zu machen.

Die daoistischen Götter, auch „Unsterbliche" genannt, haben oft keine Geschichte, andere gehen auf historische oder legendäre Personen zurück, die als bedeutend für die Entwicklung von Land und Volk angesehen werden. Sie stellen aber eher eine Inkarnation von Funktionen als Individuen oder Götter im westlichen Verständnis dar. Neben den Göttern, von denen der Adept geheiligt wird, gibt es

auch Götter, über die er befehlen kann. Die Triade der höchsten Gottheiten stellen die Drei Reinen dar. Das daoistische Paradies liegt im Kunlun-Gebirge im Westen, es gibt jedoch auch noch andere Gefilde der Seligkeit, wie die Penglai-Inseln, auf denen die Wunderpflanze der Unsterblichkeit wächst. Die Höllenvorstellungen des Daoismus wurden aus dem Buddhismus übernommen.
Verhältnis zum Buddhismus
Als der Buddhismus im 2. Jahrhundert nach China kam, wurde er zunächst als eine seltsam verzerrte Variante des Daoismus wahrgenommen, weil die ersten Übersetzer von buddhistischen Konzepten Begriffe aus der daoistischen Lehre verwendeten. Außerdem besagte eine daoistische Legende, dass die Gründerfigur Laozi nach Westen ausgewandert sei. In China erklärte man daher einfach, Laozi sei nach Indien gekommen und habe als Buddha die „Barbaren" zum Daoismus bekehrt; diese hätten die Lehre aber nicht vollkommen begriffen, und so sei der Buddhismus entstanden. Durch die gegenseitige Beeinflussung von Daoismus und Buddhismus entstanden auch neue Schulen. Ein erfolgreiches Beispiel einer solchen Verschmelzung ist der Chan-Buddhismus (chinesisch 禪 chán, W.-G. ch'an; Japanisch: 禅 zen; Koreanisch: 선 seon; Vietnamesisch: 禅 „Thiền"). Sein Einfluss war prägend für die chinesische Tang- und Song-Zeit. Er besteht in Japan, Korea, und Vietnam als Zen-Buddhismus bis heute fort und ist auch in China noch verbreitet. Ein Beispiel für die Übernahme buddhistischer Ideen ist die daoistische Schule Quanzhen.
Die Himmelsmeister

Im 2. Jahrhundert entstand die erste daoistische Organisation, eine Art „Kirche", als Zhang Daoling (Chang Tao Ling) 142 n. Chr. in Sichuan die Bewegung der Himmelsmeister (tianshi dao) gründete. Zhang Daoling nahm dabei vermutlich Anleihen beim Buddhismus, möglicherweise auch beim monotheistischen Mazdaismus. In der Gruppe, die nach einer Abgabe, die ihre Anhänger zu leisten hatten, auch „Fünf-Scheffel-Reis"-Bewegung (Wudoumi Dao) genannt wird, herrschten messianische und revolutionäre Gedanken vor: die Han-Dynastie sollte gestürzt werden, damit der Himmelsmeister Zhang Daoling regieren und die Endzeit beginnen konnte. In der Geschichte des Daoismus bildeten sich immer wieder auch andere Geheimbünde wie die Gelben Turbane, die Roten-Augenbrauen-Sekte oder die Taiping-Sekte, die häufig auch politische Ziele verfolgten.

Etwa 30 Jahre lang existierte sogar ein Himmelsmeister-Staat, der durch einen großen Verwaltungsapparat charakterisiert war. Die Bürokratie spiegelte die Vorstellung vom Himmel wider, der im Glauben der Himmelsmeister auch bürokratisch gegliedert ist. Bitten und Gebete wurden in Formularen verfasst und durch Verbrennung an die jeweils zuständigen Gottheiten geschickt.

In der Himmelsmeister-Bewegung entstand eine ausgeprägte Ethik und ein daoistischer Kultus. Durch die Pflichtbeiträge entwickelten sich die Gemeinden zu ökonomisch bedeutsamen Organisationen. Unter der Nördlichen Wei-Dynastie (386–534) traten immer mehr Mitglieder der Aristokratie der Himmelsmeister-Bewegung bei und einer der Wei-Kaiser erklärte den Daoismus sogar zur

Staatsreligion. Auch viele Dichter und Künstler gehörten ihr an. Ab dem 2. Jh. wurde auch Laozi nicht mehr nur als alter Weiser gesehen, sondern als Gott verehrt. Ebenso wurde aus dem abstrakten Begriff des Dao eine personale Gottheit. Jedoch stellen die Götter des Daoismus eher eine Verkörperung von Funktionen als individuelle Entitäten dar. Die Ritualgötter sind im Allgemeinen entweder abstrakte Instanzen oder Verkörperungen von Naturkräften, zum Beispiel der Erde, der Flüsse, des Regens, der Berge. Auch der vergöttlichte Laozi stellt eher eine Hypostase des Dao und des daoistischen Heiligen dar, wie Zhuangzi ihn beschrieb, weniger eine personale Gottheit, wie sie der westlichen Vorstellung entspricht.

Entwicklung zur Volksreligion

Schon die daoistischen Philosophen verwendeten bildhafte Geschichten und alte Volkssagen, um ihre Ideen zu erläutern. Während der Han-Zeit wurde der Daoismus mit älteren kosmologischen, theologischen und anthropologischen Vorstellungen verbunden, deren Spuren sich schon in der Shang-Zeit finden lassen. Diese älteren Vorstellungen stammen wahrscheinlich aus Unsterblichkeitskulten und der schamanistischen Tradition (siehe Fangshi). Auch mehr und mehr volkstümliche Bräuche, Riten und buddhistische Elemente hielten Einzug in die daoistischen Praktiken. Die daoistische Religion wurde polytheistisch und definierte sich durch eine gemeinsame liturgische Tradition. Die Liturgien wurden von Daoshi, daoistischen Priestern, ausgeführt. Es entstand ein reichhaltiger Götterhimmel, dessen genaue Ausformung sich von Schule zu Schule unterscheiden konnte, in dem sich aber drei oberste Gottheiten, die Drei Reinen,

herauskristallisierten: Yuanshi tianzun, der Himmelsehrwürdige des Uranfangs, Daojun oder Lingbao tianzun, der Herr des Dao als der Himmelsehrwürdige des magischen Juwels, und Daode tianzun oder Taishang Laojun, der Himmelsehrwürdige des Dao und des De bzw. der höchste Herr Lao, welcher der vergöttlichte Laozi ist.
Das liturgische System bildet den formalen Rahmen für unterschiedliche lokale Kulte und das daoistische Pantheon wird bevölkert von kosmischen Gottheiten, Naturgöttern, Dämonen, Geistern, Unsterblichen (Xian) und Vollkommenen (Zhenren). Sitz des Pantheons sind heilige Berge und Grotten, die ein mikrokosmisches Abbild des Makrokosmos darstellen, sowie Tempel, Altar und Körper.
Durch die Himmelsmeister-Kirche Zhang Daolings vollzog sich eine gewisse Vereinigung der verschiedenen daoistischen Gemeinschaften. Diese starke und breitenwirksame Organisation wurde während der Sui- und Tang-Dynastie zu einer echten Volksreligion und religiösen Macht. Die Dynastie der Tang behauptete, von Laozi abzustammen, und machte seine Verehrung zu einem offiziellen Kult. Der daoistische Kaiser Xuanzong gründete landesweit daoistische Tempel und hatte eine große Vorliebe für daoistische Rituale. Aus der Ming- und Tangdynastie gibt es auch die meisten daoistischen Schriften. Es war die Blütezeit des Daoismus.
Unter der Song-Dynastie (960–1279) wurde der Daoismus dann vollständig in die Volkskultur integriert, u. a. dadurch, dass die lokalen und regionalen Organisationen durch Kaiser Zhenzong zu einem Netzwerk offiziell geförderter Tempel zusammengeschlossen wurden, die auch säkulare

Aufgaben wie die Organisation von Märkten und das Eintreiben der Handelssteuer übernahmen.

Als Chinas letzte Dynastie, die Qing, im Jahre 1644 gegründet wurde, wurde der Daoismus mit Restriktionen und Verboten belegt, da die Qing dem orthodoxen Konfuzianismus nahestanden und die Mandschu Angst vor chinesischem Nationalismus hatten, weshalb sie lokale Organisationen unterdrückten. Im Taiping-Aufstand 1849 wurden dann sämtliche Tempel, sowohl buddhistische als auch daoistische, zerstört und im Verlauf des 20. Jh. verstärkte sich die Tendenz immer mehr, die ursprüngliche chinesische Religion zu zerstören.

Daoistische Praktiken

Im Laufe der Jahrhunderte entstanden in China eine Vielzahl daoistischer Schulen mit unterschiedlichen Lehrinhalten und Praktiken. Ein Hauptmerkmal des religiösen Daoismus war jedoch in vielen Schulen die Suche nach Unsterblichkeit. Viele Praktiken haben ihre Ursprünge in den Praktiken der Fangshi des Altertums. Der daoistische Kanon (Daozang), der in seiner letztgültigen Fassung 1442 zusammengestellt wurde, gibt von den unterschiedlichen Praktiken einen Eindruck. Er enthält Tausende von Werken, und die Texte handeln u. a. von Philosophie, Liturgie, Ritualistik, Magie, Sexualpraktiken, Medizin, Imagination und mythischen Welten, Hagiographien, dem Yijing (I Ging), Alchemie, Moral, Meditationstechniken und Hymnen.

Die ersten Texte, die eine detaillierte Beschreibung der nach innen gewendeten Meditation gaben, waren die ab dem 4.Jahrhundert n. Chr. entstandenen der Shangqing-Schule, nämlich das Shangqingjing (Buch der großen Reinheit). Die Shangqing-Meditationen enthalten unterschiedliche Elemente: der Adept verkehrt rituell und imaginativ mit Göttern, rezitiert heilige Texte und visualisiert und durchläuft komplex strukturierte Elemente und Prozesse der Kosmologie, Mythologie und Symbolik des Daoismus. Die Visualisationen dieser Schule stellen Reisen in geistige Welten dar, wie sie schon von den Schamanen der Shang-Zeit ausgeführt worden sein sollen. Sie führen in Reiche der irdischen Paradiese, der Götter, der stellaren Welten, der Bewegungen von Yin und Yang und der verschiedenen Formen von Qi (Energie). Das Ziel der komplexen Techniken ist es, durch die Harmonisierung von Geist und Körper zur ursprünglichen Einheit zurückzukehren. Wiederholt stellen Kenner daoistischer Praktiken die Behauptung auf, bei diesen Reisen handele es sich – zumindest bei einigen Adepten – um außerkörperliche Erfahrungen.

Im Streben nach Unsterblichkeit entwickelten Daoisten viele alchemistische Techniken, später dann auch Techniken der Inneren Alchemie. Einer der bedeutenden Vertreter der Alchemie war Ge Hong. Etwa seit dem 4. Jahrhundert n. Chr. wurde versucht, Elixire oder Pillen herzustellen, die das Leben verlängern. Dabei spielten Zinnober (Dan), Quecksilber (Gong) und Gold (Jin) eine besondere Rolle. Durch die Eigenschaften, die sie in chemischen Reaktionen zeigen, galten sie als Elemente, die die Unwandelbarkeit in äußerlicher Veränderung (ein zentrales Merkmal des Dao) verkörpern. Viele, die sich von den Pillen Langlebigkeit versprachen, starben an Quecksilbervergiftung, was wohl einer der Gründe dafür war, dass die Alchemie bis zum Ende der Tang-Zeit immer unpopulärer wurde und verstärkt eine Hinwendung zur inneren Alchemie stattfand.

Durch die alchemistischen Forschungen wurden jedoch auch andere Gebiete befruchtet, beispielsweise das Schießpulver und halluzinogene Drogen entdeckt, ebenso wurde die Medizin beeinflusst.

Die Shangqing-Meditationen zeigen bereits eine Hinwendung von der äußeren zur inneren Alchemie, die sich im 9. Jh. dann vollends ausbildete. Anstatt Substanzen im Labor zu mischen, wurde der eigene Körper und Geist als „inneres Labor" verstanden. Es galt nun, durch meditative Techniken das uranfängliche Chaos zu strukturieren und durch Kultivierung von Vitalität (Jing), Energie (Qi) und belebendem Geist (Shen) die Leere und Einheit zu verwirklichen.

Voraussetzung für diese Praktiken ist die Vorstellung, dass Analogien zwischen allen Ebenen bestehen, das heißt, dass Kosmos, Erde und Mensch analog strukturiert sind und sich in allen Details entsprechen.

Eine Schule, die sich durch buddhistische Beeinflussung verstärkt dem liturgischen Ritual zuwandte, war die Lingbao Pai. Eine der Hauptpraktiken, auch des heutigen Daoismus, stellen die daoistischen Rituale dar.

Ein weiterer Abkömmling des Daoismus ist das Feng Shui, welches ursprünglich Geomantie war, später sich aber darauf bezog, die Umgebung des Menschen nach bestimmten Prinzipien zu ordnen, um Glück, Erfolg und Harmonie zu erzeugen.

Daoismus in der Volksrepublik China

Der Daoismus im 20. Jahrhundert zeichnet sich dadurch aus, dass es keine einheitliche Lehre gibt, sondern eine Vielzahl von Theorien und Praktiken,

darunter auch sektiererische Entwicklungen und unorthodoxe Bewegungen.
Unter der sozialistischen Diktatur wurden die Religionen Chinas unterdrückt und verfolgt, während der Kulturrevolution wurden viele Klöster und Tempel zerstört, Schriften vernichtet und die Mönche und Nonnen umerzogen oder getötet. Im Untergrund waren die daoistischen Lehren in China jedoch immer vorhanden. Mittlerweile besinnt man sich auch in der Volksrepublik wieder auf das religiöse Erbe sowie auf das daoistische Handlungswissen in Bezug auf die Heilkunst. Viele Klöster und Tempel wurden wieder aufgebaut, Ausbildungsstellen für Mönche und Nonnen geschaffen und sogar einige universitäre Forschungsstellen für Daoismus eingerichtet. Es gibt um die Jahrtausendwende in der VR China ungefähr 3000 daoistische Heiligtümer, die von ca. 25.000 Nonnen und Mönchen bewohnt werden. Die daoistischen Tempel sind teilweise ökonomisch unabhängig, indem sie Hotels, Restaurants, Teehäuser oder Souvenirgeschäfte und Kampfkunstschulen betreiben und daoistische Organisationen engagieren sich in öffentlichen Bereichen wie dem Umweltschutz, Bildung oder Katastrophenhilfe.
Der Staat hat in der Volksrepublik eine offizielle Version des Daoismus durchgesetzt, die Wohlwollen, Patriotismus und den Dienst an der Öffentlichkeit betont. Die Ausbildung eines Daoisten in der Volksrepublik umfasst daoistische Doktrin, Rituale, Musik, Kalligrafie, Philosophie, Kampfkunst und die englische Sprache. Die „Daoistische Vereinigung Chinas" wurde 1956 gegründet, 1957 registriert und hat ihren Sitz im Baiyunguan (Tempel der Weißen

Wolken) in Beijing. Entsprechend ihrer Zielsetzung ist die Vereinigung von der Volksregierung Chinas geführt und hat die Aufgabe, alle Daoisten des Landes zu vereinigen, das Land und den Daoismus zu lieben, die Verfassung, Gesetze, Regeln und die Politik des Landes zu beachten, das Erbe des Daoismus zu pflegen sowie geistliche Angelegenheiten auszuüben. Viele daoistische Priester sind jedoch nicht gemeldet und gehören nicht den Regierungsorganisationen an, sodass die Statistiken widersprüchlich sind. Die wieder aufgebauten Tempel sind gut besucht und zu einigen Anlässen wie dem Laternenfest kommen Zehntausende von Pilgern, woraus man schließen kann, dass der Daoismus auch in der Volksrepublik noch eine große Rolle spielt.

Von dieser starken Einschränkungen unterworfenen Religionsfreiheit ausgeschlossen sind staatlich nicht zugelassene und damit nicht kontrollierbare daoistische Gemeinschaften. Sie gelten als Sekten und häretische Kulte und sind staatlicher Verfolgung ausgesetzt. Yiguan Dao (Weg des alles durchdringenden Prinzips) oder Huangtian Dao (Weg des Gelben Himmels) werden besonders stark verfolgt. Während in den 1950er Jahren Christen überwiegend langjährige Haftstrafen verbüßten, wurden Yiguan Dao-Anhänger nach ihrer Verhaftung meist hingerichtet. Noch in den 90er Jahren gab es Verhaftungen von Yiguan Dao-Gläubigen. Der Grund für die härtere Verfolgung ist geschichtlich bedingt, da gerade Yiguan Dao mehrfach an revolutionären Bewegungen beteiligt war.

Viele Daoisten flohen nach Taiwan oder Südostasien, wo der daoistische Kultus nach wie vor blüht. Im heutigen China existieren noch zwei Hauptlinien der religiösen daoistischen Tradition, der Quanzhen-Daoismus (Schule der vollständigen Wahrheit), auch als neidan, innere Alchemie, bezeichnet, und der Zhengyi-Daoismus (Schule der orthodoxen Einheit), welcher direkt auf die Tradition der Himmelsmeister zurückgeht.

Die Quanzhen-Daoisten leben monastisch und zölibatär und legen die Hauptpraxis auf Meditation, während die Zhengyi-Daoisten heiraten dürfen und auch in priesterlichen und magischen Funktionen, beispielsweise als Ritualpriester bei Tempeln, Familien und Einzelpersonen, d. h. auch bei Begräbnis- und Hochzeitsriten oder Exorzismen und Heilungen arbeiten. Der Zhengyi-Daoismus besitzt im Gegensatz zum Quanzhen, der stark buddhistisch beeinflusst ist, eine ausgeprägte Ritualistik und magische Praktiken. Die Rituale führen sich zu einem großen Teil auf die Schule der Lingbao Pai zurück. In den Tempeln, in die die Zhengyi-Priester eingeladen werden, werden meistens Lokalgötter verehrt. Viele volkstümliche Elemente sowie auch teilweise schamanistische Elemente wurden in den heutigen Zhengyi-Daoismus aufgenommen.

Es werden Rituale zu vielen Anlässen durchgeführt: zum Geburtstag des Lokalgottes, zur Restauration eines Tempels oder um eine neue Götterstatue einzuweihen. Ein Ritual kann bis zu neun Tage dauern, und ist oft verbunden mit Theateraufführungen, Prozessionen und Opfern. Viele Rituale sind ausgeprägt liturgisch. Das Hauptritual ist eines der kosmischen Erneuerung und Rückverbindung.

Die monastische Quanzhen-Schule unterscheidet sich vom Zhengyi durch das zurückgezogene Leben der Adepten in der Meditation und inneren

Alchemie, ohne der Allgemeinheit die Arbeit in einem praktizierten Ritualservice anzubieten. Innere Alchemie strebt nicht nach Herstellung eines Stoffes oder physischer Unsterblichkeit, sondern ist eine Erleuchtungstechnik, eine Methode der Ordnung von Selbst und Welt. Sie ist eine operative Disziplin, die durch einen schöpferischen Akt zur Geburt eines neuen Menschen führen soll und die Erhöhung des Geistes über die Welt anstrebt. Da in der Quanzhen-Schule viele Elemente des Buddhismus übernommen wurden, besitzt sie einen stark spekulativen Charakter und die Texte dieser Schule sind durch bestimmte Merkmale charakterisiert: die geistige und physische Schulung, die Praxis unterschiedlicher Techniken wie Atemübungen, Visualisationen und innerer Alchemie, die Übernahme bestimmter Spekulationen des Buddhismus, z. B. über Wu (Leere) und You (Dasein) und die Methode der Gong'ans (jap. Koan), die Übernahme konfuzianischer Werte und die systematische Verwendung des Yijing sowie alchemistischer Techniken in einer metaphorischen, geistigen Form.
Techniken der Shangqing-Schule werden nach wie vor von Zhengyi und Quanzhen praktiziert.

Daoismus im Abendland

Die Geschichte der Rezeption des Daoismus in der westlichen Welt ist ungefähr 200 Jahre alt, und vor allem das Daodejing beeinflusste u. a. Kunst, Literatur, Psychologie und Philosophie.
Die erste Übersetzung des Daodejing ins Lateinische durch einen Jesuiten stammt aus dem Jahr 1788. Von den 60er Jahren des 19. Jh. bis Anfang des 20. Jh. erschienen dann größere Mengen an Laozi-Übersetzungen, die hauptsächlich von Missionaren angefertigt wurden, sodass es nicht verwunderlich

ist, dass die meisten dieser Übersetzungen tendenziös christlich sind. Auch die im deutschen Sprachraum bekannteste Übersetzung von Richard Wilhelm kann ihren christlichen Hintergrund nicht leugnen.

Im 19. Jh. wurde dann die Rezeption des Daoismus im Westen stark durch die Theosophische Gesellschaft, die eine Mischung aus indischer Mystik und westlichem Okkultismus propagierte, beeinflusst.

Nach dem Ersten Weltkrieg verstärkte sich das Interesse an östlicher Weisheit und insbesondere die Pazifisten wandten sich dem Wu wei, dem Nicht-Handeln zu. So rief beispielsweise der deutsche Dichter Klabund im Jahr 1919 in seiner Schrift „Hör es Deutschland" das Volk auf, nach dem heiligen Geist des Dao zu leben, und in Deutschland brach durch die Übersetzungen des Zhuangzi und des Laozi durch Richard Wilhelm und durch Martin Buber eine regelrechte Daoismus-Euphorie aus, die sich unter Literaten und Künstlern verbreitete. So wurden insbesondere Hermann Hesse, Alfred Döblin und Bertolt Brecht durch diese Übersetzungen beeinflusst.

Alfred Döblins Roman „Die drei Sprünge des Wang-Lun" und Charles Waldemars „Das Kleinod des Lao-Tse" zeigen zum Beispiel eine starke Annahme daoistischen Gedankengutes, insbesondere des Wu wei, und Hermann Hesses gesamtes Werk ist von östlicher Philosophie durchdrungen. Prominentestes Zeugnis von Bertolt Brechts intensiver Auseinandersetzung mit dem Daoismus seit etwa 1920 („… der stimmt mit mir so sehr überein") ist sein 1938 entstandenes Gedicht Legende von der

Entstehung des Buches Taoteking auf dem Weg des Laotse in die Emigration.

Die Rezeption des Daoismus durch die Tiefenpsychologie fällt auch in die Zeit des Zweiten Weltkrieges. Carl Gustav Jung fand in Übersetzungen der daoistischen Werke „Das Geheimnis der goldenen Blüte" und des älteren „Yi Jing" durch Richard Wilhelm starke Anregungen zur Entwicklung seiner eigenen psychologischen Theorien und er schrieb zu beiden das Vorwort.

In den 1920er Jahren wurden dann die Ideen des Daoismus von dem damals populären Philosophen Hermann Graf Keyserling aufgenommen und verbreitet, der in den daoistischen Klassikern die tiefsten Aussprüche zur Lebensweisheit fand.

Auch der Philosoph Martin Heidegger wurde durch Übersetzungen daoistischer Texte durch Richard Wilhelm und Martin Buber inspiriert, jedoch auch der Zen-Buddhismus beeinflusste sein Werk. Heideggers nicht nihilistische Darstellung vom Nichts als „Fülle" scheint direkt auf den Daoismus zurückzugehen.

Karl Jaspers, ein anderer Existenzphilosoph des 20. Jahrhunderts schrieb das Werk „Lao-tse/Nagarjuna - zwei asiatische Mystiker", in dem er sich um das Verständnis des Daoismus bemühte, und auch Ernst Bloch setzte sich mit dem Daoismus auseinander.

Nach dem Zweiten Weltkrieg wurde der Daoismus in der westlichen Welt auch durch Exil-Chinesen verbreitet, die sich aufgrund der politischen Zustände in ihrem Heimatland z.B. in den USA aufhielten. Ein prominenter Vertreter war etwa Gia-Fu Feng, der seit 1947 permanent in den USA lebte und dort den Daoismus zu lehren begann. Insbesondere die Beatniks wie Jack Kerouac oder

Alan Watts waren teilweise stark dadurch beeinflusst: "Gia-Fu was The Real Thing". Auch in Europa fand er zahlreiche Anhänger. Über den Zen-Buddhismus fand der Daoismus weiteren Eingang in die westliche Kultur. Breiten Raum fand dabei die Darstellung des Daoismus als Ursprung des Zen wie z. B. in Alan Watts Werk „The Way of Zen". Diese Ideen fanden später auch in der Hippie-Bewegung Verbreitung. In den 1970er und 1980er Jahren wurde das Dao als Heilmittel für die erkrankte westliche Kultur in Europa gesehen. Der Daoismus wurde trivialisiert und vornehmlich auf die ältere Yin und Yang-Lehre bezogen und breitete sich in dieser Form in der New Age-Bewegung aus.

Nach Fritjof Capras „Das Tao der Physik" von 1976 erschienen dann größere Mengen an populärdaoistischen und trivialisierenden Werken wie „Das Tao-Kochbuch" oder „Easy Tao", wobei Capras Ansatz eine verstärkt oberflächliche Popularisierung des Dao eingeleitet hatte. Peter Sloterdijk reagierte demgemäß in seinem Buch „Eurotaoismus" spöttisch auf dieses „östliche Philosophie fast food".

Inzwischen ist der Daoismus durch die Esoterik-Welle zum integralen Bestandteil der westlichen Kultur geworden und ein Viertel des Esoterik-Buchhandels wird mit Werken zum Daoismus bestritten.

Unterschiedliche Transkriptionen

Chines.vereinf.		Pīnyīn	Wade-Giles	Lessing-Othmer
道	道	Dào	Tao	Tao	Dau
道教	道教	Dàojiào	Tao-chiao	Taoismus	Dauismus

道家	道家	Dàojiā	Tao-chia	Taoismus Dauismus
老子	老子	Lǎozǐ	Lao-tzu	Laotse Lao-Tse
道德經	道德经	Dàodéjīng	Tao-te-ching	Tao-te-king Daudedsching
莊子	庄子	Zhuāngzǐ	Chuang-tzu	Dschuang Dsi
太極	太极	Tàijí	T'ai-chi	Tai Chi

Zhuangzi

Zhuāngzǐ (chinesisch 莊子 / 庄子, W.-G. Chuang-tzu; * um 365 v. Chr.; † 290 v. Chr.) bedeutet „Meister Zhuang". Sein persönlicher Name war Zhuāngzhōu (chinesisch 莊周 / 庄周). Zhuangzi war ein chinesischer Philosoph und Dichter. In der deutschen Transkription ist er auch als Dschuang Dsi bekannt, was vor allem auf die Übersetzung seines Werks durch Richard Wilhelm aus dem Jahr 1912 zurückgeht. Eine weitere Schreibweise ist Tschuang-tse.

Nach Zhuang Zhou wird das zu Teilen von ihm verfasste Werk „Zhuangzi" bezeichnet. Es bekam im Zuge der Verehrung Zhuang Zhous als daoistischen Heiligen im Jahre 742 unter Kaiser Xuanzong den Ehrentitel „Das wahre Buch vom südlichen Blütenland" (南華眞經, Nan Hua Zhen Jing).

Zusammen mit dem Daodejing gilt es als Hauptwerk des Daoismus, wobei eine religiöse daoistische Organisation zur Zeit des Zhuangzi nicht nachweisbar ist. Die Schrift gilt als eine der literarisch schönsten, interessantesten und schwierigsten der chinesischen Geistesgeschichte.

Leben

Wie bei fast allen seinen Zeitgenossen sind die biografischen Daten Zhuangzis nur bruchstückhaft und nicht gesichert. Die wesentlichen Angaben stammen von Sima Qian (ca. 145–90 v. Chr.). Seinem Werk Shiji (Kap. 63) zufolge hatte Zhuangzi eine Zeit lang ein Amt in dem Ort Qiyuan (漆園) inne, der zu Meng (蒙) im Staat Song gehörte:

„Dschuang Dsï stammte aus Mong (im heutigen Südwestschantung). Sein Rufname war Dschou. Er hatte eine Zeit lang ein Amt in der Stadt Tsi Yüan, die zu Mong gehörte. Er war Zeitgenosse der Könige Hui von Liang (370 bis 335 v. Chr.) und Süan von Tsi (342-324 v. Chr.) Er besaß überaus umfassende Kenntnisse, doch hielt er sich hauptsächlich an die Worte des Lau Dan. So schrieb er ein Werk, das über hunderttausend Worte enthält, die zum großen Teil aus Zitaten und Gleichnissen bestehen. Er schrieb das Buch vom alten Fischer, vom Räuber Dschï, vom ›Kisten aufbrechen‹, um die Schüler des Kung Dsï zu verhöhnen und die Lehren des Lau Dan zu erklären. Namen wie We Le Hü und Gong Sang Dsï sind lauter freie Erfindungen, denen nichts Wirkliches zugrunde liegt; doch er war Meister des Stils. Durch Andeutungen und Schilderungen verstand er es, die Anhänger des Kung Dsï und Mo Di zu verhöhnen, dass auch die tüchtigsten Gelehrten seiner Zeit sich seiner nicht erwehren konnten. So ergötzte er sich an seinem prickelnden, fließenden Stil in stolzer Selbstgenügsamkeit. Darum konnten auch Fürsten und Könige und hohe Beamte sich seiner nicht bedienen."

Bis auf eine Aufseherschaft in einem Lackgarten (Qiyuan) verweigerte sich Zhuangzi wohl allen Ämtern. Eine Haltung die sich bereits im ersten

Kapitel ausdrückt: Als der heilige Herrscher Yau – eine der bedeutendsten Figuren in der chinesischen Überlieferung – ‚Freigeber' die Führung des Reichs anbietet, so antwortet dieser:

„Freigeber sprach: »Ihr habt das Reich geordnet. Da nun das Reich bereits in Ordnung ist, so würde ich es nur um des Namens willen tun, wenn ich Euch ablösen wollte. Der Name ist der Gast der Wirklichkeit. Sollte ich etwa die Stellung eines Gastes einnehmen wollen? Der Zaunkönig baut sein Nest im tiefen Wald, und doch bedarf er Eines Zweiges nur. Der Maulwurf trinkt im großen Fluss, und doch bedarf er nur so viel, um seinen Durst zu stillen. Geht heim! Laßt ab, o Herr! Ich habe nichts mit dem Reich zu schaffen."

Die höchste Ehre wird hier mit dem Hinweis auf die einfachsten körperlichen Bedürfnisse ausgeschlagen: So wie der Maulwurf nur soviel trinkt, wie er durstig ist, ist auch ‚Freigeber' schon zufrieden, wenn er einen vollen Magen hat. Da Zhuangzi wohl entsprechend im wirklichen Leben handelte, herrschten in seiner Familie oft ärmliche Verhältnisse.

Zhuangzi war verheiratet und pflegte Kontakt zu verschiedenen anderen Philosophen und Philosophie-Schulen. Er soll der Schüler des Tian Zifang gewesen sein, welcher wiederum der Schüler eines Schülers des Konfuzius (ca. 551–479 v. Chr.) war. In seinen Schriften finden sich deswegen an einigen Stellen konfuzianische Züge, insbesondere die Frühlings- und Herbstannalen werden mit Achtung erwähnt. Im Vergleich zu anderen historischen Persönlichkeiten fällt auf, dass Zhuangzi meist recht menschlich dargestellt wird, ohne jegliche Idealisierung, wie dies beispielsweise bei

Laozi der Fall ist. Nirgendwo ist von einer Schule des Zhuangzi oder seinen Anhängern die Rede, lediglich einige Gesprächspartner tauchen im Werk selber auf.

Werk und Textgestalt

Das Buch „Zhuangzi" ist eine Textsammlung, deren Autorschaft teilweise ungeklärt ist. Nach allgemeinem Dafürhalten schreibt man der Person Zhuangzi nur die ersten sieben Kapitel zu, die anderen Kapitel mögen von Anhängern seiner Schule zusammengetragen worden sein.

Die heutige Version des Textes stammt vom Philosophen Guo Xiang (253 - 312) aus der Westlichen Jin-Dynastie, ist also einige hundert Jahre jünger als der von Zhuangzi verfasste Urtext. Guo Xiang hat den Text umgearbeitet und gekürzt, noch im Literaturkatalog des Hanshu ist von einer Fassung aus 52 Kapiteln (pian) die Rede. Von Guo Xiang stammt auch der erste Kommentar zum Buch „Zhuangzi", der auf die weitere Rezeption erheblichen Einfluss besaß.

Die heutige Textversion wird in drei Teile geteilt:
neipian: die inneren Kapitel (1-7), welche von Zhuangzi selbst verfasst wurden,
waipian: die äußeren Kapitel (8-22) und
zapian: die vermischten Schriften (23-33).

Unumstritten ist nur die Autorschaft der inneren Kapitel. Einige äußere (in Frage kommen XVII-XXII) können ebenfalls als authentisch gelten. Zum vollen Verständnis der inneren Kapitel muss jedoch trotz allem auch der Zusammenhang mit Abschnitten der äußeren Kapitel hergestellt werden. Wenn auch nach textkritischer Hinsicht verfehlt, wird daher von den meisten traditionellen Kommentatoren und auch von heutigen Philosophen für die inhaltliche Erschließung der gesamte Text zu Grunde gelegt. (Trotzdem wird im Folgenden gekennzeichnet: Ist die Rede von »Zhuangzi«, so ist damit die Person gemeint und der Text der inneren Kapitel. Auf Teile der äußeren Kapitel wird Bezug genommen, indem hier vom Buch »„Zhuangzi"« die Rede ist.)

Die Kapitel deren Autorschaft ungeklärt ist, lassen sich verschiedenen Schulrichtungen zuordnen:

10. Zhuangzi selbst (I-VII) oder direkte Schüler (XVII-XXII, 4. Jh. v. Chr.)
11. vom Daodejing beeinflusste „Primitivisten", evtl. der nongjia-Richtung zugehörig (VIII-XI, ca. 205 v. Chr.)
12. „Synkretisten" möglicherweise Nachfolger von Liu An von Huai-nan (XII-XVI, evtl. XXXIII, ca. 130 v. Chr.)
13. „Individualisten" um Yang Zhu (XXVIII-XXXI, ca. 200 v. Chr.)

Die formale Textgestalt des „Zhuangzi" ist charakterisiert durch eine für das alte China inhaltliche und stilistische Komplexität und poetische Kunstgriffe. Einige Passagen sind in Reimform verfasst. Die Sprache des Werkes weist auf eine sonst nicht weiter überlieferte Tradition hin, die wohl im Süden Chinas im Staate Song lebendig war. Im Gegensatz zu Laozi kleidet Zhuangzi seine Meinungen und Erkenntnisse in kunstvoll formulierte Parabeln, kurze Abhandlungen zu philosophischen Problemen und anekdotenhafte Dialoge und Erzählungen. Dies hat zur Folge, dass die Anzahl der Wörter, denen der Status eines Fachbegriffs zugewiesen kann, recht gering ist. Einige sind der konfuzianischen Tradition entnommen.

Begriffe mit besonderer Bedeutung im „Zhuangzi"

Chinesischer Begriff	Umschrift	Bedeutung
天	tian	Himmel
德	de	Tugend
道	dao	Weg
氣	qi	Lebenskraft, Atem
精	jing	Essenz, Samen, Geisteszustand, Chi-Zustand
神	shen	Geist (der Toten), Geisteszustand
心	xin	Herz
君子	junzi	Edler (Konfuzius)
賢人	xianrender	Tugendhafte / Wissende (Konfuzius)
圣人	shengren	der Heilige / Weise (Konfuzius)
真人	zhenren	der wahre / authentische Mensch*
至人	zhiren	der Vollendete*
神人	shenren	der geistige Mensch*

*Zhuangzis Ideal des Menschen. Die drei Bezeichnungen werden meist gleichbedeutend gebraucht.

Lehre
Einleitung
Geistiges und politisches Umfeld
Zhuangzi lebte in einer Zeit großer politischer und geistiger Umbrüche. Während dieser Zeit der Streitenden Reiche kämpften verschiedene Fürsten um die Vorherrschaft, die alten Traditionen und Riten wurden nicht mehr mit dem vormaligen Ernst

gepflegt und auch das Vertrauen in die oberste Gottheit, den Himmel (tian 天) war im Schwund begriffen, wenngleich sich Konfuzius um eine Erneuerung bemüht hatte und Mencius den Himmel zum abstrakten obersten Prinzip der konfuzianischen Philosophie ausbaute. Zugleich entstand eine Vielzahl von anderen philosophischen Schulen, welche sich gegenseitig bekämpften, weshalb man auch von der Zeit der Hundert Schulen spricht.

Man kann davon ausgehen, dass Formen und Ansätze, die dem daoistischen Denken ähnlich sind, schon zur Zeit der Person Zhuangzis vorhanden waren und dieser an sie anknüpfte, wenngleich das Werk Zhuangzi zusammen mit dem Laozi die frühsten schriftlichen Quellen darstellen.

Stellung zum Konfuzianismus

Die zur Zeit Zhuangzis wichtigste philosophische Schule war der Konfuzianismus. Seine genauen Kenntnisse hierüber nutzte Zhuangzi vor allem zu scharfer und pointierter Kritik, so ersann er humorvolle Begegnungen zwischen Konfuzius und Laozi, die den Konventionalismus und Zeremonialismus der Konfuzianer als übertrieben erscheinen lassen.

Viele der Geschichten rühmen die Nutzlosigkeit und zeigen eine Ablehnung konfuzianischer Selbstkultivierung. Darüber hinausgehend werden an vielen Stellen die Konfuzianer mit ihren Regeln und Vorschriften für den bedauernswerten Zustand der Welt verantwortlich gemacht. Die im „Zhuangzi" erscheinende Zivilisations- und Kulturkritik wurde zu einem wesentlichen Element der chinesischen Geisteswelt, und der im „Zhuangzi" gepriesene Rückzug in die idyllische Natur übte auf die chinesische Gebildetenschicht einen starken Einfluss aus.

Zhuangzi lehnte dabei die kulturellen Formen, Sitten, Bräuche und Wahrnehmungsmuster nicht grundsätzlich ab, versucht aber ihnen gegenüber eine Biegsamkeit und Spontaneität zu erlangen, so dass er vorgegebenen Interpretationsmustern nicht mehr ausgeliefert war. Er sah den Fehler der Konfuzianer darin, dass diese vergessen, dass Anstand und Sitte von ihnen selbst aufgestellt sind. Gerät der menschliche Ursprung nämlich in Vergessenheit, so ist der einzelne den starren Regeln des Zusammenlebens ausgeliefert, die nicht mehr bloß einem Miteinander dienen, sondern umgekehrt den einzelnen einschränken und ihn seiner Spontaneität berauben.

Zhuangzi verwies darauf, dass die Menschen vergangener Zeitalter noch einen ursprünglichen Bezug zu Gesetz und Sitte hatten: „Im Gesetz sahen sie [die wahren Menschen des Altertums] das Wesen der Staatsordnung, in den Umgangsformen eine Erleichterung des Verkehrs, im Wissen die Erfordernisse der Zeit, im geistigen Einfluss das Mittel, die Menschen zu sich hinanzuziehen."

Zhuangzi stellte dem Ideal der Konfuzianer (der Edle) das des heiligen bzw. wahren Menschen (Zhenren) entgegen. Dieser steht den gesellschaftlichen Ansprüchen mit einer verfügenden Distanz gegenüber, mit jener Leichtigkeit, welche „die Menschen des Altertums" noch gegenüber Gesetz, Sitte, Wissen und Einfluss hatten, als diese noch nicht durch die Konfuzianer zu Imperativen ausgebaut wurden.

Zhuangzi kritisierte jedoch nicht den Lehrer Konfuzius, der selber noch darauf hinwies, dass es

wichtig ist, sich nicht sklavisch den Regeln zu ergeben (vielmehr der Situation und dem Kontext nach zu entscheiden), sondern dessen Schüler, welche die lebendige Lehre des Konfuzius zum starren Konfuzianismus verknöcherten. Zurück blieb so in den Augen Zhuangzis lediglich ein leerer Formalismus, der sein ursprüngliches Verhältnis zur eigenen Natur verloren hatte:
„Wenn man jemand im Marktgedränge auf den Fuß tritt, so entschuldigt man sich wegen seiner Unvorsichtigkeit. Wenn ein älterer Bruder seinem jüngeren auf den Fuß tritt, so klopft er ihm auf die Schulter. Tun's die Eltern, so erfolgt nichts weiter. Darum heißt es: Höchste Höflichkeit nimmt keine besondere Rücksicht auf die Menschen; höchste Gerechtigkeit kümmert sich nicht um Einzeldinge; höchste Weisheit schmiedet keine Pläne; höchste Liebe kennt keine Zuneigung, höchste Treue gibt kein Pfand ..."
Zhuangzi machte also nicht eine Immoralität gegen Konfuzius geltend, sondern das was er für die wahre und ursprüngliche Moral zwischen den Menschen hielt.

Eröffnung des „Zhuangzi"
Die Eröffnungsgeschichte des „Zhuangzi" handelt vom Vogel Pong (aus dem die Wilhelmsche Übersetzung „Rokh" macht) und der Wachtel. Beide Wesen sind in der Dingwelt befangen, dem Bereich, in welchem alles der Relativität unterworfen ist:
„Sein Rücken (sc. Pong) gleicht dem Großen Berge; seine Flügel gleichen vom Himmel herabhängenden Wolken. Im Wirbelsturm steigt er kreisend empor, viel tausend Meilen weit bis dahin, wo Wolken und Luft zu Ende sind und er nur noch den schwarzblauen Himmel über sich hat. Dann macht

er sich auf nach Süden und fliegt nach dem südlichen Ozean.

Eine flatternde Wachtel verlachte ihn und sprach: »Wo will der hinaus? Ich schwirre empor und durchstreiche kaum ein paar Klafter, dann laß ich mich wieder hinab. Wenn man so im Dickicht umherflattert, so ist das schon die höchste Leistung im Fliegen. Aber wo will der hinaus?«"

Das Wissen der Wachtel entspricht dem der gewöhnlichen Menschen: Was größer ist als sie, nennen sie groß, was kleiner ist als sie, nennen sie klein. Was ihre Umgebung für richtig hält, nennen sie richtig, was ihre Umgebung für falsch hält, nennen sie falsch. Zwar hat der große Vogel, wenn er aufsteigt, eine deutlich höhere Perspektive als die Wachtel, die aus ihrem beschränkten Ansichten heraus über ihn spottet, allerdings ist er, um die entsprechende Höhe zu erreichen, an seine Größe und sein Gewicht gebunden. Beide Positionen, die der Wachtel – des ungebildeten Menschen – aber auch die höherliegende Perspektive des Vielwissenden erscheinen Zhuangzi verfehlt, denn beide verbleiben in einer Abhängigkeit: die Wachtel ist beschränkt, weil sie nur das Dickicht kennt und höchstens ein paar Schritte fliegt, aber auch der große Vogel bleibt auf eine Menge Wind angewiesen, um sein Gewicht in die Höhe zu befördern. Beide verbleiben also, da sie auf etwas angewiesen sind, in der Dingwelt, sie bleiben für ihr Wissen an etwas gebunden, ihr Wissen ist lediglich relativ.

Die Abhängigkeit beider rührt daher, dass sich ihr Wissen lediglich auf sinnliche Erfahrung stützt. Erfahrungswissen jedoch lässt sich nur in einer bestimmten Menge anhäufen, je nach Aufwand ist es das einer Wachtel oder des Vogels Pong. Zhuangzi richtet seinen Blick hingegen nicht auf einzelne Gegenstände des Wissens, sondern sein Gegenstand ist der Kosmos als einheitliches Ganzes und dessen ewiger Wandel. Im Bezug hierauf suchte Zhuangzi ein Denken zu entfalten, das auf nichts mehr angewiesen ist, eine Position jenseits der beschränkten Relativität.

Traditionelle Lesart

Der entsprechende Abschnitt wurde von einigen chinesischen Interpreten traditionell anders verstanden, was auf den einflussreichen Kommentar von Guo Xiang († 312) zurückgeht und dessen Position auch Fung Yu-Lan noch aufgreift. Von ihnen wird die Ansicht vertreten, dass Zhuangzi mit der Gegenüberstellung beider Positionen, der großen und der kleinen, deutlich machen möchte, dass es für die Glückseligkeit eines jeden einzelnen am besten ist, wenn er in seiner Dimension verbleibe. Hierzu wird insbesondere auf die ähnliche Geschichte der Schildkröte hingewiesen. Den großen Wert den Zhuangzi darauf legte, die Eigenarten der Individuen zu achten, erklärt dann auch seine Abneigung gegen Institutionen und politische Vorschriften: Diese erheben verbindliche und allgemeine Werte und Verhaltensnormen, die sich dann über die individuellen Eigenarten und Bedürfnisse hinwegsetzten und die Leute zugleich dazu auffordert, nach ihnen zu eifern. Die Bemühungen ihn zu erreichen führen jedoch nur dazu, vom Dao, vom Weg, abzuweichen und nicht mehr dem eigenen De zu entsprechen. Entsprechend ist Zhuangzis Vorstellung einer Regierung auch nicht durch einen Maßnahmen- und Gesetzeskatalog geprägt, sondern sein Ideal ist das Nicht-Handeln (无为/無爲, wu wei).

Ewiger Wandel
Eine Position, die nicht mehr der Relativität unterworfen ist, also dem Engen der Wachtel oder dem Aufwand des Vogels Pong, wird sich nicht an etwas bestimmtes in der Dingwelt binden lassen. Was Zhuangzi sucht, ist eine ungebundene Ansicht, ein freies Verhalten zu den Dingen und eine Einstellung mit welcher sich durch die Welt „in Muße wandern" lässt – so die Überschrift des ersten Buchs.
Nun sind die Dinge und die Welt für Zhuangzi nicht bloß vorhanden, sondern sie sind im ewigen Wandel begriffen. Alle Dinge sind einem stetigen Fluss unterworfen, innerhalb dessen sie sich gegenseitig be-dingen:
„Die Ränder des Schattens fragten den Schatten und sprachen: »Bald bist du gebückt, bald bist du aufrecht; bald bist du zerzaust, bald bist du gekämmt; bald sitzest du, bald stehst du auf; bald läufst du, bald bleibst du stehen. Wie geht das zu?« Der Schatten sprach: »Alterchen, Alterchen, wie fragt Ihr oberflächlich! Ich bin, aber weiß nicht, warum ich bin. Ich bin wie die leere Schale der Zikade, wie die abgestreifte Haut der Schlange. Ich sehe aus wie etwas, aber ich bin es nicht. Im Feuerschein und bei Tag bin ich kräftig. An sonnenlosen Orten und bei Nacht verblasse ich. Von dem andern da (dem Körper) bin ich abhängig, ebenso wie der wieder von einem andern abhängt. Kommt er, so komme ich mit ihm. Geht er, so gehe ich mit ihm. Ist er stark und kraftvoll, so bin ich mit ihm stark und kraftvoll. Bin ich stark und kraftvoll, was brauche ich dann noch zu fragen?«"

Innerhalb der dinglichen Welt ist es sinnlos, nach einem letzten Grund zu fragen, der alles in Bewegung setzt: Wie der Schatten bemerkt, ist dies eine oberflächliche Frage, denn sie führt immer nur weiter auf Bedingtes, da alles Seiende in den ewigen Reigen der Dinge eingebunden ist. Auch scheint es unsinnig, sich gegen die Bedingtheit aufzulehnen, denn sie ist nicht abzuschütteln, ist sie ja erst das, was die Welt zur Welt macht, den Schatten zum Schatten. Aber der Wandel ist nicht nur auf die Welt der Dinge beschränkt, sondern betrifft auch die menschlichen Meinungen und Gefühle:

„Gi von Li war die Tochter des Grenzwarts von Ai. Als der Fürst von Dsin sie eben erst genommen hatte, da weinte sie bitterlich, also dass die Tränen ihr Gewand feuchteten. Als sie aber dann zum Palast des Königs kam und die Genossin des Königs wurde, da bereute sie ihre Tränen."

Nun stellt sich die Frage, wie sich mit dem ewigen Wandel der Dinge umgehen lässt. Das wahrscheinlich bekannteste Gleichnis aus dem Zhuangzi hierzu ist der so genannte „Schmetterlingstraum":

昔者莊周夢為胡蝶，栩栩然胡蝶也，自喻適志與！不知周也。俄然覺，則蘧蘧然周也。不知周之夢為胡蝶與，胡蝶之夢為周與？周與胡蝶，則必有分矣。此之謂物化。 „Einst träumte Dschuang Dschou, dass er ein Schmetterling sei, ein flatternder Schmetterling, der sich wohl und glücklich fühlte und nichts wußte von Dschuang Dschou. Plötzlich wachte er auf: da war er wieder wirklich und wahrhaftig Dschuang Dschou. Nun weiß ich nicht, ob Dschuang Dschou geträumt hat, dass er ein Schmetterling sei, oder ob der Schmetterling geträumt hat, dass er Dschuang Dschou sei, obwohl doch zwischen Dschuang Dschou und dem Schmetterling sicher ein Unterschied ist. So ist es mit der Wandlung der Dinge." Offensichtlich zeigt sich die im Wandel begriffene Welt von unterschiedlichen Standpunkten in unterschiedlichem Licht, wichtig ist für Zhuangzi aber nicht, welcher dieser Standpunkte vorzuziehen ist, denn jeder Standpunkt, den man einnimmt, ist gleichermaßen wahr, ob man nun ein Schmetterling ist oder ein Mensch. Wegen des ewigen Wandels gibt es keinen besonders ausgezeichneten Standpunkt – zumindest keinen inmitten der Welt der Dinge. Die Welt lässt sich nicht durch ein einziges Prinzip oder Gesetz erklären, es gibt keinen festen Grund, von dem aus sich philosophische Gewissheit über die Dinge erlangen lässt. Beide Perspektiven sind zwar eindeutig unterscheidbar, aber in ihrer Stellung zur Wahrheit gleichberechtigt.

In chinesischen Texten der Zeit wird nicht klar dazwischen unterschieden, ob die gemachte Aussage sich lediglich darauf bezieht, wie uns die Dinge erscheinen (erkenntnistheoretische Fragestellung), oder ob damit gemeint ist, wie die Dinge sind (ontologische Fragestellung). Daher lässt sich – zumindest für die inneren Kapitel – nicht eindeutig zwischen dem Dao als „Alleins-Erlebnis" und „Weltprinzip" unterscheiden.

Was Zhuangzi daher lehrte, war nicht ein Perspektivismus, der die Relativität jeglicher möglichen Betrachtung hervorstellt. Die Weisheit des „heiligen Menschen" besteht vielmehr darin, dass dieser mögliche Perspektiven vorübergehend einnehmen kann, ohne an sie gebunden zu sein. Er wechselt zwischen ihnen, je nachdem wie die

Situation es nahelegt. Diese geistige Beweglichkeit kommt im Wechsel vom Menschen zum Schmetterling zum Ausdruck. Sie vollzieht sich mit der Leichtigkeit wie der Übergang zwischen Schlafen und Wachen.

Für Zhuangzi war das Dao (道 zu Deutsch „Weg") dieser ewige Wandel der Dinge. Die Weisheit der Heiligen besteht darin, das Dao zu erkennen und ihm, also dem Wandel der Dinge, zu folgen. Damit wird verständlich, auf was die Eröffnungsgeschichte des „Zhuangzi" zielte: Die beiden Positionen - eingeschriebene innere Begrenztheit, das Enge der Wachtel und das Behäbige des großen Vogels - werden durch Hinblick auf den ewigen Wandel überwunden: Wer sich an keine der beiden Positionen bindet, erlangt die Ungebundenheit der Heiligen, welche die Dinge im Lichte des Wandels zu sehen vermögen.

Daoistische Mystik

Zhuangzi gilt als daoistischer Mystiker und hat diese Tradition stark beeinflusst. Mit der daoistischen Tradition verbunden ist Zhuangzi insbesondere durch den Begriff des Heiligen, den Zhenren. Der Zhenren bei Zhuangzi ist verschränkt mit dem Glauben an Unsterbliche (Xian), menschengestaltigen, unsterblichen Wesen, die übernatürliche Kräfte haben. Zhuangzi gilt als älteste Quelle für die Beschreibung dieser heiligen Wesen.

Der Heilige im Zhuangzi erlebt eine vollkommene Freiheit des Körpers und des Geistes. Somit steht er auch jenseits des Weltlichen. Das Universum, mit dem er eine Einheit erfährt, wird vom Heiligen bereist und durchstreift. Er ordnet sich keinen Normen unter, und macht sich die Vielfältigkeit ohne Grenzen zu eigen. Der Heilige hat deshalb eine umfassende Fähigkeit der Wandlung, gleichzeitig ist seine Identität jedoch einheitlich und einigend. Der Heilige ist frei von Sorgen, auch politischen, moralischen oder sozialen. Ebenso ist er sich nicht metaphysisch im ungewissen. Er strebt nicht nach Wirksamkeit, hat keine Konflikte des Inneren oder Äußeren, leidet nich Mangel und sucht nichts. Freigeistig besitzt er eine perfekte Einheit mit sich und allem was existiert. Er ist von vollkommener Fülle und Vollständigkeit und verfügt über eine kosmische Dimension. Im Gegensatz zum Shengren des Daodejing herrscht der Zhenren des Zhuangzi nicht. Attribute, die im Zhuangzi am häufigsten dem Zhenren zugespochen werden sind du, im Sinne von einzigartig, alleine und echt, sowie tian, himmlisch, was im Gegensatz zu menschlich steht und somit auch natürlich bedeutet.

In den ersten Kapiteln des Zhuangzi wird der Heilige folgendermaßen beschrieben: Er reitet auf dem Wind und auf weißen Wolken, er unterliegt keiner Verwesung, er verbrennt im Feuer nicht und ertrinkt im Wasser nicht, Glut und Frost berühren ihn nicht, Menschen und Tiere können ihm nichts anhaben.

Diese Beschreibung des Heiligen ist eines der frühesten Zeugnisse dessen, was spätere Hagiographien von daoistischen Heiligen ausmacht. Ebenso werden bereits im Zhuangzi Einzelheiten dargestellt, die Langlebigkeitstechniken dieser Zeit nachweisen: Göttliche Menschen nehmen kein Getreide zu sich (eine daoistische Diät), atmen den Wind ein, trinken Tau, göttliche Menschen fliegen auf Wolken und auf der Luft, sie reiten auf fliegenden Drachen und können jenseits der Meere wandeln.

Angespielt wird in diesen und weiteren Textpassagen auch auf ein weiteres Charakteristikum des

Daoismus, den mystischen Flug (vgl. Liezi). Das Buch Zhuangzi beginnt mit dem Flug des riesigen "Phönix", was darauf hindeutet, dass es sich bei diesem Flug um ein Thema von Bedeutung und einen Hinweis auf Zhuangzis Intention handelt. In mehreren Textpassagen fallen Zhuangzis Figuren in einen ekstatischen Zustand und lassen ihren Körper zurück, "wie totes Holz" und ihr Herz, das auch als Geist und Intellekt gilt, als "erloschene Asche".
Das mystische Element des Daoismus tritt bereits im Zhuangzi hervor, es handelt sich um eine Integration in den Kosmos mit dem ganzen Dasein. Die Integration in den Kosmos ist jedoch nicht formal oder objektiv, begründet sich nicht auf Unterscheidungen und Beziehungen, die einen Zusammenhang in der Welt darstellen, nicht auf Normen, sondern es geht um ein inneres Gefühl, das aus Meditation und Ekstase resultiert, wenngleich diese Techniken auch jene Übungen darstellen, über die Zhuangzi sich lustig macht, da es letztendlich darum geht, über sie hinauszugehen. Zwar stellt Zhuangzi gleichsam einen jubelnden Zeugen für den Erfolg dieser Techniken dar, doch ruft er auch dazu auf, diese zu überwinden. Zhuangzi gilt im späteren Daoismus als Endpunkt dieser Techniken und ist eine Verdeutlichung der Ablehnung und des Vergessens derselben. Dies ist ein Grund, weshalb die daoistischen Meister sich in Bezug auf diese Praktiken auf Zhuangzi berufen und dieser sie rechtfertigt, durch seine eigene Überwindung.
Zhuangzi kennt zwei Lebensgrundlagen, Qi und Jing (etwa: "Energie" und Essenz). Qi wird verstanden als weder materiell noch geistig und als alleinige Substanz. Im späteren Daoismus hatten Qi und Jing die gleiche Bedeutung wie bei Zhuangzi. Qi wird als

Yuanqi angesehen, als Ursprungsqi, worauf sich die meisten daoistischen Unsterblichkeitstechniken beziehen. Jing hingegen ist ein Begriff, der im späteren Daoismus unterschiedliche Bedeutungen hat. Zhuangzi spricht von Jing als Grundlage des Körperlichen und davon, dass der Zhenren es wertschätzt, es nicht in Unruhe versetzen darf und es vollständig und unbeschädigt erhalten muss.

Zhuangzi sieht es als wichtig an, die schon von Laozi betonte Ruhe, Stille und Gedankenfreiheit zu verwirklichen. Spätere Daoisten wertschätzten die von Zhuangzi dargestellten Techniken in Bezug auf die Stille. Beispielsweise wird Zuowang (Sitzen in Selbstvergessenheit, Meditation) praktiziert. Zhuangzi schreibt über Zuowang, dass Körper und Gliedmaßen aufgegeben werden, die Wahrnehmungsschärfe verworfen wird, die eigene Gestalt verlassen wird, das Wissen aufgegeben wird und eine Identifikation mit dem allumfassend Großen vorgenommen wird. (Kap.6) Andere Lehren, denen spätere Daoisten eine große Bedeutung zumaßen sind das 'Fasten des Herz-Geistes' und der 'Spiegel des Herzens', der die ganze Welt spiegelt, rein und unverzerrt, in ihrer vollkommenen Totalität. Der Begriff 'Fasten des Herzens' wird mit dem Begriff 'Das Eine bewahren' verbunden, der aus dem Daodejing stammt. 'Das Eine bewahren' bezeichnet verschiedene Meditationstechniken und gilt als Schlüsselbegriff des Daoismus. Zhuangzi spricht davon, dass der Körper aufrecht sein müsse und das Denken eine Einheit bilden müsse, woraufhin man die himmlische Harmonie erlange. Man soll das Wissen sammeln und das Tun soll auf das Eine ausgerichtet sein, damit die Geister zur Wohnstatt kommen. Der aufrechte Körper bedeutet einen gesunden und in der richtigen Meditationsposition sich befindenen Körper und die Geister beziehen sich auf Erscheinungen von Gottheiten in der Meditationskammer. Die daoistische Meditation ist eine Sammlung und dient dazu sich der äußeren Welt gegenüber abzuschließen. Sie dient dem Rückzug und dem Bruch mit der Welt der Sinne. Die Meditation gilt als Komplement und Vorbereitung für eine Ausdehnung, die ohne Trennung von Innen und Außen ist. Diese führt zum Heiligen, der sich in dieser Ausdehnung bewegt. Die Welt des Individuums wird als begrenzt verstanden durch sinnliche Wahrnehmungen und Gedanken. Das sich Verschließen gegenüber der Welt der Sinne wird verstanden als Öffnung zum Kosmos der die Einheit ist, die durch das kosmische Qi erlangt wird.

Der Mensch

Zhenren

Zhuangzis Ideal des Heiligen ist der Zhenren (chinesisch 真人 Zhēnrén ‚Wahrer Mensch'), womit er einen Begriff aufgreift, der schon das Daodejing prägte. Der Zhenren zeichnet sich durch eine vollkommene geistige Freiheit aus.

Um darzulegen wie diese zu erreichen ist, beschreibt Zhuangzi zunächst, wie die geistige Unfreiheit der Menschen zustande kommt:

„Meister Ki sprach: »Die große Natur stößt ihren Atem aus, man nennt ihn Wind. Jetzt eben bläst er nicht; bläst er aber, so ertönen heftig alle Löcher. Hast du noch nie dieses Brausen vernommen? Der Bergwälder steile Hänge, uralter Bäume Höhlungen und Löcher: sie sind wie Nasen, wie Mäuler, wie Ohren, wie Dachgestühl, wie Ringe, wie Mörser, wie Pfützen, wie Wasserlachen. Da zischt es, da schwirrt es, da schilpt es, da schnauft es, da ruft es, da klagt es, da dröhnt es, da kracht es. Der Anlaut klingt schrill, ihm folgen keuchende Töne. Wenn der Wind sanft weht, gibt es leise Harmonien; wenn ein Wirbelsturm sich erhebt, so gibt es starke Harmonien. Wenn dann der grause Sturm sich legt, so stehen alle Öffnungen leer. Hast du noch nie gesehen, wie dann alles leise nachzittert und webt?« Der Jünger sprach: »Der Erde Orgelspiel kommt also einfach aus den verschiedenen Öffnungen, wie der Menschen Orgelspiel aus gleichgereihten Röhren kommt.«"

„Im Schlafe pflegt die Seele Verkehr. Im Wachen öffnet sich das körperliche Leben wieder und beschäftigt sich mit dem, was ihm begegnet, und die widerstreitenden Gefühle erheben sich täglich im Herzen. Die Menschen sind verstrickt, hinterlistig, verborgen. [...] Lust und Zorn, Trauer und Freude, Sorgen und Seufzer, Unbeständigkeit und Zögern, Genußsucht und Unmäßigkeit, Hingegebensein an die Welt und Hochmut entstehen wie die Töne in hohlen Röhren, wie feuchte Wärme Pilze erzeugt. Tag und Nacht lösen sie einander ab und tauchen auf, ohne dass (die Menschen) erkennen, woher sie sprossen."

Gefühle, Affekte und Ansichten entstehen für Zhuangzi rein mechanisch, wie wenn der Wind in hohle Öffnungen bläst und Töne erzeugt. Wie die unterschiedlich großen Öffnungen, haben auch die Menschen ihre Eigenarten. Dringen die Außendinge auf sie ein, so bringt das Herz die Gefühle hervor, wie der Windstoß den Ton. Der Mensch erleidet nur was ihm widerfährt, kann sich dazu aber nicht schöpferisch verhalten. Diesem bedauernswerten Zustand der gewöhnlichen Menschen stellt Zhuangzi den heiligen Menschen entgegen. Indem dieser sein Selbst ablegt, also seine Eigenarten, welche den Dingen der Außenwelt eine Angriffsfläche bieten, kommt er zur Stille und Gedankenleere:

Meister Ki von Südweiler saß, den Kopf in den Händen, über seinen Tisch gebeugt da. Er blickte zum Himmel auf und atmete, abwesend, als hätte er die Welt um sich verloren.

Ein Schüler von ihm, der dienend vor ihm stand, sprach: »Was geht hier vor? Kann man wirklich den Leib erstarren machen wie dürres Holz und alle Gedanken auslöschen wie tote Asche? Ihr seid so anders, Meister, als ich Euch sonst über Euren Tisch gebeugt erblickte.«

Meister Ki sprach: »Es ist ganz gut, dass du darüber fragst. Heute habe ich mein Ich begraben. Weißt du, was das heißt? Du hast vielleicht der Menschen Orgelspiel gehört, allein der Erde Orgelspiel noch nicht vernommen. Du hast vielleicht der Erde Orgelspiel gehört, allein des Himmels Orgelspiel noch nicht vernommen.«

Frei von allen Dingen übertrifft der Zhenren auch das Ideal der konfuzianischen Philosophie, den Edlen, der die Tugenden der Güte, Gerechtigkeit, Umgangsformen beherrscht, wie das fiktive Gespräch zwischen Konfuzius (hier: Kung Dsï) und seinem Lieblingsschüler Yen Hui zeigt:
Yen Hui sprach: »Ich bin vorangekommen.« Kung Dsï sprach: »Was meinst du damit?« Er sagte: »Ich

habe Güte und Gerechtigkeit vergessen.« Kung Dsï sprach: »Das geht an, doch ist's noch nicht das Höchste.« An einem andern Tag trat er wieder vor ihn und sprach: »Ich bin vorangekommen.«
Kung Dsï sprach: »Was meinst du damit?« Er sprach: »Ich habe Umgangsformen und Musik vergessen.«

Kung Dsï sprach: »Das geht an, doch ist's noch nicht das Höchste.« An einem andern Tag trat er wieder vor ihn und sprach: »Ich bin vorangekommen.« Kung Dsï sprach: »Was meinst du damit?« Er sagte: »Ich bin zur Ruhe gekommen und habe alles vergessen.«

Kung Dsï sprach bewegt: »Was meinst du damit, dass du zur Ruhe gekommen und alles vergessen?« Yen Hui sprach: »Ich habe meinen Leib dahinten gelassen, ich habe abgetan meine Erkenntnis. Fern vom Leib und frei vom Wissen bin ich Eins geworden mit dem, das alles durchdringt. Das meine ich damit, dass ich zur Ruhe gekommen bin und alles vergessen habe.« Kung Dsï sprach: »Wenn du diese Einheit erreicht hast, so bist du frei von allem Begehren; wenn du dich so gewandelt hast, so bist du frei von allen Gesetzen und bist weit besser als ich, und ich bitte nur, dass ich dir nachfolgen darf.«
Vom Daodejing und vom Konfuzianismus unterscheidet sich das Buch „Zhuangzi" durch eine stärkere Ablehnung des Politischen. Zhuangzi zielt stattdessen auf einen Wesenswandel des Menschen, ein verändertes Selbst- und Weltverhältnis, das ihn mit dem Dao und allen Dingen in Einklang bringt. Dao, das ist der ewige Wandel der Dinge, mit welchem der heilige Mensch schritt hält. Er übt sich in Genügsamkeit und versucht nicht den Dingen seinen Willen aufzuzwingen. Aus dieser Geisteshaltung entspringt eine Kunstfertigkeit und

Meisterschaft die sich beispielsweise am handwerklichen Geschick zeigt (siehe unten). Sie geht einher mit einer inneren Heiterkeit und Selbstvergessenheit.

Der von Zhuangzi angestrebte Wesenswandel des Menschen zeigt sich durch eine Bewegung zwischen Weltzugewandtheit und Weltabgewandtheit: Einerseits gibt es Passagen, die die abgeschiedene Selbstkultivierung beschreiben und loben, andererseits steht aber der Zhenren durchaus heiter inmitten des Weltgeschehens. So geht es also nicht ausschließlich darum, abgeschieden von der Welt das Seelenheil zu suchen und in diesem Zustand zu verharren, sondern nach Zeiten des Rückzugs auch wieder in die Lebenswelt und Angelegenheiten des menschlichen Handelns zu treten und dort durch Einheit mit dem Dao einen natürlichen und freien Umgang mit Menschen und Dingen zu verwirklichen. Dieser Zustand wird erreicht durch das Abwerfen des Selbst und das Fasten des Geistes.

Fasten des Geistes

Der Mensch kann den Zustand des Zhenren erreichen durch das Fasten „des Geistes" oder auch des „innersten Selbst". Der Fastende enthält sich dabei:

Seiner Talente und seines Geschicks, denn es ist gefährlich für ihn: Der Zimtbaum wird gefällt, das schöne Fell von Füchsen und Leoparden ist ihr Verderbnis.

Er enthält sich der Sinnesfreuden, denn sie vernebeln den Geist und beunruhigen das Herz.

Ebenso gibt sich der Weise keinen starken Gefühlsausbrüchen hin: Selbst dem Tode des großen Meisters Laozi steht er mit Gelassenheit gegenüber.

Auch zu großes Wissen führt die Welt ins Chaos: Der vernünftelnde Geist erfindet den Bogen, welcher die Vögel verjagt, er übt sich in der Rhetorik, welche in großen Reden dann das natürliche Verständnis in Verwirrung stürzt.
Auch moralisches und immoralisches Verhalten fastet der Weise gleichermaßen in die Unbedeutsamkeit, denn beide führen die menschlichen Verhältnisse in unentwindbare Verstrickung.

Während die inneren Kapitel eine auf die menschliche Erfahrung gerichtete Darstellung dessen geben, wie im Menschen die ständig wechselnden Gefühle aufsteigen – wie Töne in Höhlungen – finden sich in den äußeren Kapiteln Erklärungen, welche die erste um metaphysische Überlegungen zum Verhältnis von Sein und Nichts erweitert. Als Grund für die widerstreitenden Leidenschaften und Ansichten erweist sich dann, dass sich die gewöhnlichen Menschen allein an die dingliche Welt halten, an das was ist oder was nicht ist. Für das „Zhuangzi" hingegen geht alles Sein und Nicht-Sein erst aus einem Noch-nicht-sein hervor.
Dieses Noch-nicht-sein, welches der Ursprung aller Dinge ist, unterscheidet das „Zhuangzi" dabei sowohl vom Sein als auch vom Nicht-sein. Dies daher, da das Nicht-sein bloß vom Sein her vorgestellt wird, indem nämlich das Sein negiert wird. Das Noch-nicht-sein hingegen entzieht sich jeder Darstellung, da es gerade nicht als ein Negiertes vorgestellt werden kann. Dabei ist es das Noch-nicht-sein, welches erst die Gegensätze nährt. Eine Auffassung, die sich womöglich an das Daodejing anlehnt. Dort heißt es:

„Dreißig Speichen treffen sich in einer Nabe:
Auf dem Nichts daran (den Leeren Raum)
Beruht des Wagens Brauchbarkeit."

– Daodejing: Kapitel 11, Übersetzung: Wilhelm

Erst dem Noch-nicht-sein entspringen die für unsere Lebensführung wichtigen Gegensätze von Sein und Nicht-sein, die sich ausprägen als Leben und Tod, Gutes und Böses, Erfolg und Scheitern. Je mehr man sich jedoch an eines dieser Extreme klammert um so stärker tritt das andere in den Vordergrund. Nicht nur aber was das Streben des Menschen betrifft, sondern auch was sein Verständnis der Welt angeht, so ist der Standpunkt von Sein oder Nicht-sein zu vermeiden, denn erst auf dieser Ebene entstehen die Widersprüche. Nimmt man den Menschen beispielsweise für ein rationales Wesen um seine Freiheit durch die Vernunft zu begründen, so macht man ihn damit zugleich unfrei, denn folgt sein Denken bloß rationalen Gesetzen, dann verliert er damit seinen Status als Individuum. Will man ihn hingegen als Individuum sehen, dann darf sein Verhalten nicht vorhersagbar sein, also muss er irrational handeln, was aber seiner durch die Vernunft verbürgten Freiheit entgegenläuft. Das „Zhuangzi" geht nun davon aus, dass beide möglichen Betrachtungen gleichermaßen verfehlt sind. Dies daher, weil beide lediglich Erklärungen sind. Es ist jedoch ein Fehler die Erklärung für das Sein zu halten, denn zum einen konstruiert sich der Mensch durch seine Beobachtungen der Welt aus diesen erst die Erklärungen, zum anderen ist der Beobachter selbst dem ewigen Wandel unterworfen, seine Ansichten ändern sich entsprechend mit der Zeit. Nimmt man trotz allem die abstrakten Erklärungen für das Sein, so geht dies stets auf Kosten einer ursprünglichen und spontanen Lebenshaltung: Entweder wir sehen nur noch eine mechanisch ablaufende tote Welt, oder aber wir stehen ihr vollkommen bezugslos gegenüber, da wir uns nur an den aus uns selbst gewonnenen Gesetzen orientieren. Beides verneint nach Zhuangzi das Wesen des Menschen.

Allein durch den Rückzug aus dem Standpunkt des Seins und den sich in ihm ergebenden Gegensätzen, welche einen stets hin- und herwerfen, gelangt man zum ursprünglichen, vorausgehenden Standpunkt des Noch-nicht-seins.

Nun führt jedoch das Fasten des Geistes keineswegs zu einer passiven Untätigkeit. Denn erst mit einem leeren Selbst, das sich noch nicht an Sein oder Nichtsein geklammert hat, kann man dem entsprechen, was die Verhältnisse verlangen: Jeder Vorfall hat seine ihm angemessene Weise zu handeln, die sich nicht auf die eigenen Wünsche zurückbeziehen lässt, oder ihr Maß aus allgemeinen am Sein gewonnenen Regeln beziehen könnte. Diese Erkenntnis weist auf den innersten Widerspruch des Lebens selbst: Damit man die Welt so nehmen kann, wie sie ist, muss man zunächst frei von ihr sein, d.h. frei vom Fühlen, Wissen und Tun. Das Fasten wird somit zu einer ersten Bedingung gänzlich in die Welt zu treten und dem ewigen Wandel der Dinge frei zu folgen und zu entsprechen.

So verwandelt sind es nicht mehr einzelne Dinge, an welche sich das Herz hängt. Der Geist ist kein intentionaler, der sich auf Einzelnes richtet. Das wahre Selbst des Menschen ist also nicht die Summe unserer Wünsche und der intentional erfassten Gegenstände, es wird nicht durch die Außenwelt geprägt, sondern es liegt unter diesen von außen an den Menschen herantretenden Bedürfnisse. Glück ist im „Zhuangzi" daher der Zustand, in welchem wir zu unserem wahren Selbst zurückkehren. Ihn zu erreichen ist eine der Aufgaben des Lebens, als Mittel hierzu dient das Fasten des Geistes. Erreicht man ihn, so weiß man dies von sich aus: Es ist ein Zustand indem weder Kummer einen bedrückt, noch Freude einen überschwänglich werden lässt, sondern Kummer und Freude sind gleichermaßen so wie sie sind einfach da. Wer auf diese Weise das hungrig-intentionale Selbst überwindet, der hat seine vom Himmel geschenkte Natur zurückerlangt. Er wird nicht danach trachten den Lauf der Dinge durch technische Eingriffe seinen Vorstellungen zu unterwerfen oder ihn zu beschleunigen, sondern ist ein „Gefährte des Himmels".

Hat man sich leer gefastet und das Reich von Entweder-Oder überwunden, Leidenschaften und Wünsche abgelegt, dann passt man in die Welt, wobei der chinesische Begriff (shih) auch die Bedeutungen von Leichtgängigkeit, Komfort, Glück hat:

„Wenn man die richtigen Schuhe hat, so vergißt man seine Füße; wenn man den richtigen Gürtel hat, vergißt man die Hüften. Wenn man in seiner Erkenntnis alles Für und Wider vergißt, dann hat man das richtige Herz; wenn man in seinem Innern nicht mehr schwankt und sich nicht nach andern richtet, dann hat man die Fähigkeit, richtig mit den Dingen umzugehen. Wenn man erst einmal so weit ist, dass man das Richtige trifft und niemals das

Richtige verfehlt, dann hat man das richtige Vergessen dessen, was richtig ist."
Unsagbarkeit

„Der Wissende nämlich spricht nicht,
der Sprechende weiß nicht."

– Buch XXII

Das Dao, der Weg selbst, ist nichts Sagbares, denn sagen lässt sich immer nur über die Dinge, die sind. Da das Dao aber kein Ding ist, kann nicht unvermittelt von ihm gesprochen werden, es kann nur darüber gesprochen werden, dass nicht über es gesprochen werden kann. Höchstes Ziel im „Zhuangzi" bleibt daher die Sprachlosigkeit.
„Himmel und Erde entstehen mit mir zugleich, und alle Dinge sind mit mir eins. Da sie nun Eins sind, kann es nicht noch außerdem ein Wort dafür geben; da sie aber andererseits als Eins bezeichnet werden, so muß es noch außerdem ein Wort dafür geben. Das Eine und das Wort sind zwei; zwei und eins sind drei. Von da kann man fortmachen, dass auch der geschickteste Rechner nicht folgen kann, wieviel weniger die Masse der Menschen! Wenn man nun schon vom Nicht-Sein aus das Sein erreicht bis zu drei, wohin kommt man dann erst, wenn man vom Sein aus das Sein erreichen will! Man erreicht nichts damit. Darum genug davon!"
Soll also über das (Noch)-nicht-sein der Dinge gesprochen werden, möchte man „vom Nicht-sein aus das Sein erreichen", so wird man scheitern, denn mit jedem Wort darüber tritt ja gerade etwas Seiendes in die Welt, das zwischen richtig und falsch unterscheidet, zwischen oben und unten trennt, heiß

und kalt in Beziehung setzt. Wenn nun also die Sprache daran scheitert, sich über das einfache Nicht-sein zu äußern, wie viel mehr muss sie fehl gehen, wenn sie innerhalb des Seins die Dinge benennen soll, wenn also jemand „vom Sein aus das Sein erreichen möchte". Zhuangzi lehnt daher auch den Relativismus ab, da er in der Ebene des Seins und der Dinge bleibt. Die Verhältnisse der Wirklichkeit sprachlich zu fassen, führt jedoch lediglich zu einer unendlichen Aneinanderreihung und Verkettung von Begriffen ohne End- und Anfangspunkt. Zhuangzi hingegen zielt mit seiner Lehre auf einen Zustand, wo die Dinge noch nicht ins Sein getreten sind.

Zhuangzi gibt einige Formulierungen, welche die relativistische Lehre der damaligen Zeit fassen:

„»Auf der ganzen Welt gibt es nichts Größeres als die Spitze eines Flaumhaares« und: »Der Große Berg ist klein«. »Es gibt nichts, das ein höheres Alter hätte als ein totgeborenes Kind« und: »Der alte Großvater Pong (der seine sechshundert Jahre gelebt hat) ist in frühester Jugend gestorben«."

Wenngleich einige moderne Philosophen hierin einen Relativismus sahen, ist es jedoch nicht Ziel Zhuangzis mit solchen Aussprüchen eine relativistische Lehre zu begründen, die seinerzeit durchaus schon existierte (beispielsweise in den Sophismen des Yen Hui). Und so fragt sich Zhuangzi auch inwieweit seine Theorie mit diesen relativistischen Ansichten gleichzusetzen ist: „Nun gibt es noch eine Theorie [sc. die oben zitierten relativistischen Aussprüche]. Ich weiß nicht, ob sie mit den eben genannten [sc. denen Zhuangzis] von derselben Art ist oder nicht."

Zhuangzis verwundene sprachliche Äußerungen können also nur wenn sie wörtlich genommen werden als relativistisch interpretiert werden. Vielmehr liegt das Ziel solcher Passagen aber gerade darin, durch die Unmöglichkeit und Unsinnigkeit dieser Aussagen und des Kopfzerbrechens darüber auch den Relativismus zu überwinden. Der Relativismus wird nur durch das Anschmiegen an den Wandel der Dinge, an das Dao, überwunden, was sich in verschiedenen Stufen vollzieht:
„Es ist leicht, den SINN des Berufenen einem Manne kundzutun, der die entsprechende Begabung hat. Wenn ich ihn bei mir hätte zur Belehrung, nach drei Tagen sollte er so weit sein, die Welt überwunden zu haben. Nachdem er die Welt überwunden, wollte ich ihn in sieben Tagen so weit bringen, dass er außerhalb des Gegensatzes von Subjekt und Objekt stünde. Nach abermals neun Tagen wollte ich ihn so weit bringen, dass er das Leben überwunden hätte. Nach Überwindung des Lebens könnte er klar sein wie der Morgen, und in dieser Morgenklarheit könnte er das Eine sehen. Wenn er das Eine erblickte, so gäbe es für ihn keine Vergangenheit und Gegenwart mehr; jenseits der Zeit könnte er eingehen in das Gebiet, wo es keinen Tod und keine Geburt mehr gibt."
Die Einheit mit dem Dao führt also in ein Gebiet, das nicht mehr die Relativität der Unterschiede betont, ein Gebiet „wo es keinen Tod und keine Geburt mehr gibt". Es wird hier deutlich, dass die „Unsterblichkeit" durch eine gewandelte Geisteshaltung des Menschen erreicht wird, also aufgrund von Selbstvergessenheit und des Vergessens von Geburt und Tod. Spätere Auslegungen, welche entsprechende Passagen

wörtlich lasen, haben dies hingegen als magische Langlebigkeits- und Unsterblichkeitstechniken verstanden, wie sie dann auch im späteren Daoismus kennzeichnend wurden. (Siehe Daoismus als Religion.)

Tod

Leben und Tod waren für Zhuangzi wie zwei Welten, zwischen denen es kein Fenster gibt, durch welches man von der einen in die andere schauen könnte. Daher lässt sich auch nicht sagen, welche von beiden vorzuziehen ist, ein Kopfzerbrechen hierüber führt zu nichts. Eine humorvoll erkünstelte Geschichte, spielt die Andersheit der beiden Welten durch:

Dschuang Dsï sah einst unterwegs einen leeren Totenschädel, der zwar gebleicht war, aber seine Form noch hatte.

Er tippte ihn an mit seiner Reitpeitsche und begann also ihn zu fragen: »Bist du in der Gier nach Leben von dem Pfade der Vernunft abgewichen, dass du in diese Lage kamst? Oder hast du ein Reich zugrunde gebracht und bist mit Beil oder Axt hingerichtet worden, dass du in diese Lage kamst? Oder hast du einen üblen Wandel geführt und Schande gebracht über Vater und Mutter, Weib und Kind, dass du in diese Lage kamst? Oder bist du durch Kälte und Hunger zugrunde gegangen, dass du in diese Lage kamst? Oder bist du, nachdem des Lebens Lenz und Herbst sich geendet, in diese Lage gekommen?«

Als er diese Worte gesprochen hatte, nahm er den Schädel zum Kissen und schlief. Um Mitternacht erschien ihm der Schädel im Traum und sprach: »Du hast da geredet wie ein Schwätzer. Alles, was du erwähnst, sind nur Sorgen der lebenden Menschen. Im Tode gibt es nichts derart. Möchtest du etwas vom Tode reden hören?«

Dschuang Dsï sprach: »Ja.«

Der Schädel sprach: »Im Tode gibt es weder Fürsten noch Knechte und nicht den Wechsel der Jahreszeiten. Wir lassen uns treiben, und unser Lenz und Herbst sind die Bewegungen von Himmel und Erde. Selbst das Glück eines Königs auf dem Throne kommt dem unseren nicht gleich.«

Dschuang Dsï glaubte ihm nicht und sprach: »Wenn ich den Herrn des Schicksals vermöchte, dass er deinen Leib wieder zum Leben erweckt, dass er dir wieder Fleisch und Bein und Haut und Muskeln gibt, dass er dir Vater und Mutter, Weib und Kind und alle Nachbarn und Bekannten zurückgibt, wärst du damit einverstanden?«

Der Schädel starrte mit weiten Augenhöhlen, runzelte die Stirn und sprach:

»Wie könnte ich mein königliches Glück wegwerfen, um wieder die Mühen der Menschenwelt auf mich zu nehmen?«

Qi (氣 / 气)
Neben der auf den Menschen bezogenen Bedeutung gibt es noch eine auf die Welt bezogene Bedeutung von Qi, welche im „Zhuangzi" auftaucht: So erscheinen Erd- und Himmels-Qi als zwei sich ergänzende Naturkräfte, gelegentlich ist auch von

dem einem Qi als Weltgrund die Rede, welches für den Lauf der Welt verantwortlich zeigt.

Das „Zhuangzi" kennt keine Seelenwanderung oder ein „Hinübergehen des Ichs". Vielmehr wird das Leben lediglich als zeitlich begrenztes Zusammentreten des Körpers aufgefasst, welches mit dem Auseinandertreten des Körpers endet. Dies wird deutlich an Passagen, in denen Zhuangzi darüber spekuliert, was aus ihm nach dem Tod werden könnte: „Wenn er [sc. ein imaginärer Schöpfer] mich nun auflöst und meinen linken Arm verwandelt in einen Hahn, so werde ich zur Nacht die Stunden rufen; wenn er mich auflöst und verwandelt meinen rechten Arm in eine Armbrust, so werde ich Eulen zum Braten herunterschießen; wenn er mich auflöst und verwandelt meine Hüften in einen Wagen und meinen Geist in ein Pferd, so werde ich ihn besteigen und bedarf keines anderen Gefährtes." Das Zusammentreten der Lebenskraft wird dabei durch das Qi bewirkt, ein Begriff, der Allgemeingut aller chinesischen philosophischen Schulen ist. Kommt er im „Zhuangzi" in Bezug auf den Menschen vor, so hat er hier die Bedeutung von Lebenskraft oder Atem. Sein Zusammentreten bewirkt das Leben, sein Auseinanderfallen den Tod. Beide Vorgänge sind so unspektakulär wie der Gang der Jahreszeiten und werden wie dieser mit Gelassenheit hingenommen. Über den Tod seiner Frau lässt eine Geschichte den Zhuangzi sagen:

„[A]ls ich mich darüber besann, von wannen sie gekommen war, da erkannte ich, dass ihr Ursprung jenseits der Geburt liegt; ja nicht nur jenseits der Geburt, sondern jenseits der Leiblichkeit; ja nicht nur jenseits der Leiblichkeit, sondern jenseits der Qi. Da entstand eine Mischung im Unfaßbaren und

Unsichtbaren, und es wandelte sich und hatte Qi; das Qi verwandelte sich und hatte Leiblichkeit; die Leiblichkeit verwandelte sich und kam zur Geburt. Nun trat abermals eine Verwandlung ein, und es kam zum Tod. Diese Vorgänge folgen einander wie Frühling, Sommer, Herbst und Winter, als der Kreislauf der vier Jahreszeiten. Und nun sie da liegt und schlummert in der großen Kammer, wie sollte ich da mit Seufzen und Klagen sie beweinen? Das hieße das Schicksal nicht verstehen. Darum lasse ich ab davon."

Entsprechend gelassen sah Zhuangzi auch seine eigene Beerdigung, welche Gleichgültigkeit den Konfuzianern mit ihren strengen Bestattungsriten ein Dorn im Auge sein musste. Für Zhuangzi war es hingegen die dem Menschen natürliche Einstellung, welche erst später durch Kultur und Riten überfordert wurde: „Die wahren Menschen der Vorzeit kannten nicht die Lust am Geborensein und nicht den Abscheu vor dem Sterben. ... Gelassen gingen sie, gelassen kamen sie." Eines der letzten Kapitel erzählt vom Tod des Zhuangzi:

Dschuang Dsï lag im Sterben, und seine Jünger wollten ihn prächtig bestatten.

Dschuang Dsï sprach: »Himmel und Erde sind mein Sarg, Sonne und Mond leuchten mir als Totenlampen, die Sterne sind meine Perlen und Edelsteine, und die ganze Schöpfung gibt mir das Trauergeleite. So habe ich doch ein prächtiges Begräbnis! Was wollt ihr da noch hinzufügen?«

Die Jünger sprachen: »Wir fürchten, die Krähen und Weihen möchten den Meister fressen.«

Dschuang Dsï sprach: »Unbeerdigt diene ich Krähen und Weihen zur Nahrung, beerdigt den Würmern und Ameisen. Den einen es nehmen, um es den andern zu geben: warum so parteiisch sein?«

Die Welt
Himmel und Mensch

Seine Stellung zur Kultur erläutert Zhuangzi, anhand des aus der Mythologie stammenden Verhältnisses von Himmel (天 tian) und Menschen. Allerdings ist der Himmel hier nicht mehr eine moralische Gottheit, die über das Mandat des Herrschers (天命 tian ming) entscheidet, sondern von ihm haben Menschen und Dinge ihre Form oder Gestalt.(形 xing). Das wichtigste Zitat hierzu stammt aus einem der bekanntesten Bücher des „Zhuangzi", den „Herbstfluten":

„Dass Ochsen und Pferde vier Beine haben, das heißt ihre himmlische (Natur). Den Pferden die Köpfe zu zügeln und den Ochsen die Nasen zu durchbohren, das heißt menschliche (Beeinflussung)."

Im weitesten Sinne könnte man sagen, der Himmel ist so etwas wie „die Natur der Dinge", das was ihr Von-selbst-so-sein ausmacht, weshalb auch Wilhelm meistens tian mit „Natur" übersetzt. Beide sind gewissermaßen entgegengesetzt: Für den Menschen steht aber die Möglichkeit offen, dem „Weg des Himmels" zu folgen, oder dem „Weg des Menschen". Da im „Zhuangzi" davon ausgegangen wird, dass die Welt in ihrem Lauf auch ohne den Menschen geschieht, werden Eingriffe in die Natur,

wie auch die natürliche Einstellung des Menschen als überflüssig angesehen: „Schwimmhäute zwischen den Zehen und ein sechster Finger an der Hand sind Bildungen, die über die Natur hinausgehen und für das eigentliche Leben überflüssig sind."
Zhuangzi fragt nun, wie es dem Menschen möglich sei, ein Leben so zu führen, dass es das Verhältnis von Himmel und Mensch nicht ins Ungleichgewicht bringt. Dazu muss zuvorderst zwischen beiden unterschieden werden können, was Zhuangzi in Buch VI erläutert: „Das Wirken der Natur zu kennen, und zu erkennen, in welcher Beziehung das menschliche Wirken dazu stehen muß: das ist das Ziel." Da aber alle Erkenntnis sich auf Äußeres bezieht ergibt sich ein Problem: „Doch liegt hier eine Schwierigkeit vor. Die Erkenntnis ist abhängig von etwas, das außer ihr liegt, um sich als richtig zu erweisen. Da nun gerade das, wovon sie abhängig ist, ungewiss ist, wie kann ich da wissen, ob das, was ich Natur nenne, nicht der Mensch ist, ob das, was ich menschlich nenne, nicht in Wirklichkeit die Natur ist?" Zhuangzi verweist auf das Innere des Menschen, seine „himmlische Natur", welche ihn den richtigen Weg erkennen lässt: „Es bedarf eben des wahren Menschen, damit es wahre Erkenntnis geben kann." Diese wahren Menschen (Zhenren) zeichnen sich folgendermaßen aus: „Die wahren Menschen des Altertums scheuten sich nicht davor, wenn sie (mit ihrer Erkenntnis) allein blieben. Sie vollbrachten keine Heldentaten, sie schmiedeten keine Pläne. […] Die wahren Menschen des Altertums hatten während des Schlafens keine Träume und beim Erwachen keine Angst. Ihre Speise war einfach, ihr Atem tief. Die wahren Menschen holen ihren Atem von ganz unten herauf,

während die gewöhnlichen Menschen nur mit der Kehle atmen. [...] Die wahren Menschen der Vorzeit kannten nicht die Lust am Geborensein und nicht den Abscheu vor dem Sterben. [...] Dadurch erreichten sie es, dass ihr Herz fest wurde, ihr Antlitz unbewegt und ihre Stirn einfach heiter."
Ist durch diese Lebenshaltung der Weg des Himmels erkannt, so kann der wahre Mensch ihm folgen ohne ihn zu verletzen. Er handelt ohne einzugreifen, sein Handeln ist „ohne Tun": Wu wei.

Wu Wei
Im „Zhuangzi" werden zwar teils die ehrwürdigen Absichten der Weisen anerkannt, die, wie etwa Konfuzius, Regeln aufstellen um die menschliche Gesellschaft zu ordnen. Andererseits gibt es im „Zhuangzi" auch Abschnitte, die in scharfen Kontrast zur Konfuzianischen Schule stehen. Während für Konfuzius erst der gesellschaftliche Einsatz des Menschen die Ordnung der Welt garantieren konnte, sieht das „Zhuangzi" gerade in den von den Weisen aufgestellten Regeln die Ursache für die Unruhe und das Ungleichgewicht. Deshalb heißt es:
„Ich weiß davon, dass man die Welt leben und gewähren lassen soll. Ich weiß nichts davon, dass man die Welt ordnen soll. Sie leben lassen, das heißt, besorgt sein, dass die Welt nicht ihre Natur verdreht; sie gewähren lassen, das heißt, besorgt sein, dass die Welt nicht abweicht von ihrem wahren LEBEN [sc. De]. Wenn die Welt ihre Natur nicht verdreht und nicht abweicht von ihrem wahren LEBEN, so ist damit die Ordnung der Welt schon erreicht."
Die Welt ist also keine Aufgabe. Sie ist schon erreicht. Die Philosophie des „Zhuangzi" ist geprägt von einem Vertrauen in den Lauf der Welt, der ganz

von sich aus geschieht. Die Welt muss nicht erst eingerichtet werden, so dass der Mensch in ihr wohnen kann. Das „Zhuangzi" verweist auf einen natürlichen Urzustand:

„Im goldenen Zeitalter, da saßen die Leute umher und wußten nicht, was tun; sie gingen und wußten nicht, wohin; sie hatten den Mund voll Essen und waren glücklich, klopften sich den Leib und gingen spazieren. Darin bestand die ganze Fähigkeit der Leute, bis dann die »Heiligen« (sc. die Weisen) kamen und Umgangsformen und Musik zurechtzimmerten, um das Benehmen der Welt zu regeln, ihnen Moralvorschriften aufhängten und sie danach springen ließen…"

Die Welt hätte einer Ordnung nicht bedarft, sie war ganz von sich aus in Ruhe. Um diesen Zustand wieder einkehren zu lassen, empfiehlt das „Zhuangzi" das Wu wei, das Nicht-Handeln: „Darum, wenn ein großer Mann gezwungen ist, sich mit der Regierung der Welt abzugeben, so ist am besten das Nicht-Handeln. Durch Nicht-Handeln kommt man zum ruhigen Abfinden mit den Verhältnissen der Naturordnung." Dabei meint das Nicht-Handeln nicht, dass man gar nichts tun soll. Vielmehr bezieht es sich darauf, nicht in das Walten des Dao einzugreifen, das von sich aus die Welt im geordneten Fluss hält. Die Haltung des Wu Wei wird im „Zhuangzi" anhand von drei Hauptpunkten verdeutlicht:

Den Nutzen nicht überbewerten

„Dsï Gung war im Staate Tschu gewandert und nach dem Staate Dsin zurückgekehrt. Als er durch die Gegend nördlich des Han-Flusses kam, sah er einen alten Mann, der in seinem Gemüsegarten beschäftigt war. Er hatte Gräben gezogen zur Bewässerung. Er stieg selbst in den Brunnen hinunter und brachte in seinen Armen ein Gefäß voll Wasser herauf, das er ausgoß. Er mühte sich aufs äußerste ab und brachte doch wenig zustande.

Dsï Gung sprach: »Da gibt es eine Einrichtung, mit der man an einem Tag hundert Gräben bewässern kann. Mit wenig Mühe wird viel erreicht. Möchtet Ihr die nicht anwenden?«

Der Gärtner richtete sich auf, sah ihn an und sprach: »Und was wäre das?« Dsï Gung sprach: »Man nimmt einen hölzernen Hebelarm, der hinten beschwert und vorn leicht ist. Auf diese Weise kann man das Wasser schöpfen, dass es nur so sprudelt. Man nennt das einen Ziehbrunnen.«

Da stieg dem Alten der Ärger ins Gesicht, und er sagte lachend: »Ich habe meinen Lehrer sagen hören: Wenn einer Maschinen benützt, so betreibt er all seine Geschäfte maschinenmäßig; wer seine Geschäfte maschinenmäßig betreibt, der bekommt ein Maschinenherz. Wenn einer aber ein Maschinenherz in der Brust hat, dem geht die reine Einfalt verloren. Bei wem die reine Einfalt hin ist, der wird ungewiß in den Regungen seines Geistes. Ungewißheit in den Regungen des Geistes ist etwas, das sich mit dem wahren SINNE nicht verträgt. Nicht dass ich solche Dinge nicht kennte: ich schäme mich, sie anzuwenden.«"

Dem Weg des Himmels nicht nachhelfen

Die Haltung des Wu wei betrifft auch vermeintlich positives Eingreifen in das Von-sich-aus-so-sein der Dinge und Lebewesen:
„Der Sumpffasan muß zehn Schritte gehen, ehe er einen Bissen Nahrung findet, und hundert Schritte, ehe er einmal trinkt; aber er begehrt nicht darnach, in einem Käfig gehalten zu werden. Obwohl er dort alles hätte, was sein Herz begehrt, gefällt es ihm doch nicht."
Politisches Eingreifen

„Giën Wu besuchte Dsië Yü, den Narren.

Dsië Yü, der Narr, sprach: »Was hat Mittagsanfang mit dir gesprochen?« Giën Wu sprach: »Er hat mir gesagt, dass, wenn ein Fürst in seiner eigenen Person die Richtlinien zeigt und durch den Maßstab der Gerechtigkeit die Menschen regelt, niemand es wagen wird, Gehorsam und Besserung zu verweigern.«

Dsië Yü, der Narr, sprach: »Das ist der Geist des Betrugs. Wer auf diese Weise die Welt ordnen wollte, der gliche einem Menschen, der das Meer durchwaten oder dem Gelben Fluß ein Bett graben wollte und einer Mücke einen Berg aufladen würde. Die Ordnung des Berufenen: ist das etwa eine Ordnung der äußeren Dinge? Es ist recht, und dann geht es, dass wirklich jeder seine Arbeit versteht. Der Vogel fliegt hoch in die Lüfte, um dem Pfeil des Schützen zu entgehen. Die Spitzmaus gräbt sich tief in die Erde, um der Gefahr zu entgehen, eingeräuchert oder ausgegraben zu werden. Sollten die Menschen weniger Mittel haben als die unvernünftige Kreatur (um sich äußerem Zwang zu entziehen)?«"

Letztendlich ist also auch der Eifer die Welt politisch zu ordnen vergebens, denn zum einen ist dies so überflüssig, wie wenn man dem Gelben Fluss ein Bett graben wollte, zum anderen wissen die Menschen ohnehin wie sie den Vorschriften und Gesetzen entgehen, so wie der Vogel in die Höhe fliegt um dem Pfeil zu entkommen.
Anschmiegsamkeit
Die Haltung des Wu Wei zeigt sich jedoch nicht nur anhand eines milden und trotzdem schirmenden Herrschens oder im Unterlassen umfassender Eingriffe in die Natur (den Weg des Himmels), sondern auch in den alltäglichen praktischen Dingen des Lebens. Dies verdeutlicht die Geschichte des Kochs Pong, in welcher die Anschmiegsamkeit an die Dinge und die Welt verdeutlicht wird:

„[Der Koch] legte Hand an, drückte mit der Schulter, setzte den Fuß auf, stemmte die Knie an: ritsch! ratsch! – trennte sich die Haut, und zischend fuhr das Messer durch die Fleischstücke. Alles ging wie im Takt eines Tanzliedes, und er traf immer genau [zwischen] die Gelenke."

Zum Fürsten sprach der Koch darüber:

„Als ich anfing, Rinder zu zerlegen, da sah ich eben nur Rinder vor mir. Nach drei Jahren hatte ich's soweit gebracht, dass ich die Rinder nicht mehr ungeteilt vor mir sah. Heutzutage verlasse ich mich ganz auf den Geist und nicht mehr auf den Augenschein. ... Ich folge den natürlichen Linien nach, dringe ein in die großen Spalten und fahre den großen Höhlungen entlang. Ich verlasse mich auf die (anatomischen) Gesetze. Geschickt folge ich auch den kleinsten Zwischenräumen zwischen Muskeln und Sehnen... Ein guter Koch wechselt das Messer einmal im Jahr, weil er schneidet. Ein stümperhafter Koch muß das Messer alle Monate wechseln, weil er hackt. "

Schneiden statt Hacken – das wäre die Anschmiegsamkeit eines Zhenren. Statt mit Gewalt seinen Willen gegen die Dinge durchzusetzen, zu hacken, schmiegt sich der Zhenren den Dingen an. Indem er dem Dao folgt, lässt er sein Messer durch das Rind gleiten, so dass dieses zerlegt wird und von ganz alleine in seine Einzelteile zerfällt. Es finden sich im „Zhuangzi" noch weitere ähnliche Geschichten, in denen es darum geht, dass die handwerkliche Fertigkeit, welche dem Dao entspricht, nicht wörtlich zu übermitteln ist, sondern einzig im Tun sich einstellt. Heutige Interpretationen westlicher Autoren sehen in dieser Geschichte dann auch die theoretische Entfaltung eines Gegensatzes von technischem und intuitiven Wissen.
Zugleich ist die Geschichte ein Gleichnis auf die Lebensführung: Nachdem der Koch seinen Vortrag gehalten, bedankt sich der Fürst mit den Worten: „Vortrefflich! Ich habe die Worte eines Kochs gehört und habe die Pflege des Lebens gelernt." Die Worte eines Kochs (und nicht eines Priesters!) verraten, wie es sich am besten lebt: Dünn wie eine Klinge zu sein und zwischen den Menschen und ihren Streitereien hindurchgleiten, sich nicht hervorzutun mit seinen Fähigkeiten. Gar nutzlos zu sein gegenüber den

menschlichen Ansprüchen erhebt Zhuangzi zum Ideal: Wie ein Baum „dessen Zweige krumm und knorrig sind, so dass sich keine Balken daraus machen lassen" und „dessen Wurzeln auseinandersprinngen, so dass sich keine Särge daraus machen lassen" entgeht man der Vernutzung in einem Amt oder Beruf, führt unbehelligt ein langes Leben und endet so seiner Jahre Zahl. (Buch IV: 4, 5, 6). Zhuangzi verbindet dies außerdem mit dem Begriff der Spur: Wenn Menschen und Weise dem Dao folgen, dann „hinterlassen ihre Taten keine Spur, und ihre Werke werden nicht erzählt."

Politik

Die wichtigste politische Frage der Zeit bestand darin, wie die zwischenmenschlichen Beziehungen in Ordnung zu halten sind, also in der Frage der Moral. Während die Konfuzianer für eine strenge Einhaltung der Moral kämpften und die Fügung des Einzelnen unter die Gruppe, betont Zhuangzi, dass moralische Regeln lediglich menschengemacht sind. Sie sind nur notwendig, weil die Menschen von ihrer ursprünglichen und friedlichen Natur abweichen. Allerdings führen sie nicht zu einem neuen geordneten Zustand, sondern stürzen die zwischenmenschlichen in nur noch weitere Verstrickungen – die Menschen fallen vom Dao ab, sie vergessen den Weg des Himmels.

Selbst wenn es allerdings gelingen sollte, die Einhaltung aller Regeln politisch durchzusetzen, so ist damit noch nicht gewonnen, denn gerade nun droht die Gefahr des Missbrauchs:

„Sich gegen Diebe, die Kisten aufbrechen, Taschen durchsuchen, Kasten aufreißen, dadurch zu sichern, dass man Stricke und Seile darum schlingt, Riegel und Schlösser befestigt, das ist's, was die Welt

Klugheit nennt. Wenn nun aber ein großer Dieb kommt, so nimmt er den Kasten auf den Rücken, die Kiste unter den Arm, die Tasche über die Schulter und läuft davon, nur besorgt darum, dass auch die Stricke und Schlösser sicher festhalten."

Während man sich also mit der Moral gegen die kleinen Diebe schützt, so wie man ein Schloss an die Kiste macht, stehlen die großen Diebe gleich die ganze Kiste und sind beim Forttragen noch froh darum, dass sie so fest verschlossen ist. Genauso dienen Moral und Tugend der gewöhnlichen Menschen dem Tyrannen das Land zu unterwerfen. Er stiehlt gleich die ganze Kiste und wird dafür nicht einmal Strafe zu fürchten haben: „Wenn einer eine Spange stiehlt, so wird er hingerichtet. Wenn einer ein Reich stiehlt, so wird er Fürst!"

Als Grund für die räuberischen Fürsten und die nie endenden moralischen Verstrickungen sieht das „Zhuangzi" die Predigten der heiligen Weisen und Gelehrten an (wobei nicht klar ist ob hierzu Konfuzius persönlich gerechnet werden kann):

„Jede Ursache hat ihre Wirkung: Sind die Lippen fort, so haben die Zähne kalt. Weil der Wein von Lu zu dünn war, wurde Han Dan belagert. Ebenso: wenn Heilige geboren werden, so erheben sich die großen Räuber. Darum muß man die Heiligen vertreiben und die Räuber sich selbst überlassen; dann erst wird die Welt in Ordnung kommen."

Das Philosophieren
Grund
Die folgende Geschichte aus dem Zhuangzi ist besonders bekannt, ihr Titel ist Die Freude der Fische. Zhuangzi unterhält sich mit Hui Shi (ca. 300-250 v. Chr., hier: ‚Hui Dsi') einem Hauptvertreter der Sophistenschule (mingjia):

„Dschuang Dsi ging einst mit Hui Dsi spazieren am Ufer eines Flusses. Dschuang Dsi sprach: »Wie lustig die Forellen aus dem Wasser herausspringen! Das ist die Freude der Fische.« Hui Dsi sprach: »Ihr seid kein Fisch, wie wollt Ihr denn die Freude der Fische kennen?« Dschuang Dsi sprach: »Ihr seid nicht ich, wie könnt Ihr da wissen, dass ich die Freude der Fische nicht kenne?« Hui Dsi sprach: »Ich bin nicht Ihr, so kann ich Euch allerdings nicht erkennen. Nun seid Ihr aber sicher kein Fisch, und so ist es klar, dass Ihr nicht die Freude der Fische kennt.« Dschuang Dsi sprach: »Bitte laßt uns zum Ausgangspunkt zurückkehren! Ihr habt gesagt: Wie könnt Ihr denn die Freude der Fische erkennen? Dabei wußtet Ihr ganz gut, dass ich sie kenne, und fragtet mich dennoch. Ich erkenne die Freude der Fische aus meiner Freude beim Wandern am Fluß.«"

Indem Zhuangzi auf den Ausgangspunkt des Gesprächs hinweist, kommt er zugleich auf das unmittelbar gegebene zurück: „Dabei wußtet Ihr ganz gut, dass ich sie kenne." Die Welt ist immer schon so wie sie ist offenbar: Die Freude der Fische bedarf keiner Erklärung, keiner Rückführung auf einen Grund, welcher die Wahrheit versichert. Alle nachträglichen Versuche, sie diskursiv und argumentativ zu be-gründen, müssen scheitern, denn es gibt nichts, was zur Erkenntnis über die Freude der Fische hinzutreten könnte und diese so noch „offenbarer" machen könnte. Unsinnig hingegen ist es das Offenbare abzulehnen und dann nach etwas anderem zu fragen, was dieses begründen könnte. Der methodische Zweifel ist Zhuangzi fremd.
Argumentation

Da Zhuangzi es ablehnte, das Denken nach Gründen suchen zu lassen und sich an diesen auszurichten, verwarf er auch den damit verbundenen Rechtfertigungsanspruch, also die Verpflichtung seine Meinung im Gespräch zu begründen. Der rational geführte Diskurs, dessen Regeln durch das Argument bestimmt sind, ist kein Mittel der Wahrheitsfindung:
„Angenommen, ich disputierte mit dir; du besiegst mich, und ich besiege dich nicht. Hast du nun wirklich recht? Hab' ich nun wirklich unrecht? Oder aber ich besiege dich, und du besiegst mich nicht. Habe ich nun wirklich recht und du wirklich unrecht? Hat einer von uns recht und einer unrecht, oder haben wir beide recht oder beide unrecht? Ich und du, wir können das nicht wissen. Wenn die Menschen aber in einer solchen Unklarheit sind, wen sollen sie rufen, um zu entscheiden? Sollen wir einen holen, der mit dir übereinstimmt, um zu entscheiden? Da er doch mit dir übereinstimmt, wie kann er entscheiden? Oder sollen wir einen holen, der mit mir übereinstimmt? Da er doch mit mir übereinstimmt, wie kann er entscheiden? Sollen wir einen holen, der von uns beiden abweicht, um zu entscheiden? Da er doch von uns beiden abweicht, wie kann er entscheiden?"
Zhuangzi war sich der gesellschaftlichen Funktion des Diskurses bewusst, welche er jedoch als zweitrangig zurückwies: „Der Berufene hat (die Wahrheit) als innere Überzeugung, die Menschen der Masse suchen sie zu beweisen, um sie einander zu zeigen." Der Wille sich gegenseitig zu überzeugen oder den anderen argumentativ auszustechen ist schon in den Einzelegoismen verwurzelt. Das Dao selbst bedarf nicht des Beweises, denn so wie große

Liebe nicht liebevoll ist (weil sie alles umfasst) und großer Mut nicht tollkühn ist (weil er nicht auch tollkühn ist) ist alles im Dao inbegriffen. Selbst keine Eigenschaft von etwas, lässt es sich aber sprachlich nicht fassen und daher heißt es „sucht man mit Worten zu beweisen, so erreicht man nichts."

Wirkung und Rezeption in China

Allgemein

Das Werk gehört nicht zu den meistbeachteten der chinesischen Geistesgeschichte und war während der Han-Zeit fast gänzlich in Vergessenheit geraten. Über alle Zeiten unbestritten war hingegen die literarische Schönheit und viele Geschichten aus dem Buch Zhuangzi wurden in der chinesischen Literatur zu Topoi, die über Jahrhunderte hinweg immer wieder aufgenommen wurden.

Das „Zhuangzi" hatte großen Einfluss auf die originär chinesische Richtung des Buddhismus den Chan- Buddhismus. Mit dem Eindringen des Buddhismus in China entstand ein neues Interesse an metaphysischen Spekulationen, welche die Beschäftigung mit dem „Zhuangzi" förderten. Auch hat man viele Begriffe des „Zhuangzi" genutzt um buddhistische Sanskrit-Sutren zu übersetzen. Gemeinsamkeiten zeigen sich anhand von Begriffen wie „Selbstvergessen", „Geistlosigkeit" (im positiven Sinn, wu xin, wörtlich: ohne Herz/Geist) und „Meditation" (zuo wang, wörtlich: Sitzen in Selbstvergessenheit) sowie der Ablehnung weltgebundener Emotionen.

Kommentartradition

Der Kommentar stellt in China wie auch in Europa den Versuch dar, einem alten Text, den man für wertvoll hält, durch eine neue Erklärung zu Verständnis zu verhelfen. Dabei wird meist der

Anspruch vertreten, lediglich die Überlieferung der alten Lehre zu übernehmen, auch wenn sich natürlich zugleich die Möglichkeit bietet, dem Text eigene Deutungen zu unterlegen. Zum „Zhuangzi" wurden Schätzungen zufolge 200 bis 500 Kommentare verfasst.

Zu den einflussreichsten Kommentatoren gehört der Herausgeber der heute vorliegen Textversion Guo Xiang (253-312). Seine Interpretation ist für alle darauf folgenden prägend. Guo leitet seinen Kommentar mit den Worten ein, Zhuangzi habe keinen Klassiker verfasst (bu jing), stehe aber an der Spitze der „hundert Schulen". Damit weist er ihm einen hohen Rang zu, stellt das „Zhuangzi" aber zugleich unter das Daodejing oder konfuzianische Werke. Eine Einordnung die in der folgenden Kommentartradition meist aufgegriffen wurde. Guo widmet sich vor allem Zhuangzis Philosophie der Spontaneität. Im Vergleich zu seinem Vorgänger Wang Bi ist für ihn das Dao kein transzendentes Weltprinzip, zu welcher alle Dinge und Wesen streben und welches deren Spontaneität garantiert. Guo macht aus dem übergeordneten Dao ein immanentes Einzelprinzip der Dinge: Es wandelt sich mit den Dingen und findet Erfüllung dadurch, dass die Einzeldinge ihrer Natur entsprechen. Aufgrund dieser Immanenz des Dao kann dieses dann bei Guo auch nicht mehr in der Funktion einer schaffenden Kraft für die Entstehung der Welt verantwortlich gemacht werden. Auch kennt Guo keine Substanzen, die während des ewigen Wandels erhalten blieben. Obgleich der hohen Bedeutung seines Kommentars, ging es Guo nicht allein um Darstellung und Erhalt des ursprünglichen

Zhuangzis und so sind viele seiner Deutungen durchaus eigenwillig.

Weitere wichtige Kommentatoren sind: Cheng Xuanying (ca. 620-670) ein daoistischer Mönch und Hauptvertreter der „Schule des doppelten Myteriums" (chongxuan xue), der sich für Zhuangzis Theorie der Leere interessiert und Guos Interpretation in einen religiös-buddhistischen Kontext stellt. In der Sung-Dynastie der Schriftgelehrte Wang Pang (1042-76). Lin Xiyi (ca. 1200-73) in der Ming-Dynastie gibt weniger philologische Hinweise denn eine freie inhaltliche Auslegung, welche die verschiedensten Strömungen der chinesischen Philosophie sowie buddhistischen Sutren zur Interpretation aufgreift. Wichtig sind darauf folgend Lo Miandao (ca. 1240-1300) und Jiao Hong (1541-1620).

Einige der Interpretatoren des „Zhuangzi" sollen jedoch an diesem außergewöhnlichen Werk gescheitert sein, und so werden Missverständnisse und Fehlinterpretationen angenommen. Als wesentliche Missverständnisse gelten:

14. Zhuangzi wird lediglich als Kommentator von Laozi aufgefasst. Damit werden die Besonderheiten und neuen philosophischen Gedanken des Werks übergangen. Diesen Fehler begangen häufig auch westliche Interpretatoren und Übersetzer wie Giles, Legge und Watson.

15. Das „Zhuangzi" wurde häufig mit zen-buddhistischen Ideen identifiziert. Hingegen unterscheiden sich beide Denktraditionen deutlich: Während im Buddhismus alles falsch und unwahr ist, so ist für Zhuangzi alles richtig und wahr, während die Metaphysik des Buddhismus idealistisch ist, vertritt Zhuangzi einen Realismus, wenn der Zustand

des Nirvana im Buddhismus tendenziell ein metaphysischer ist, so ist Zhuangzis Fasten des Geistes und Sitzen in Selbstvergessenheit ein Zustand der sich auf das Erkennen der Welt bezieht. Im Zuge der Vermengung dieser Elemente wurde beispielsweise auch vom Zenbuddhist Suzuki der Schmetterlingstraum dahingehend interpretiert, dass es hier im Sinne einer buddhistischen Einheit keinen Unterschied zwischen Traum und Wirklichkeit gäbe, wo doch Zhuangzis Philosophie gerade die Verschiedenheit (aber Gleichwertigkeit) der Perspektiven betont.

16. Ein weiteres Missverständnis sieht in Zhuangzi einen dekadenten Denker eines Zeitalters des Zerfalls, der den bemitleidenswerten Zustand der Welt betraure. Das Buch richte sich an Rebellen, sozial Ausgeschlossene und weltliche Versager und empfehle diesen sich von der Welt zurückzuziehen in einen mystischen, naturalistischen und romantischen Urzustand.

17. Aufgrund seiner paradox geführten Angriffe auf Sitte und Moral wurde Zhuangzi häufig für einen Hedonisten gehalten. Hinzu tritt dann eine Lesart, die das Wu Wei schlicht als Gar-nichts-Tun auffasst, was allerdings nur möglich ist, wenn einzelne Teile aus dem Gesamtwerk herausgegriffen werden. Es kann allerdings keinesfalls davon gesprochen werden, sein Ideal sei ein hedonistischer Egoismus gewesen, wie sich schon an den vielen Textabschnitten zeigt, wo ein sich Hingeben an die Außendinge problematisiert wird.

18. Die aufgezählten Missverständnisse führten dann auch dazu, dass Zhuangzi mit den verschiedensten Titel versehen wurde. So wurde er als Skeptiker, Nihilist, Fatalist, Relativist oder sogar

als Evolutionist bezeichnet. Dabei verfehlen diese unterschiedlichen Auszeichnungen aus der Tradition der abendländischen Philosophie gerade die Eigentümlichkeit des Zhuangzi. So kann beispielsweise Zhuangzi nicht als Skeptizist bezeichnet werden, da er überhaupt nicht kognitivistisch dachte. Er kann nicht als Nihilist gelten, da er Werte und Normen nicht gänzlich ablehnte, sondern diese eher im Einklang mit der natürlichen „Ordnung" suchte. Wenn die Evolution eine Richtung der Entwicklung annimmt, dann wird er auch hier nicht als Vertreter angesehen werden können, da es für ihn nur den universalen Wandel der Dinge gab, der aber nicht geradlinig abläuft. Fatalistisch kann er nicht genannt werden, denn seine Philosophie versucht ja gerade den Menschen hin zu einem spontanen Selbst- und Weltverhältnis zu führen. Auch einen Relativismus wird er nicht vertreten haben, wenn nämlich das Dao alle Dinge des Universums umfasst und durchwaltet, dann gibt es keinen Raum für einen gekünstelten Situationismus.

19. Das Buch als ganzes wird häufig als ein typisches Beispiel für das Zeitalter des Verfalls genommen. Das Werk sei in seinen Ansichten durch die Erschütterungen des Zeitalters geprägt und habe aber über ein geschichtliches Dokument hinaus keinen Wert als philosophische Schrift. Sein Nutzen bestand nach dieser Auffassung lediglich darin als Tröster für die Zeitgenossen gedient zu haben.

20. Interpreten welche die poetischen Ausführungen Zhuangzis (beispielsweise über den Zhenren, der von weltlichem Schmerz nicht getroffen wird) wörtlich genommen, bildeten einen Unsterblichkeits-Kultus, der sich auf Xian bezog. Er

versteht das Zhuangzi als Anweisung für Unsterblichkeitspraktiken in dem sich rein technische Anweisungen finden. In dieser Verstellung wurde er dann auch häufig von Herrschern missbraucht, da hierdurch der Aspekt der Selbstkultivierung – der auch die Herrscher in die Pflicht genommen hätte – in den Hintergrund gedrängt werden konnte.

21. Eine interessengelenkte Interpretationsweise versucht durch Herausgreifen einzelner Passagen und bewusstes Übergehen von kritischen Stellen eine Zhuangzi-Interpretation zu geben, die seine Aussagen auf Altbekanntes zurückführt. Vor allem Konfuzianer und Anhänger des Tsou Yen bedienten sich eines solchen Vorgehens, um sich die Deutungshoheit über das Zhuangzi zu sichern.

Im Westen

Mit der ersten vollständigen Übersetzung ins Deutsche durch Richard Wilhelm traf das Werk im intellektuellen Deutschland des frühen 20. Jahrhunderts auf großes Interesse. Karl Jaspers sah in Zhuangzi einen der beeindruckendsten chinesischen Denker: „Die bewunderungswürdige Erfindungsgabe Dschuang Tsii's, seine eindringenden Gedanken über die Welt und Wirklichkeit, über Sprache, über die mannigfachen psychologischen Zustände, sein Reichtum machen ihn zu einem der interessantesten chinesischen Autoren." Auch Hermann Hesse hat in seiner Auseinandersetzung mit asiatischer Philosophie und Literatur Bewunderung für Zhuangzi gefunden: „Von allen Büchern chinesischer Denker, die ich kenne, hat dieses am meisten Reiz und Klang." Der Philosoph Martin Heidegger, der schon früh im Dialog mit asiatischen Denkern stand, kann ebenfalls durch die Schrift des Zhuangzi beeinflusst gelten. So lässt er sich zum Beispiel, als er 1930 nach einem Vortrag etwas zum Thema Intersubjektivität sagen möchte, das Buch Zhuangzi bringen und liest daraus „Die Freude der Fische" vor.

Von chinesischen Philosophen kritisch gesehen wurde die neuere Rezeption durch analytische Philosophen. Diese versuchen beispielsweise Zhuangzis „freche Worte" („goblet words" A. C. Graham) zu „entmystizieren", indem sie Interpretationen geben, die ihn an ein modernes philosophisches Vokabular anpassen. Dies sei oft mit der Einstellung verbunden, Zhuangzi hätte es sicher auch so geschrieben, wenn ihm schon die modernen Begriffe zur Verfügung gestanden hätten. Entsprechend sei es Aufgabe einer modernen Interpretation, Zhuangzis ungenaue und suggestive Ausdrücke durch ein eindeutiges analytisches Vokabular zu ersetzen. Problematisch ist hierbei nicht so sehr das anachronistische Herangehen, vielmehr wird dabei übersehen, dass Zhuangzi bewusst den Gebrauch von Fachausdrücken vermied (die es auch schon zu seiner Zeit gab) und stattdessen seine Philosophie in Geschichten und Dialoge eingebunden hat. Versuche das „Zhuangzi" durch das Sieb der modernen Fachbegriffe zu treiben, sind jedoch nicht nur für westliche, sondern auch für moderne chinesische Philosophen häufig, die allerdings häufig durch die westlichen Diskurse geprägt sind.

Einordnungen Zhuangzis als Skeptiker, Relativisten oder Perspektivisten finden sich beispielsweise bei Hansen, welcher die Meinung vertritt, Zhuangzi lehre einen perspektivischen Relativismus, da jedes Urteil Kontextabhängig sei; da jeder Standpunkt wiederum nur kontextbezogen sei, gäbe es nach Zhuangzi kein objektives Wissen. Raphals sieht in Zhuangzi einen Skeptiker, der zwar keine skeptizistische Doktrin vertrete, aber sich der skeptizistischen Methode bediene. Ivanhoe lehnt es ab, Zhuangzi als sensualistischen Skeptiker zu bezeichnen, und macht stattdessen geltend, Zhuangzi habe einen epistemologischen und sprachphilosophischen Skeptizismus vertreten, da er sowohl konzeptuales Wissen als auch logische und sprachliche Unterscheidungen in richtig und falsch ablehnt.

Komparativ angelegte Studien vergleichen Zhuangzi mit westlichen Philosophen, darunter Nietzsche, Heidegger, Cassirer und Derrida. Eine Hörspielbearbeitung bringt Zhuangzi in einen fiktiven Dialog mit Meister Eckhart. .

Literatur

Ausgaben

Das Hanyu da zidian stützt sich auf die fotografische Reproduktion einer ming-zeitlichen Shidetang-Ausgabe 世德堂 der Buchreihe Sibu congkan.

Neben dem Kommentar von Guo Xiang (Gui Xiang zhu) aus der Jin-Zeit sind die qing-zeitlichen Ausgaben von Wang Xianqian 王先谦 (Zhuangzi jijie 庄子集解) und Guo Qingfan 郭庆藩 (Zhuangzi jishi 庄子集释) immer noch sehr wichtig.

Eine neuchinesische Übersetzung und Kommentierung liefert Chen Guying 陈鼓应 (Zhuangzi jinzhu jinyi 庄子今注今译, 1983).

Übersetzungen

Die erste Übersetzung ins Deutsche brachte Martin Buber 1921 unter dem Titel „Reden und Gleichnisse des Tschuang-tse". Sie ist unvollständig und recht unsystematisch. Momentan gibt es zwei umfangreiche Übersetzungen des Zhuangzi ins Deutsche: die von Richard Wilhelm aus dem Jahr 1923 und eine moderne von Mair/Schuhmacher aus dem Jahr 1998. Wilhelms „Dschuang Dsi"-Übersetzung erfolgte direkt aus dem Chinesischen ins Deutsche, sie zeichnet sich durch ein poetisches Goethe-Deutsch aus, ist jedoch nicht vollständig. In der Sinologie wird bemängelt, dass Wilhelm keine daoistische Fachkompetenz hatte und deshalb einiges sinnentstellt und auch „verchristlicht" übersetzt habe.

Mair ist eine Übersetzung vom Chinesischen ins amerikanische Englisch, Schuhmacher übertrug dies ins Deutsche. Damit liegt erstmals der vollständige „Zhuangzi" im Deutschen vor. Die Übersetzung ist durch eine moderne Sprache geprägt und bedient sich Begriffen wie „Profit", „Transformation", „Evolution", „Verhaltenskodex", „instabil" und „identifizieren".

Meditation
Meditation (von lateinisch meditatio, abgeleitet von dem Verb meditari „nachdenken, nachsinnen, überlegen", verwandt mit lateinisch mederi „heilen", medicina „Heilkunst" sowie griechisch μέδομαι bzw. μήδομαι „denken, sinnen" und dem Namen Medeia; entgegen landläufiger Meinung liegt kein etymologischer Bezug zum Stamm des lateinischen Adjektivs medius, -a, -um „der mittlere" vor) ist eine in vielen Religionen und Kulturen ausgeübte spirituelle Praxis. Durch Achtsamkeits- oder Konzentrationsübungen soll sich der Geist beruhigen und sammeln. In östlichen Kulturen gilt sie als eine grundlegende und zentrale bewusstseinserweiternde

Übung. Die angestrebten Bewusstseinszustände werden, je nach Tradition, unterschiedlich und oft mit Begriffen wie Stille, Leere, Panorama-Bewusstsein, Eins-Sein, im Hier und Jetzt sein oder frei von Gedanken sein beschrieben. Dadurch werde die Subjekt-Objekt-Spaltung (Begriff von Karl Jaspers) überwunden.

Religiöse Wurzeln

Im Buddhismus, Hinduismus und Jainismus ist das höchste Ziel die Erleuchtung oder das Erreichen des Nirwana. In christlichen, islamischen und jüdischen Traditionen ist das höchste Ziel der meditativen Praxis das unmittelbare Erfahren des Göttlichen. Meditation als spirituelle Praxis ist immer auch in unterschiedliche religiöse, psychologische und ethische Lehrgebäude eingebunden. In westlichen Ländern wird die Meditation auch unabhängig von religiösen Aspekten oder spirituellen Zielen zur Unterstützung des allgemeinen Wohlbefindens und im Rahmen der Psychotherapie praktiziert. Im älteren deutschen Sprachgebrauch bezeichnet „Meditation" einfach ein Nachdenken über ein Thema oder die Resultate dieses Denkprozesses. Meditative Praktiken sind ein wesentlicher Bestandteil vieler Religionen.

Fernöstliche Traditionen

Besonders im Hinduismus, Buddhismus und daoismus besitzt die Meditation eine ähnliche Bedeutung wie das Gebet im Christentum (vgl. Kontemplation). Als organisierte Überlieferung lässt sich die Meditation am weitesten zu den Upanishaden und in der buddhistischen Tradition in Indien zurückverfolgen. Als Jhana (im Sanskrit: Dhyana) werden verschiedene Zustände der Versenkung beschrieben, worauf sich heute unter anderem das chinesische Chan und das japanische Zen zurückführen lassen. Eine vielfältige und traditionsreiche Form der Meditation entwickelte sich daneben im indischen Yoga (Vorstufe ist die Konzentration). Insbesondere die Sutras im Raja Yoga prägen bis heute viele Techniken wie den Umgang mit dem Atem im Pranayama und die systematische Einteilung der mit der Meditation in Zusammenhang gebrachten Bewusstseinszustände. Innerhalb dieser Traditionen werden mit der Meditation ausnahmslos spirituelle Ziele verfolgt. Daoistische Meditation ist geprägt durch Konzentration, Innenschau und Visualisierungen, Ziel ist die Erlangung der Einheit mit dem Dao und die damit einhergehende physische oder spirituelle Unsterblichkeit.

Christliche Traditionen

Im mittelalterlichen Christentum wurden die „geistlichen Übungen" meditatio (gegenstandfreie Anschauung), lectio (aufmerksame Lesung), oratio (Gebet) und contemplatio (gegenständliche Betrachtung, Kontemplation) zur Sammlung des Geistes überliefert (siehe dazu ausführlich: Lectio divina). Besonders in den mystischen Traditionen sollte damit der Verstand und das Denken zur Ruhe kommen, um den „einen Urgrund" freizulegen. Im Mittelalter wurden auch Anweisungen veröffentlicht, wie Die Wolke des Nichtwissens oder die Schriften der Theresa von Avila. Im 15. und 16. Jahrhundert wurden diese Schriften von der Inquisition verboten und Mystiker verfolgt sowie gefangengesetzt; die Mystik geriet im Christentum in Verruf der Häresie. Doch finden sich standardisierte Elemente einer meditativen Praxis bis heute in den Exerzitien von Ignatius von Loyola oder einigen benediktinischen und franziskanischen Traditionen sowie in der Ostkirche im Hesychasmus.

Techniken

Die vielfältigen Meditationstechniken unterscheiden sich nach ihrer traditionellen religiösen Herkunft, nach unterschiedlichen Richtungen oder Schulen innerhalb der Religionen und auch noch nach einzelnen Lehrern innerhalb solcher Schulen. In vielen Schulen werden abhängig vom Fortschritt der Meditierenden unterschiedliche Techniken gelehrt. Neben den traditionellen Meditationstechniken werden vor allem seit den 70er Jahren des 20. Jahrhunderts im Westen viele von fernöstlichen Lehren inspirierte und an westliche Bedürfnisse angepasste Meditationsformen angeboten.

Meditationstechniken werden als Hilfsmittel verstanden, einen vom Alltagsbewusstsein unterschiedenen Bewusstseinszustand zu üben, in dem das gegenwärtige Erleben im Vordergrund steht, frei von gewohntem Denken, vor allem von Bewertungen und von der subjektiven Bedeutung der Vergangenheit (Erinnerungen) und der Zukunft (Pläne, Ängste usw.). Viele Meditationstechniken sollen helfen, einen Bewusstseinszustand zu erreichen, in dem äußerst klares hellwaches Gewahrsein und tiefste Entspannung gleichzeitig möglich sind.

Man kann die Meditationstechniken grob in zwei Gruppen einteilen:

In die passive (kontemplative) Meditation, die im stillen Sitzen praktiziert wird und

Die aktive Meditation, bei der körperliche Bewegung, achtsames Handeln oder lautes Rezitieren zur Meditationspraxis gehören.

Die Einteilung bezieht sich nur auf die äußere Form. Beide Meditationsformen können geistig sowohl aktive Aufmerksamkeitslenkung als auch passives Loslassen und Geschehenlassen beinhalten.

Im allgemeinen Sprachgebrauch wird unter Meditation oft nur die passive Form verstanden, so wie sie in Abbildungen des meditierenden Buddha symbolisiert wird.

Stille- oder Ruhemeditation

In den christlichen Traditionen gibt es unterschiedliche Anleitungen und Schritte zur Meditation und Kontemplation. Der „Weg zu Gott" beginnt meist mit dem Studium der Schriften (lectio divina) und dem Gebet in Worten, gesprochen oder gedacht (oratio). Es folgt die gegenständliche Betrachtung, wo man bei Wenigem verweilt und dies wiederholt betrachtet (meditatio) und führt über zum Gebet der Ruhe, wo auch die Gedanken ruhen (contemplatio), bei der der Adept in die Wolke des Nichtwissens steigt. Das Ziel ist schließlich den meditativen Bewusstseinszustand und das normale Tagesbewusstsein gleichzeitig zu erfahren; es gibt keine Trennung mehr zwischen der vita activa und der vita contemplativa.

Achtsamkeits- oder Einsichtsmeditation

Vipassana und Zazen sind die im Westen bekanntesten passiven Meditationsformen aus den traditionellen buddhistischen Kontemplationsschulen. Der Meditierende sitzt in einer aufrechten Haltung, die ein harmonisches Verhältnis von Spannung und Entspannung wahrt. Bei den verschiedenen Varianten, auch innerhalb der Meditationsschulen, ist die Grundlage der Übung die vollkommene Achtsamkeit für die geistigen, emotionalen und körperlichen Phänomene im gegenwärtigen Augenblick. Beide Schulen lehren das nicht wertende und absichtslose Gewahrsein im Hier und Jetzt, ohne an Gedanken, Empfindungen oder Gefühlen zu haften. Ziel der Meditation ist die transzendente spirituelle Erfahrung wie sie zum Beispiel im Herz-Sutra als Auflösung jeder Dualität beschrieben wird, mit der eine Befreiung vom Selbst („mein Ego" im herkömmlichen Sinne) Hand in Hand gehen soll.

Konzentrationsmeditation
Bei der Samatha-Meditation, die auch Geistesruhe-Meditation genannt wird, konzentriert sich der Übende auf ein einziges Objekt wie zum Beispiel den spürbaren Atem, ein imaginiertes Bild, einen einzigen Gedanken oder ein Mantra. Die konzentrierte Fokussierung auf einen Gegenstand bewirke eine Ausschaltung bzw. Ersetzung des alltäglichen Gedankenflusses und führe so zu einer tiefen Beruhigung des Geistes.

Die Samatha-Meditation und die Vipassana-Meditation werden manchmal als unterschiedliche eigenständige Meditationsformen beschrieben. Häufig gilt jedoch die Samatha-Meditation als eine Einleitung oder Vorbereitung für die Vipassana-Meditation.

Eine besondere Form der Konzentrationsmeditation findet sich im Namensgebet. Bei diesem Typus werden göttliche Namen als Mantra oder in mantraähnlicher Form verwendet.

Meditation ist auch ein wesentliches Element der von Rudolf Steiner (1861-1925) begründeten Anthroposophie. Steiner beschreibt in seinem Werk verschiedene Techniken der Meditation als Selbstvertiefung und -Verstärkung des Denkens, die sich der Konzentrationsmeditation zuordnen lassen.

„Mit den meisten anderen Meditationsarten hat die anthroposophische Meditation das Ziel gemeinsam, die Trennung des sich als Subjekt erlebenden Menschen von einer als Objekt erfahrenen Welt zu überwinden. Im Unterschied aber zu den meisten Meditationsarten mit buddhistischem oder hinduistischem Hintergrund ging es Steiner [...] darum, [...] diesen Seinsgrund ganz konkret in den Erscheinungen und Qualitäten der Welt aufzusuchen. Ziel dieses Ansatzes ist es, dem Menschen ein spirituelles Verhältnis zur Welt und zu sich selbst zu ermöglichen [...]."

Transzendentale Meditation

Transzendentale Meditation (TM) ist eine von dem indischen Lehrer Maharishi Mahesh Yogi (1918-2008) und seinen Organisationen vermittelte Meditationstechnik: aus ihrer Sicht die authentische Meditationstechnik der vedischen Tradition, wiederbelebt von Maharishis Lehrer Brahmananda Saraswati und vereinbar mit allen religiösen und weltanschaulichen Überzeugungen. Weltweit verbreitet wird sie seit Ende der 1950er Jahre. Hilfsmittel der Technik ist ein Wort, ein Mantra, das auf einfache, natürliche und anstrengungslose Weise zu benutzen sei, ohne Zuhilfenahme von Konzentration oder Kontemplation. Bei richtiger Anwendung erfahre der TM-Meditierende tiefe Stille bei gleichzeitig erhöhter Wachheit. Dieser „vierte Hauptbewusstseinszustand" (neben Wachen, Traum und Tiefschlaf) stabilisiere sich während der Tagesaktivität mit fortschreitender Praxis, eine Entwicklung, die schließlich einmünde in die sinnliche Erfahrung der Einheit von Selbst und Welt („Einheitsbewusstsein"). TM wird zweimal täglich jeweils 15 bis 20 Minuten bequem und aufrecht sitzend mit geschlossenen Augen geübt. Ein halbes Dutzend Fortgeschrittenen-Techniken sowie das „TM-Sidhi-Programm", das sich auf das alte Yogasutra Patanjalis beruft, ergänzen die Basis-Technik. Diese Meditationstechnik kann ausschließlich in kostenpflichtigen Kursen der TM-Organisation gelernt werden.

Aktive Meditation
Zen-Buddhismus
Neben dem Kinhin (Gehmeditation), welches zwischen passiven Zazen-Zeiten praktiziert wird, wird im Zen auch in ganz unterschiedlichen Tätigkeiten eine achtsame meditative Haltung geübt, wie z. B. Sadō (oder Chadō) – der Weg der Teezeremonie (Teeweg), Shodo – der Weg der Schreibkunst, Kado – der Weg des Blumenarrangements (auch: Ikebana), Suizen – das kunstvolle Spiel der Shakuhachi-Bambusflöte, Zengarten – die Kunst der Gartengestaltung, Kyudo – die Kunst des Bogenschießens oder Budo – der Weg des Krieges. Während eines Sesshin, dem gemeinsamen Meditieren in einem Zen-Kloster oder Trainings-Zentrum über längere Perioden, werden auch die alltäglichen Verrichtungen Samu (Abwasch, Reinigung, Garten etc.) in großer Geistesgegenwart, bestimmter Form und Achtsamkeit verrichtet.

Tantra
Tantra hat seine Wurzeln in hinduistischen und buddhistischen Traditionen, es ist die Lehre des Flusses der Shakti oder auch des Chi, wie es später der Daoismus bezeichnet. Tantra ist ein mystischer Einweihungspfad, in dessen Meditationen mit der Visualisierung verschiedener Gottheiten und der Rezitation von Mantren gearbeitet wird. Das hinduistische Tantra in Verbindung mit Kundalini

und der Chakrenlehre wurde im Westen durch die Arbeiten von John Woodroffe bekannt, die buddhistische Variante durch den Vajrayana-Buddhismus, der auch tantrischer oder tibetischer Buddhismus genannt wird. In den höheren Tantras können Rituale unter Einbeziehung der Sexualkraft mit einem Partner praktiziert werden, wo Sexualität als Weg zur Urquelle der Lebenskraft (Shakti) angesehen wird. Spezielle innere Haltung sowie Atem- und Energietechniken könnten über ekstatische Erfahrungen während der sexuellen Vereinigung zu spirituellen Erfahrungen führen. Dieses vage Wissen über solche Praktiken führte zu dem heute vor allem bekannten Neo-Tantra, welches eher als sexualtherapeutische Arbeit bezeichnet werden kann.

Yoga

In der Tradition des Yoga unterstützen verschiedene Körperhaltungen und -übungen, Atemtechniken, sowie Fasten und andere Arten der Askese die Meditation. Im Raja Yoga gelten Pratyahara (Zurückziehen der Sinne) und Dharana (Konzentration) als Vorstufen der Meditation (Dhyana). Hier bezeichnet Dhyana die notwendige Entwicklungsvorstufe zum Ishvara-Samadhi. Lange ruhig bewegungslos gehaltene Asanas sind bereits meditativ. Im Jnana Yoga wird Meditation als natürliches Sein angesehen und daher nicht explizit praktiziert. Eine westlicher Zweig des Jnana Yoga ist der Yoga der Stille.

Kampfkunst

Auch Kampfkünste können Gegenstand und Vehikel der Meditation sein: Besonders in den daoistischen Traditionen der inneren Kampfkünste (z. B. Taijiquan) spielt der meditative Aspekt eine große

Rolle. In manchen Stilen tritt dabei der kämpferische Ursprung fast völlig zurück. Auch in vielen der äußeren Kampfkünsten (z. B. Karate, Judo und auch Kinomichi) werden meditative Praktiken geübt.

Neuere fernöstlich inspirierte Meditationsmethoden

Zu den bekanntesten neueren aktiven Meditationsmethoden gehören die von Bhagwan Shree Rajneesh (Osho) in seinem Ashram in Pune (1970) für Menschen aus dem Westen entwickelten Meditationsmethoden. Vor der eigentlichen Meditationsphase sollen durch aktive Bewegung und verstärkte Atmung seelische und körperliche Spannungen abgebaut und das Gefühl für den eigenen Körper intensiviert werden. Bekannt sind die Dynamische Meditation, die Kundalini-Meditation, die Nadabrahma-Meditation und die Nataraj-Meditation.

In der Folge wurden im Rahmen der New-Age-Bewegung zahlreiche aktive Meditationsmethoden entwickelt, die oft als Musik-CD mit Bewegungsanleitungen oder Begleitbuch angeboten werden.

Geh-Meditation

Häufig dient auch eine körperliche Tätigkeit als ein Fokus einer Meditation. Die einfachste Tätigkeit, die so benutzt wird, ist wohl das Gehen, das sowohl in der christlichen Kultur (bei verschiedenen Mönchsorden etc.) als auch in der fernöstlichen, z. B. im Zen (dort bekannt als Kinhin), Anwendung findet. Bekanntester Vertreter dieser Meditationsform im Westen ist der aus Vietnam stammende, seit 1971 in Frankreich lebende buddhistische Mönch Thich Nhat Hanh.

Tanz

Tanzen kann wie bei einigen neueren fernöstlich inspirierten Meditationsformen Teil der Vorbereitung zur eigentlichen Meditation in Stille sein, Trancetanz wird z. B. teilweise auch als Meditation angesehen. In der orientalischen Tradition ist der Derwisch-Tanz im Sufismus, in der islamischen Mystik eine solche Vorbereitung zur meditativen Versenkung. Der Derwisch-Tanz führt zu einem Bewusstseinszustand mit Freiheit von Gedanken und körperlicher Zentriertheit, der günstige Voraussetzung für Meditation und hier für das Dhikr, das ununterbrochene Bewusstsein der Gegenwart Gottes, ist.

Klassische (griechische) Kreis-Tänze, langsam Schritt für Schritt ausgeführt, werden zwischendurch bei manchen Meditationsseminaren eingesetzt. Sie sollen den Meditierenden eine stärkere bewusste Verbindung mit dem eigenen Körper ermöglichen, die bei langen Meditationssitzungen mitunter abhanden kommen kann.

Musik und Rezitation

Viele Schulen verwenden rhythmische Klänge und Musik, um die Meditation zu erleichtern. In der christlichen Tradition sind das insbesondere Choräle wie sie vor allem aus der Gregorianik bekannt sind. Das Rosenkranz- und Jesusgebet im Christentum hat meditative Aspekte. Im Hinduismus und Buddhismus werden Mantren rezitiert – entweder lautlos, leise oder als Gesänge (Chanting).

Abgrenzungen

Ähnliche spirituell bedeutsame Bewusstseinszustände oder mystische Erfahrungen, wie sie in der Meditation angestrebt oder erfahren werden, werden auch durch Trance- und Ekstase-Techniken (Trancetanz), Holotropes Atmen oder

Psychotrope Substanzen gesucht. Die Meditation unterscheidet sich von solchen Praktiken zur Bewusstseinserweiterung wesentlich durch eine fast immer vorausgesetzte und unterstützte klare und wache Bewusstheit. In manchen Traditionen wie zum Beispiel in der christlichen Mystik oder im Vajrayana-Buddhismus gibt es auch fließende Übergänge zwischen Meditation und Tranceinduktion. Auch bei Formen des Gebets, wie sie im Judentum und Christentum praktiziert werden, sind transzendentale Erfahrungen möglich. Wesentliches Unterscheidungsmerkmal zwischen Gebet und Meditation ist die kommunikative Komponente in der Ansprache eines Höheren Wesens im Gebet. In der christlichen Meditation ist jedoch das Hören auf Gott in jedem Fall entscheidender Bestandteil.

Im Buddhismus, vor allem in seiner tantrischen Variante, und im Hinduismus gibt es spirituelle Praktiken der Anrufung, die dem Gebet sehr ähnlich sind, dort aber Meditation genannt werden.

„Meditieren heißt, in eine Idee aufgehen und sich darin verlieren, während Denken heißt, von einer Idee zur anderen hupfen, sich in der Quantität tummeln, Nichtigkeiten anhäufen, Begriff auf Begriff, Ziel auf Ziel verfolgen. Meditieren und Denken, das sind zwei divergierende, unvereinbare Tätigkeiten."

– Emile Cioran: Die verfehlte Schöpfung, 1949

Wirkungen der Meditation und Meditationsforschung

Regelmäßige Meditation kann beruhigend wirken und wird des Öfteren in bestimmten Formen auch in der westlichen Medizin als Entspannungstechnik empfohlen. Die Wirkung, der meditative Zustand, ist neurologisch als Veränderung der Hirnwellen messbar. Der Herzschlag wird verlangsamt, die Atmung vertieft, Muskelspannungen reduziert. Richard Davidson belegt bei tibetischen Mönchen eine größere Aktivität im linken Stirnhirnlappen und verstärkte Gamma-Wellen im EEG. Die Psychologin Sara Lazar konstatierte bei erfahrenem Meditieren deutliche Verdickungen in Bereichen der Großhirnrinde, die „für kognitive und emotionale Prozesse und Wohlbefinden wichtig sind".
2007 analysierten Ospina (University of Alberta, Kanada) und Bond (Capital Health Evidence based Practice Center, Edmonton, Kanada) 813 medizinische und psychologische wissenschaftliche Arbeiten, die sich mit der Wirkung von Meditation auf Bluthochdruck, Herz-Kreislauferkrankungen und Drogen- und Arzneimittelmissbrauch befasst hatten. Es gebe heute ein „enormes Interesse", Meditation als Therapie einzusetzen. Bislang sei ein Großteil solcher Hinweise aber eher „anekdotisch" oder stamme aus unzulänglichen Untersuchungen. Belege, dass „gewisse Arten" der Meditation Bluthochdruck und Stress bei Patienten reduzieren könnten, gebe es aber, und bei Gesunden habe sich gezeigt, dass Praktiken wie Yoga die verbale Ausdruckskraft erhöhen und Herzfrequenz, Blutdruck und Cholesterin-Spiegel senken könne. Die methodische Qualität der Untersuchungen sei jedoch eher mangelhaft. Eine übereinstimmende theoretische Sichtweise scheine zu fehlen. Künftige Untersuchungen müssten strengere Maßstäbe

anlegen an Durchführung, Analyse und Niederschrift. Aus den Ergebnissen ihrer Arbeit dürfe allerdings nicht der Schluss gezogen werden, Meditation wirke nicht. Die Hinweise auf die therapeutischen Effekte seien, so Ospina, nur noch nicht hinreichend beweiskräftig; viel Unsicherheit gebe es zum Beispiel, was die Meditationspraxis selbst anbelange. Die Studie hatte Meditation in fünf Kategorien unterteilt: Mantra-Meditation, Achtsamkeits-Meditation, Yoga, Taijiquan und Qi Gong. Am häufigsten sei Transzendentale Meditation und die Relaxation Response-Technik untersucht worden, gefolgt von Yoga und Achtsamkeits-Meditation. Durchgeführt wurde die Studie am University of Alberta Evidence-based Practice Center, im Auftrag des Gesundheitsministeriums der USA. Die Finanzierung erfolgte durch das National Center for Complementary and Alternative Medicine in Bethesda, USA.

Das Mind and Life Institute ist unter Mitwirkung anerkannter Wissenschaftler mit dem Versuch befasst, die Wirkung von Meditation auf das Gehirn zu untersuchen, und umgekehrt.

In Deutschland beschäftigen sich vor allem die Psychologen Ulrich Ott und Tania Singer mit der neurobiologischen Meditationsforschung. Im November 2010 fand in Berlin zum ersten Mal der interdisziplinäre Kongress „Meditation und Wissenschaft" statt, der von der Identity-Foundation und der Oberberg-Stiftung veranstaltet wurde.

Seit 2001 richtet die Society for Meditation and Meditation Research e.V. (SMMR) jährlich interdisziplinäre Tagungen und Symposien aus. Die SMMR ist ein 2000 gegründeter, als gemeinnützig

anerkannter Verein mit Sitz in Köln, der die Meditationsforschung in Europa durch Tagungen, Forschungspreise, Koordination von Forschungsprojekten und Publikationen fördert.
Siehe auch: Gottesmodul
Meditationszentrum
Es handelt sich um einen Begriff aus dem westlichen Kulturkreis. Ein Teil der in der zweiten Hälfte des 20. Jhdts. gegründeten New-Age-Zentren verfügt über ein Gemeinschaftsgebäude oder einen zentralen Versammlungsraum, der bei religiös und/oder spirituell ausgerichteten Gemeinschaften und Gruppen bzw. im Falle von Ashrams entweder auch oder ausschließlich als Meditationszentrum genutzt wird. Für eine wechselnde Nutzung mit eingeschobenen Meditationszeiten steht beispielhaft die Universal Hall in der schottischen Findhorn Foundation, für eine ausschließlich meditative Nutzung in absoluter Stille steht der Matrimandir im südindischen Auroville.
Mikrokosmos
Der Mikrokosmos (v. griech. mikrós für „klein" und kósmos für „(Welt-)Ordnung") ist die Welt des winzig Kleinen, im Gegensatz zum Makrokosmos, der Welt des riesig Großen. Dazwischen liegt der vom Menschen direkt wahrnehmbare Bereich, der Mesokosmos. Die Welt des noch Kleineren, unter 100 Nanometer, wird Nanokosmos genannt.
Zugang zum Mikrokosmos
Der Mikrokosmos war bis zur Verwendung der ersten Mikroskope ein Bereich reiner Spekulation. Die frühen Naturphilosophen konnten ihre Hypothesen nur mit logischen Argumenten vertreten, selbige waren aber nicht verifizierbar. Gleichzeitig sind Erkenntnisse über den Mikrokosmos aber von

Bedeutung, um viele Phänomene der Natur zu verstehen.

Erst mit der modernen Wissenschaft wurde klar, dass die Gesetze, die im Bereich menschlicher Dimensionen gelten, nicht ohne weiteres auf den Mikrokosmos übertragbar sind. So ist zum Beispiel die Welt der Ameisen, Bakterien, oder Atome ein solcher Mikrokosmos, in dem es eigene Gesetze, Probleme und Möglichkeiten gibt. Auch auf atomarer Ebene treffen die Gesetze der klassischen Physik nicht mehr zu, sondern mit abnehmender Masse der Teilchen die der Quantenmechanik.

Forschungsgebiete

Die Entdeckungen, die im Mikrokosmos gemacht worden waren, riefen viele Forschungsgebiete auf den Plan.

In der Biologie wurden Erkenntnisse wie etwa der Aufbau von Lebewesen aus Zellen, die biochemischen Prozesse in den Zellen, Einzeller, Bakterien, Proteine, Viren, DNA gewonnen. Ein wichtiges Hilfsmittel ist hier das Elektronenmikroskop.

Die Physik konnte Theorien zum Atombau anhand genauer Beobachtungen formulieren. Hieraus entstand die Quantenmechanik als allgemeine Theorie zur physikalischen Beschreibung des Mikrokosmos, welche gleichzeitig zeigte, dass die Welt im Kleinsten der menschlichen Anschauung zuwiderläuft. Aktuelle Forschungsgebiete sind die Elementarteilchenphysik oder die Nanophysik.

In der Technologie versucht man nun, diese Erkenntnisse zu nutzen. Beispiele sind die Mikroelektronik, die Nanotechnik oder die Mikrotechnik, aber auch die Werkstofftechnik und das Erstellen komplexer Moleküle (z. B. Fullerene, Nanotubes).

Makrokosmos

Makrokosmos (von griechisch makros = groß, cosmos = das All/Welt, "große Welt") ist der Gegensatz zu Mikrokosmos. Der Makrokosmos beschreibt das Große, das vom Menschen nicht mehr ohne technische, gedankliche oder mathematische Hilfsmittel Wahrnehmbare der Welt. So beginnt strenggenommen der Makrokosmos schon am Horizont, wo der Mensch die Krümmung der Erdoberfläche in der Regel nicht mehr wahrnehmen kann. Der Makrokosmos ist also alles, was auf Grund seiner Dimensionen, die die Begriffsmöglichkeiten der menschlichen Sinne übersteigen, nicht mehr ohne Hilfsmittel wahrgenommen werden kann.

Zeichen des Makrokosmos

In Goethes Faust (Teil 1), ebenso im Urfaust, erwähnt Faust im Monolog das Zeichen des Makrokosmos. In der Mitte des Zeichens steht der Merkur. Außen herum finden sich Venus, Mars, Jupiter, Saturn, Sonne und Mond.

Forschung

Seit der Antike beschäftigen sich Philosophen, Theologen und Wissenschaftler mit dem Aufbau der Welt und entwickeln Theorien über die Struktur des Makrokosmos. Mithilfe von Teleskopen und Radioteleskopen versucht die Astronomie den Aufbau des Weltalls und dessen Ursprung zu erklären.

Pasilalinisch-sympathetischer Kompass

Der Pasilalinisch-sympathetische Kompass (fr. boussole pasilalinique sympathique, von gr. πᾶν („all-", „gesamt"); λαλιά („Gespräch") und „sympathisch/sympathetisch", d.h. „gemeinsam empfindend", „in fühlender Resonanz stehend") war ein Gerät aus dem Jahr 1850, das auf der irrigen Vorstellung beruhte, zwei Schnecken würden anlässlich ihrer Paarung eine dauernde, räumlich unbegrenzte telepathische Verbindung eingehen: Was die eine empfinde, gebe sie an die andere weiter. Der „Schneckentelegraf" sollte jene unverbürgte Eigenschaft zur drahtlosen Übermittlung von Buchstaben nutzen. Nach einem ersten, fragwürdigen Test wurde die Apparatur keiner weiteren Prüfung unterzogen und nicht weiterentwickelt.

Geschichte

Die These einer telepathischen Verbindung von Schnecken stammt aus der ersten Hälfte des 19. Jahrhunderts und wurde von den Esoterikern Jacques Toussaint Benoît und Biat-Chrétien propagiert. Ihnen zufolge würden Schnecken nach der geschlechtlichen Vereinigung dank eines besonderen unsichtbaren Fluidums räumlich unbegrenzt in Resonanz verbunden bleiben; beispielsweise würde, sobald man eine der beiden Schnecken an den Fühlern berühre, die andere das ebenfalls spüren und ihre Fühler gleichermaßen einziehen. Es handelt sich hierbei um eine Variante der im 18. und 19. Jahrhundert sehr populären Idee des animalischen Magnetismus.

Das Gerät, das die Spekulation als Tatsache hätte erweisen sollen, bestand aus zweimal einem Holzkasten mit einer Scheibe, in die 24 Zinkteller eingelassen waren; in Kupfersulfat (blauer Vitriol, ein mit dem Stein der Weisen in Verbindung gebrachter Stoff) getränkte Tücher fassten die Teller ein. In den Tellern waren Schnecken fixiert, jede Schnecke war einem der Buchstaben des Alphabets zugeordnet.

Um eine Nachricht weiterzugeben hatte der Telegrafist des einen Kastens die Schnecken buchstabenweise zu berühren. An den korrespondierenden Reaktionen der Schnecken des anderen Kastens sollte dann dessen Telegrafist ablesen können, was andernorts gerade „eingetippt" worden sei.

Am 2. Oktober 1850 lud Benoît einen Geldgeber und den befreundeten Journalisten Jules Allix ein, die Funktionstüchtigkeit seines, wie der Name sagte, „Resonanzkompass für alle Gespräche" zu prüfen. Allix ließ sich vom Erfolg des Tests überzeugen und schrieb am 25./26. Oktober 1850 in der Zeitung La Presse begeistert über das neue Übertragungsmittel auf Basis der « sympathie-galvano-magnétique-minérale-animal et adamique » (deutsch: „galvano-magnetisch-mineralisch-animalischen und menschlichen Mitempfindung") und die Möglichkeit, die Menschheit damit einander näher zu bringen:

Allix erklärte das Gerät zudem als geeignete Alternative zur drahtgebundenen Telegrafie, die während der 1840er und 1850er Jahre ihren noch von vielen technischen Schwierigkeiten geprägten Anfang nahm. Der Geldgeber allerdings blieb skeptisch, da Benoit – angeblich zur Überprüfung der Apparate – ständig zwischen den beiden Holzkästen hin und her gegangen war, und verlangte eine zweite Präsentation mit strengerer Versuchsanordnung. Zum vereinbarten Termin erschien Benoît aber nicht mehr, er soll zwei Jahre später in geistiger Verwirrung gestorben sein. Der Pasilalinisch-sympathetische Kompass erregte kurze Zeit einige Aufmerksamkeit. Der französische

Astronom Camille Flammarion erinnerte sich noch Jahrzehnte später in seinen Mémoires an diese Schnecken, « qui ont fort réjoui Paris » (deutsch: „die Paris enorm erheitert hatten").

« La conversation que nous avons ici, ensemble, vous et moi, en famille, entre amis, le matin ou le soir, sur quelque sujet ou dans quelque intérêt que ce soit, peut se faire de même instantanément, à toutes les distances avec avantage de sécurité, d'exactitude, de commodité, d'économie, voilà tout! »

„Das Gespräch, das wir hier gemeinsam führen, Sie und ich, im Kreis der Familie, unter Freunden, morgens oder abends, über jedes beliebige Thema und aus jedwedem Anlass, kann ebenso gleichzeitig auf alle Distanzen geschehen mit dem Vorteil der Sicherheit, der Genauigkeit, der Annehmlichkeit, der Wirtschaftlichkeit, mit einfach allem!"

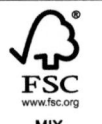